MONOGRAPHIEN AUS DEM GESAMTGEBIETE DER PSYCHIATRIE

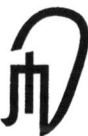

Monographien aus dem Gesamtgebiete der Psychiatrie

Herausgegeben von
H. Hippius, München · W. Janzarik, Heidelberg · C. Müller, Onnens (VD)

Band 79   **Affekt und Sprache**
Stimm- und Sprachanalysen bei Gesunden,
depressiven und schizophrenen Patienten
Von H.H. Stassen (ISBN 3-540-59211-3)

Band 80   **Psychoneuroimmunologie psychiatrischer Erkrankungen**
Untersuchungen bei Schizophrenie und affektiven Psychosen
Von N. Müller (ISBN 3-540-59459-0)

Band 81   **Schlaf, Schlafentzug und Depression**
Experimentelle Studien zum therapeutischen Schlafentzug
Von M.H. Wiegand (ISBN 3-540-59322-5)

Band 82   **Qualitative Diagnostikforschung**
Inhaltsanalytische Untersuchungen zum psychotherapeutischen Erstgespräch
Von J. Frommer (ISBN 3-540-60956-3)

Band 83   **Familiendiagnostik bei Drogenabhängigkeit**
Eine Querschnittstudie zur Detailanalyse von Familien
mit opiatabhängigen Jungerwachsenen
Von R. Thomasius (ISBN 3-540-61003-0)

Band 84   **Psychische Störungen bei Krankenhauspatienten**
Eine epidemiologische Untersuchung zu Diagnostik, Prävalenz und
Behandlungsbedarf psychiatrischer Morbidität
bei internistischen und chirurgischen Patienten
Von V. Arolt (ISBN 3-540-63142-9)

Band 85   **Subsyndrome der chronischen Schizophrenie**
Untersuchungen mit bildgebenden Verfahren
zur Heterogenität schizophrener Psychosen
Von J. Schröder (ISBN 3-540-63830-X)

Band 86   **Kosten und Kostenwirksamkeit der gemeindepsychiatrischen Versorgung
von Patienten mit Schizophrenie**
Von H.J. Salize und W. Rössler (ISBN 3-540-64540-3)

Band 87   **Psychosen des schizophrenen Spektrums bei Zwillingen**
Ein Beitrag zur Frage von Umwelt und Anlage
in der Ätiologie „endogener" Psychosen
Von E. Franzek und H. Beckmann (ISBN 3-540-64786-4)

Band 88   **Arbeitsrehabilitation in der Psychiatrie**
Prospektive Untersuchungen zu Indikationen, Verläufen und zur Effizienz
arbeitsrehabilitativer Maßnahmen
Von T. Reker (ISBN 3-7985-1141-1)

Band 89   **Borna Disease Virus**
Mögliche Ursache neurologischer und psychiatrischer Störungen des Menschen
Von K. Bechter (ISBN 3-7985-1140-3)

Thomas Reker

Arbeitsrehabilitation in der Psychiatrie

Prospektive Untersuchungen zu Indikationen, Verläufen und zur Effizienz arbeitsrehabilitativer Maßnahmen

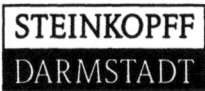

Privatdozent Dr. med. Thomas Reker
Oberarzt der Klinik für Psychiatrie
der Universität Münster
Albert-Schweitzer-Str. 11
48149 Münster

Die Deutsche Bibliothek – CIP-Einheitsaufnahme
Reker, Thomas: Arbeitsrehabilitation in der Psychiatrie / Thomas Reker. – Darmstadt: Steinkopff, 1998
 (Monographien aus dem Gesamtgebiete der Psychiatrie; Vol. 88)
 ISBN-13: 978-3-642-96002-4   e-ISBN-13: 978-3-642-96001-7
 DOI: 10.1007/978-3-642-96001-7

Dieses Werk ist urheberrechtlich geschützt. Die dadurch begründeten Rechte, insbesondere die der Übersetzung, des Nachdrucks, des Vortrags, der Entnahme von Abbildungen und Tabellen, der Funksendung, der Mikroverfilmung oder der Vervielfältigung auf anderen Wegen und der Speicherung in Datenverarbeitungsanlagen, bleiben, auch bei nur auszugsweiser Verwertung, vorbehalten. Eine Vervielfältigung dieses Werkes oder von Teilen dieses Werkes ist auch im Einzelfall nur in den Grenzen der gesetzlichen Bestimmungen des Urheberrechtsgesetzes der Bundesrepublik Deutschland vom 9. September 1965 in der Fassung vom 24. Juni 1985 zulässig. Sie ist grundsätzlich vergütungspflichtig. Zuwiderhandlungen unterliegen den Strafbestimmungen des Urheberrechtsgesetzes.

© 1998 by Dr. Dietrich Steinkopff Verlag, GmbH & Co. KG Darmstadt
Softcover reprint of the hardcover 1st edition 1998

Verlagsredaktion: Sabine Ibkendanz – Herstellung: Renate Münzenmayer
Umschlaggestaltung: Erich Kirchner, Heidelberg

Die Wiedergabe von Gebrauchsnamen, Handelsnamen, Warenbezeichnungen usw. in dieser Veröffentlichung berechtigt auch ohne besondere Kennzeichnung nicht zu der Annahme, daß solche Namen im Sinne der Warenzeichen- und Markenschutz-Gesetzgebung als frei zu betrachten wären und daher von jedermann benutzt werden dürften.

Satzherstellung: Reproduktionsfertige Vorlage des Autors

SPIN 10694788   85/7231-5 4 3 2 1 0 – Gedruckt auf säurefreiem Papier

Meinen Eltern gewidmet

Danksagung

Diesem Buch liegt eine aufwendige und lange Untersuchung zugrunde, die ohne vielfältige Unterstützung und Mithilfe nicht durchführbar gewesen wäre. Mein erster Dank gilt daher allen Mitarbeiterinnen und Mitarbeitern der Forschungsstelle Arbeitsrehabilitation in der Klinik für Psychiatrie der Universität Münster, die zwischen 1990 und 1995 an der Planung, Durchführung und Auswertung dieser Studie zur Arbeitsrehabilitation psychisch Kranker mitgearbeitet haben: Frau Dipl. Psych. B. Wethkamp, Frau Dipl. Psych. M.L. Inhester, Frau Dipl. Psych. C. Soggeberg, Frau Dipl. Psych. M. Lange, Herrn Dipl. Psych. Ch. Mues, Herrn Dipl. Psych. M. Hagenbrock Herrn Dipl. Psych. J. Wienöbst, Fr. Dipl. Soz. Päd. B. van Ryswik, Fr. Dipl. Soz. Arb. J. Spangenberg und Herrn R. Watermann. Ihnen sei an dieser Stelle noch einmal herzlich für die gute Zusammenarbeit gedankt.

Den Mitarbeiterinnen und Mitarbeitern des Psychosozialen Fachdienstes, der Beratungsstellen zur beruflichen Eingliederung und der an der Untersuchung beteiligten Firmen für psychisch Kranke, Werkstatt- bzw. Arbeitstherapieabteilungen danke ich für ihrer Bereitschaft zur Kooperation und für ihre Hilfen bei der praktischen Durchführung der Untersuchung. Ein besonderer Dank gilt allen Teilnehmer der Studie: ohne ihre Bereitschaft, über ihre Lebenssituation und Probleme Auskunft zu geben, wäre diese Untersuchung nicht durchführbar gewesen. Ferner bin ich Herrn Landesrat a.D. E. Stork von der Hauptfürsorgestelle des Landschaftsverbandes Westfalen-Lippe für die finanzielle Unterstützung der Forschungsstelle Arbeitsrehabilitation zu Dank verpflichtet.

Herrn Prof. R. Tölle, möchte ich an dieser Stelle noch einmal ganz besonders für die vielen Diskussionen zu dieser Thematik, für seine Hinweise und kritischen Vorschläge danken. Darüber hinaus war die Atmosphäre und Arbeitsweise in der Klinik eine wichtige Voraussetzung für das Gelingen diese langfristigen Projektes. Meinem Freund, Herrn Prof. B. Eikelmann, Leitender Arzt der Westfälischen Klinik für Psychiatrie und Psychotherapie Münster, danke ich für die zahlreiche Anregungen und seine Unterstützung. Weiterhin gilt mein Dank Frau Dr. P. Ohrmann, Oberärztin der Universitätsklinik für Psychiatrie Münster, für die gründliche Durchsicht des Manuskriptes. Schließlich bedanke ich mich herzlich bei Frau M. Fugmann für die sorgfältige Dokumentation und Verwaltung der Daten und die Hilfen bei der Erstellung dieses Buches.

Inhaltsverzeichnis

1 **Einführung in die Thematik** 1
   1.1 Zur Bedeutung von Arbeit 1
   1.2 Historische Aspekt: Arbeit in der psychiatrischen Behandlung .. 4
   1.3 Arbeit und Beschäftigungsmöglichkeiten für psychisch Kranke
       als Aufgabe der komplementären Versorgung 8
   1.4 Ziele und Strategien psychiatrischer Rehabilitation 10
   1.5 Gegenwärtige Praxis der psychiatrischen Arbeitsrehabilitation
       am Beispiel der Region Westfalen-Lippe: institutionelle Lösungen
       und Konzepte 15
   1.6 Kapitelzusammenfassung 22

2 **Methodik und Fragestellungen** 25
   2.1 Methodologische Probleme 25
       2.1.1 Definition und Einteilung arbeitsrehabilitativer Maß- ...
              nahmen 26
       2.1.2 Das Kontrollgruppenproblem 29
       2.1.3 Erfolgsbewertung in der Arbeitsrehabilitation 31
   2.2 Anlage und Methode der vorgelegten Untersuchungen 37
       2.2.1 Eingangskriterien 37
       2.2.2 Rekrutierung und Praxis der Untersuchung 38
       2.2.3 Untersuchungsinstrumente 40
   2.3 Fragestellungen und Ziele der Untersuchungen 42
   2.4 Gesamtplan der Untersuchung und Übersicht über die Teil- ...
       stichproben 43
   2.5 Kapitelzusammenfassung 45

3 **Patienten in ambulanter Arbeitstherapie und beschützten Arbeitsverhältnissen. Ergebnisse einer repräsentativen Querschnittsuntersuchung in der Region Westfalen-Lippe** 47
   3.1 Einleitung 47
   3.2 Fragestellungen 48
   3.3 Methode 49
   3.4 Stichprobe 49

3.5	Ergebnisse		54
	3.5.1	Arbeitssituation der Patienten in der ambulanten Arbeitstherapie	54
	3.5.2	Arbeitssituation der Beschäftigten in Werkstätten für Behinderte	56
	3.5.3	Arbeitssituation der Beschäftigten in Firmen für psychisch Kranke	58
	3.5.4	Arbeitszufriedenheit	59
	3.5.5	Berufliche Zukunftserwartungen	60
	3.5.6	Patientenbezogene Unterschiede zwischen den drei Einrichtungstypen	62
3.6	Diskussion und Kapitelzusammenfassung		64

4 Verlauf der Arbeitsrehabilitation der Patienten in ambulanter Arbeitstherapie über drei Jahre ... 69

4.1	Einleitung		69
4.2	Fragestellungen		69
4.3	Methode		70
4.4	Stichprobe		70
4.5	Ergebnisse: schizophrene Patienten		72
	4.5.1	Beschreibung der Rehabilitationsverläufe	72
	4.5.2	Bewertungen des Rehabilitationsergebnisses	74
	4.5.3	Verlaufstypen und kasuistische Darstellungen	76
	4.5.4	Ausgangsbedingungen und Verlauf bzw. Ergebnis der Arbeitsrehabilitation	88
	4.5.5	Prädiktoren	92
	4.5.6	Rehospitalisierungen und Verlauf der Arbeitsrehabilitation	94
	4.5.7	Rehospitalisierungen vor und nach Beginn der Arbeitstherapie	95
	4.5.8	Psychische Symptomatik und Verlauf der Arbeitsrehabilitation	98
	4.5.9	Wohnform und Verlauf der Arbeitsrehabilitation	99
4.6	Ergebnisse: Patienten mit anderen Diagnosen		100
4.7	Diskussion und Kapitelzusammenfassung		102

5 Verlauf der Arbeitsrehabilitation der Beschäftigten in Werkstätten für Behinderte über drei Jahre ... 111

5.1	Einleitung	111
5.2	Fragestellungen	112
5.3	Methode	112
5.4	Stichprobe	113

5.5		Ergebnisse: Beschäftigte mit schizophrenen Psychosen	114
	5.5.1	Beschreibung der Rehabilitationsverläufe	114
	5.5.2	Bewertungen des Rehabilitationsergebnisses	117
	5.5.3	Verlaufstypen	118
	5.5.4	Krankheitsverlauf und Verlauf der Arbeitsrehabilitation	120
	5.5.5	Wohnform und Verlauf der Arbeitsrehabilitation	121
5.6		Ergebnisse: Beschäftigte mit anderen Diagnosen	122
5.7		Diskussion und Kapitelzusammenfassung	124

6 **Verlauf der Arbeitsrehabilitation der Beschäftigten in Firmen für psychisch Kranke über drei Jahre** 129

6.1		Einleitung	129
6.2		Fragestellung	130
6.3		Methode	130
6.4		Stichprobe	130
6.5		Ergebnisse: Beschäftigte mit schizophrenen Psychosen	132
	6.5.1	Beschreibung der Rehabilitationsverläufe	132
	6.5.2	Bewertung des Rehabilitationsergebnisses	134
	6.5.3	Verlaufstypen	135
	6.5.4	Krankheitsverlauf und Verlauf der Arbeitsrehabilitation	137
	6.5.5	Wohnform und Verlauf der Arbeitsrehabilitation	138
6.6		Ergebnisse: Beschäftigte mit anderen Diagnosen	139
6.7		Diskussion und Kapitelzusammenfassung	141

7 **Berufliche Eingliederung in den allgemeinen Arbeitsmarkt. Evaluation von Beratungsstellen** 145

7.1		Einleitung	145
7.2		Fragestellungen	147
7.3		Methode	147
7.4		Stichprobe	149
7.5		Ergebnisse	154
	7.5.1	Arbeitssituation bei Eingangsuntersuchung	154
	7.5.2	Übersicht über die Verläufe und Erfolgsbewertung	157
	7.5.3	Der Verlauf über zwei Jahre	159
	7.5.4	Prädiktoren des Erfolges nach zwei Jahren	162
	7.5.5	Krankheitsverlauf und Verlauf der Arbeitsrehabilitation	165
	7.5.6	Exkurs: Zur Effektivität der Beratungsstellen	166
7.6		Diskussion und Kapitelzusammenfassung	169

8 Begleitende Hilfen im Arbeitsleben für psychisch Kranke und Behinderte. Evaluation des Psychosozialen Fachdienstes 175

- 8.1 Einleitung 175
- 8.2 Fragestellungen 176
- 8.3 Methode 176
- 8.4 Stichprobe 178
- 8.5 Ergebnisse 182
  - 8.5.1 Arbeitssituation bei Eingangsuntersuchung 182
  - 8.5.2 Übersicht der Verläufe und Erfolgsbewertung 186
  - 8.5.3 Prädiktoren und verlaufsbestimmende Faktoren 188
  - 8.5.4 Zur Effektivität des Psychosozialen Fachdienstes 190
- 8.6 Diskussion und Kapitelzusammenfassung 191

9 Zusammenfassende Diskussion 197

- 9.1 Aufgabenstellung und Methode 197
- 9.2 Patientenbedürfnisse und institutionelle Angebote 199
- 9.3 Typische Verläufe in der Arbeitsrehabilitation 201
- 9.4 Erfolgsbewertung und Effektivität der Einrichtungen bzw. Dienste 203
- 9.5 Prädiktoren und verlaufsbestimmende Faktoren 209
- 9.6 Schizophrene Patienten im Vergleich mit anderen psychisch Kranken 211
- 9.7 Indikationen arbeitsrehabilitativer Maßnahmen 212
- 9.8 Arbeitsrehabilitation aus der Sicht der Patienten 215
- 9.9 Perspektiven der Arbeitsrehabilitation 218

10 Literatur 221

Sachverzeichnis 235

1 Einführung in die Thematik

> Außer dem Physischen, sagte der Geistliche, das uns oft unüberwindliche Schwierigkeiten in den Weg legt und worüber ich einen denkenden Arzt zu Rate ziehe, finde ich die Mittel, vom Wahnsinn zu heilen, sehr einfach. Es sind eben dieselben, wodurch man gesunde Menschen hindert, wahnsinnig zu werden......Ich habe des alten Mannes Stunden eingeteilt, er unterrichtet einige Kinder auf der Harfe, er hilft im Garten arbeiten, und ist schon viel heiterer.
>
> J.W. Goethe: Wilhelm Meisters Lehrjahre

1.1 Zur Bedeutung von Arbeit und psychologische Folgen von Arbeitslosigkeit

In den modernen Industrienationen nimmt der Beruf in der sozialen Welt Erwachsener eine zentrale Stellung ein. Dabei bedeutet Arbeit für die Mehrzahl der Beschäftigten weit mehr als nur die notwendige Erwirtschaftung des materiellen Lebensunterhaltes. Unabhängig von der Art und Qualität der Arbeit und der subjektiven Zufriedenheit damit, ist eine Berufstätigkeit notwendigerweise mit bestimmten sozialen und psychologischen Erfahrungen verbunden. Arbeit gibt dem wach erlebten Tag eine Zeitstruktur und fordert zu regelmäßigen Aktivitäten heraus. Sie ermöglicht soziale Beziehungen außerhalb der Familie und läßt das Individuum an gesellschaftlichen Prozessen und Zielen teilnehmen. Darüber hinaus weist sie einen sozialen Status zu und trägt damit wesentlich zur Klärung der subjektiven Identität bei (Erikson 1973, Jahoda 1983, Bach 1993). Diese Kategorien besagen an sich noch nichts über die Erlebnisqualitäten, die mit dem Arbeiten verbunden sind. Diese können im Einzelfall sehr positiv aber auch negativ sein. Zunächst kommt es darauf an, daß diese Erfahrungen durch die Arbeit überhaupt ermöglicht werden.

Diese positive Wertschätzung der Arbeit ist eine Sichtweise, die sich erst mit dem Beginn der Neuzeit herausgebildet hat. Dabei hat der Protestantismus eine wichtige Rolle gespielt. Nicht immer galt Arbeiten als sinnvolle oder sogar persönlichkeitsbildende Betätigung. In der klassischen griechischen Sichtweise steht Arbeit im direkten Gegensatz zu Tugend, Geist und Freiheit. Auch das lateinische Wort negotium macht deutlich, daß Arbeit nur als der negative Gegensatz zu Muße (otium) verstanden wurde. Die Wurzeln des Begriffes liegen in allen Sprachen ursprünglich im Bedeutungsfeld von Mühsal, Qual, Not und beengender Notwendigkeit (Ritter 1971). So kommt das deutsche Wort Arbeit vom lateinischen „arvum, arva: gepflügter Acker". Entsprechend leitet sich das französische „travail" vom vulgärlateinischen „tripalus:

der Dreipfahl" ab. Dieser diente zur Bändigung von schwierig zu beschlagenden Pferden und beinhaltet die Vorstellung der Qual (tripalare = quälen). Im russischen „rabota" ist die Silbe „rab, der Sklave" enthalten (Ritter 1971, Sandkühler 1990).

Die Bedeutung dieser Erfahrungskategorien wird besonders dann deutlich, wenn sie im Falle der Arbeitslosigkeit wegfallen. Dann besteht für das Individuum die schwierige Aufgabe, sie durch andere, subjektiv erarbeitete und nicht gesellschaftlich vorgegebene Aktivitäten zu kompensieren. Dies stellt hohe Anforderungen an die psychische Flexibilität, Initiative und Kreativität. Arbeitslosigkeit bedeutet nicht nur eine Verschlechterung der materiellen Situation, sondern hat erhebliche psychologische und psychosoziale Folgen (Kates, Greif & Hagen 1990). Diese sozialpsychologische Dimension von Arbeit wurde in der bereits klassisch (Finzen 1985) zu nennenden Arbeit „Die Arbeitslosen von Marienthal" von Jahoda, Lazarsfeld und Zeisel (1933/1975) erstmals beschrieben. Sie untersuchten die Auswirkungen von Massenarbeitslosigkeit auf ein Gemeinwesen, den österreichischen Ort Marienthal, dessen einzige Fabrik, in der fast alle Männer des Ortes beschäftigt waren, 1930 schloß.

Bei den beschäftigungslos gewordenen Männern kam es zu einem Zerfall der zeitlichen Struktur des Tagesablaufes. Obwohl ihnen objektiv mehr Zeit zur Verfügung stand, kamen sie häufiger zu spät zu Verabredungen und schoben früher nebenbei erledigte Tätigkeiten lange Zeit vor sich her. Soziale Aktivitäten kamen zum Erliegen und ganze Familien verfielen in Apathie und Resignation. Hinzu kam in den 30er Jahren ein zum Teil erhebliches materielles Elend. Eisenberg & Lazarsfeld (1934) formulierten eine für den einzelnen typische Reaktionsfolge: einer Phase der Verleugnung und des optimistischen Hoffens folgen Ärger, traurige Verstimmung und Streß. Bei anhaltender Arbeitslosigkeit sind Resignation, Apathie und sozialer Rückzug die Folgen.

Einen viel diskutierten makroanalytischen Versuch, die Zusammenhänge zwischen Wirtschaftskrisen, Arbeitslosigkeit und psychische Erkrankung zu untersuchen, stellen die Arbeiten des amerikanischen Soziologen H. M. Brenner (1973) dar. Er fand einen zeitlich verzögerten Zusammenhang zwischen steigender Arbeitslosigkeit (als Indikator für eine wirtschaftliche Krisensituation) und der Zahl psychiatrischer Hospitalisierungen. Die Methodik dieser Untersuchung und damit die Aussagekraft ihrer Ergebnisse sind viel kritisiert worden. Insbesondere ist das Ausmaß der zeitlichen Verzögerung willkürlich gewählt. Besser gesichert ist der Zusammenhang zwischen Arbeitslosigkeit und Suizid bzw. parasuizidalen Handlungen (Frese & Mohr 1978, Platt & Kreitman 1985, Pritchard 1992). Dies ist im Zusammenhang mit den Ergebnissen zu sehen, daß Arbeitslose häufiger und stärker an depressiven Symptomen leiden (Brown & Harris 1978, Bolton & Oatley 1987, Bromberger und Matthews 1994). Ähnlich wie bei den Befunden zum Zusammenhang zwischen Arbeitslosigkeit und körperlichen Erkrankungen oder dem Mortalitätsrisiko bleiben jedoch methodische Zweifel, inwieweit die unbestreitbaren statistischen Zusammenhänge kausal interpretiert werden können. Häfner (1988, 1990) weist u.a. auf Stichprobenfehler durch Selektionsmechanismen hin, da schwerer psychisch Kranke häufiger arbeitslos sind. Kessler, Turner & House (1987) versuchen, den Zusammenhang zwischen Arbeitslosigkeit und gesundheitlichen Einschränkungen zu differenzieren. Nach ihrer Meinung spielen v.a. die

1.1 Zur Bedeutung von Arbeit und Folgen von Arbeitslosigkeit

verschlechterte finanzielle Situation und die durch Arbeitslosigkeit erhöhte Anfälligkeit gegenüber anderen belastenden Lebensereignissen eine wesentliche Rolle für die negativen Auswirkungen von Arbeitslosigkeit auf den Gesundheitszustand.

Zusammenfassend ist Häfner (1988) zuzustimmen, daß Arbeitslosigkeit „offensichtlich ein komplexer Zustand (ist), der den Betroffenen sowohl bei seinem Eintritt als auch bei längerer Dauer in vielfältiger Weise zu belasten, zum kleineren Teil aber auch von den Belastungen und Risiken am Arbeitsplatz zu entlasten vermag". Entscheidend für die Auswirkungen im Einzelfall sind dabei neben objektiven Voraussetzungen die subjektiven Einstellungen und Ziele der Betroffenen.

Für psychisch kranke Patienten akzentuieren sich diese Überlegungen in zweifacher Weise. Der Verlust des Arbeitsplatzes bedeutet das gesellschaftliche Doppelstigma „psychisch krank und arbeitslos". Zudem liegt die Überlegung nahe, daß es für Patienten, die aufgrund ihrer psychischen Erkrankung ohnehin Schwierigkeiten haben, ihren Tagesablauf zu strukturieren, soziale Kontakte aufzubauen, aktiv zu sein und das eigene Selbstwertgefühl zu stabilisieren, besonders belastend ist, wenn sie auf die genannten psychologisch stabilisierenden Funktionen einer Arbeitstätigkeit verzichten müssen. Die besonders verletzlichen chronisch Kranken sind dadurch am meisten betroffen: zu dem Leiden an den persistierenden Krankheitssymptomen kommen die Nachteile, die sich aus finanziellen Einschränkungen, Untätigkeit, Perspektivlosigkeit und sozialer Isolation ergeben. Seit der bekannten 3-Hospitäler Studie von Wing & Brown (1970) in England ist bekannt, daß anhaltende Untätigkeit bei schizophrenen Patienten zum Anstieg apathischer Syndromanteile, sog. negativer Symptomatik, führt, die von den Autoren damals als „Hospitalismussyndrom" bezeichnet wurde. Regelmäßige, sinnvolle Beschäftigung und eine Teilnahme am Arbeitsleben sind von daher sowohl aus therapeutischen wie aus humanitären Gründen wichtig und notwendig. Die Expertenkommission der Bundesregierung hat in ihren Empfehlungen (1988) die Bedeutung der Arbeit besonders hervorgehoben: „Die Arbeitslosigkeit psychisch Kranker und Behinderter hat ein beängstigendes Ausmaß angenommen. An der Teilhabe am Arbeitsleben kann der Fortgang der Reform scheitern".

Die diametrale Gegenposition wird durch den Slogan „Arbeit macht krank" charakterisiert. In einer so benannten Dokumentation des Wirtschafts- und Sozialwissenschaftlichen Institutes des Deutschen Gewerkschaftsbundes (1983) wird auf gesundheitliche Risiken und körperliche bzw. seelische Schädigungen durch die Berufstätigkeit hingewiesen. Die in der Alltagserfahrung häufig evidenten Zusammenhänge sind allerdings ebenso schwer wissenschaftlich zu belegen wie die oben diskutierten Zusammenhänge zwischen Arbeitslosigkeit und gesundheitlichen Störungen. Dies gilt in besonderem Maße für psychische Erkrankungen. Bolm (1980) untersuchte in einer klinischen Studie 87 Patienten, die auf eine Kriseninterventionsstation aufgenommen wurden und schätzte die ätiologische Relevanz von beruflichen Belastungen für die aktuelle psychische Krise ein. Er fand bei 30% der Patienten, v.a. bei solchen mit Suizidversuchen, berufliche Belastungen, denen er einen Einfluß auf die psychische Symptomatik zusprach. Nach den überwiegend gesellschaftskritisch motivierten Diskussionen in den 60er und 70er Jahren (z.B. Apolz, Hippius & Lange 1971) ist das gegenwärtige psychiatrische Forschungsinteresse an diesen Zusammenhängen eher gering. Dieses Desinteresse ist dadurch bedingt, daß die Mehrzahl der schwerer psychisch kranken Patienten heute arbeitslos ist (Müller & Worm 1987, Expertenkommission 1988), und dadurch die Belastungen durch die Arbeitslosigkeit mehr im Blickfeld und von praktischem Interesse sind als gesundheitsschädliche Folgen einer Berufstätigkeit. Aber auch die Sichtweise hat sich verändert: radikale gesellschaftskritische Positionen werden seltener formuliert, und der soziologische Reduktionismus in bezug auf die ätiologische Relevanz sozialer Faktoren ist überwunden. Im Vordergrund der Bemühungen steht heute die Verbesserung der - im positiven Sinne gemeinten - sozialen Anpassung und Integration der Patienten, die durch die Person unterstützende und die Umgebung beeinflussende Maßnahmen ergänzt werden. Dies ist als „ökologischer Ansatz" in der Arbeitsrehabilitation bezeichnet worden (Dauwalder & Hoffmann 1992).

Die grundsätzliche Kritik an der Arbeitsrehabilitation, sie versuche Patienten in ein krankmachendes, ausbeuterisches System zu integrieren, wird dagegen nur noch selten formuliert (Körner & Zygowski 1985). Allerdings haben Haerlin (1982) und Bennett (1987) zurecht auf eine subtilere, unpolitische Form der Ablehnung von arbeitsrehabilitativen Maßnahmen hingewiesen. Akademisch ausgebildete Therapeuten, die in einem sozialen Beruf arbeiten, neigen dazu, die normale Arbeitswelt als nur belastend, unmenschlich und sinnentleert zu bewerten. Aus ihrer Perspektive erscheint es dann eher richtig, die Patienten vor den Belastungen und Härten des Arbeitslebens zu schützen, als sich ausführlich mit ihrer beruflichen Situation auseinanderzusetzen und die Möglichkeiten der Arbeitsrehabilitation auszunutzen.

Arbeit hat also ein „Doppelgesicht" - für psychisch Gesunde wie für Kranke kann sie einerseits eine Belastung, andererseits eine wichtige psychologische Stütze darstellen. Bei den psychiatrischen Patienten, die wegen ihrer Krankheit ohnehin von Isolation, Untätigkeit und sozialem Abstieg bedroht sind, kommt den positiven psychologischen (und materiellen) Folgen einer Beschäftigung besondere Bedeutung zu. Darüber dürfen allerdings die Belastungen nicht vergessen werden.

1.2
Historische Aspekte: Arbeit in der psychiatrischen Behandlung

Arbeit ist neben Musik das wahrscheinlich älteste Mittel in der psychiatrischen Behandlung. Sie ist zu verschiedenen Zeiten mit wechselnden Motiven und Zielsetzungen eingesetzt worden. Erste, wenn auch fragmentarische Hinweise zu ihrem Einsatz liegen aus der Antike und der Zeit der islamischen Hochkultur vor (Harlfinger 1968, Schaal 1986). Dabei ist nicht jede Patientenarbeit als Arbeitstherapie zu bezeichnen. Oft erfolgte die Heranziehung zu Arbeitstätigkeiten aus ganz anderen Motiven als aus therapeutischen: aus Not, zur Disziplinierung und Bestrafung oder aus ökonomischen Gewinninteressen. Für alle Formen von Arbeit aber gilt, daß sie „in früheren Jahrhunderten eine für uns kaum noch vorstellbare Bedeutung gehabt (haben), weil sie fast überall da, wo sie eingeführt wurden, mit einer menschenwürdigeren und mehr oder weniger freien Behandlung der Kranken gekoppelt waren" (Harlfinger 1968). Denn um zu arbeiten, mußten die Kranken ernährt und bekleidet und für zumindest so „vernünftig" gehalten werden, daß sie zu einer gesellschaftlich sinnvollen Tätigkeit überhaupt herangezogen wurden.

Eine umfassende Geschichte der Krankenarbeit und der Arbeitstherapie in der Psychiatrie würde den hier gesteckten Rahmen weit überschreiten. Eine solche Darstellung findet sich bei Harlfinger (1968). Eine Übersicht über die amerikanischen Entwicklungen geben Fidler & Fidler (1994) sowie Lamb (1994). Person und Werk von Hermann Simon hat Schulte (1959) dargestellt.

In England fanden sich schon im 18. Jahrhundert Ansätze zu einer über die Patientenarbeit hinausgehenden Arbeitstherapie. Wesentlichen Einfluß hatte dabei die Quäkerfamilie Tuke. William Tuke (1732-1822) baute nach einem ersten gescheiterten Versuch in der Nähe von York ein Hospital, das „Retreat". Es wurde 1796 eröffnet. Die Kranken wurden hier menschlich behandelt und auch beschäftigt. Samuel Tuke (1784-1857) faßte die Regeln des „moral treatment" zusammen. Zur Arbeitstherapie schrieb er, daß es „weniger gefährlich war, Spaten und Hacke in die Hände eines großen Teils der Geisteskranken zu geben, als sie zusammen in Müßiggang abzuschließen" (zitiert nach Harlfinger 1968). Der bekannteste Name, der mit der moral therapy verbunden ist, ist der von John Conolly, der die Prinzipien des „no restraint" und der moralischen Behandlung der Kranken verfocht. Der sinnvollen Beschäftigung der Patienten räumte er dabei einen hohen Stellenwert ein. Arbeits- und Milieutherapie haben im moral treatment ihren gemeinsamen Ursprung (Cumming & Cumming 1979). Eine moralische, d.h. eine gerechte und menschliche Behandlung besteht aus menschlichen Beziehungen, einer angenehmen Umgebung und täglichen, sinnvollen Aktivitäten. Der Grundgedanke war, daß sich in dieser Weise vernünftig behandelte Patienten auch vernünftig verhalten würden (Fidler & Fidler 1994).

In ähnlichem Sinne bemühten sich z.B. M. Jacobi und Ch. Roller schon Mitte des 19. Jahrhunderts in Deutschland um eine freiere Behandlung psychisch Kranker und um eine systematische Nutzung von Arbeit als Behandlungsmöglichkeit. Landwirtschaftliche Arbeit wurde zunächst hauptsächlich zum Zweck der Eigenversorgung der Anstalten und Kostenersparnis eingeführt. Die sich entwickelnde Praxis, Arbeit auch als Behandlungsmöglichkeit zu nutzen, wurde von der zunehmenden organpathologischen Ausrichtung der Psychiatrie und neuen somatischen Behandlungsansätzen zurückgedrängt. Ein starker Impuls für die Arbeitstherapie in der psychiatrischen Anstalt ging in den 20er Jahren dieses Jahrhunderts von Hermann Simon aus, der die Teilnahme an der Arbeitstherapie im Rahmen der aktiveren Krankenbehandlung für nahezu jeden seiner Patienten in Warstein und Gütersloh erreichte. Er betonte die pädagogischen Aspekte der Arbeitstherapie. Die nationalsozialistische Herrschaft setzte wie allen therapeutischen Bemühungen auch diesem Impuls ein Ende.

Durch die Geschichte der Arbeitstherapie zieht sich ein Wechsel von Phasen großer Wertschätzung, denen Phasen des Desinteresses oder gar der Ablehnung folgen. Jede neue Behandlungsmethode in der Psychiatrie - dies gilt für alle somatischen Verfahren ebenso wie für die Psychoanalyse - hat die Bedeutung der Arbeitstherapie zunächst geschmälert. Ebenso hat jedes einseitig biologisch oder individualpsychologisch orientierte Paradigma ihre Wertschätzung als Behandlungsform gemindert und jedes anthropologisch, klinisch und sozial orientierte dagegen gesteigert. Veltin, Krüger & Zumpe sprachen 1970 von einer „zweiten Renaissance" der Arbeitstherapie in Deutschland. Nachdem die ersten intensiveren arbeitstherapeutischen Bemühungen unter dem Stichwort der „Kolonialen Verpflegung der Irren" Ende des 19. Jahrhunderts unter dem zunehmenden Einfluß der „Bettbehandlung" an Bedeutung verloren hatten, leiteten die viel beachteten Bemühungen Hermann Simons um eine „aktivere Krankenbehandlung" (Simon 1929) die erste Renaissance der Arbeitstherapie ein. Unter dem Einfluß der neuen somatischen und psychotherapeutischen Behandlungsverfahren verlor die Arbeitstherapie jedoch erneut wieder an Gewicht und Bedeutung und erfuhr ihre zweite Renaissance im Rahmen der Enthospitalisierungsbemühungen.

In den 60er Jahren war Rehabilitation durch Arbeit vor allem in England Gegenstand intensiver praktischer und wissenschaftlicher Bemühungen und zwar speziell im Zusammenhang mit den Bemühungen der psychiatrischen Großkrankenhäuser, ihre chronisch kranken Patienten zu entlassen. Arbeitstherapie in der von den englischen Sozialpsychiatern konzipierten Form der „industrial therapy" war damals quasi gleichbedeutend mit Milieutherapie, Rehabilitation und Enthospitalisierung (Bennett 1975, Watts & Bennett 1983). Im Mittelpunkt des damaligen Interesses stand dabei mehr die Entlassung als die spätere Arbeitsintegration. Allerdings bestand zwischen beiden Zielen eine enge Verbindung. Aufgrund der noch weitgehend fehlenden komplementären Versorgungsangebote war ein Leben außerhalb des Krankenhauses nur bei gegebener Arbeitsfähigkeit sinnvoll und möglich. Die Effektivität von Arbeitstherapie in der Vorbereitung der Entlassung ist mutatis mutandis durch kontrollierte Studien belegt (Wing 1960, Johnson & Lee 1965, Becker 1967, Freudenberg 1967, Kuldau & Dirks 1977).

Intensiv wurde v.a. von Bennett (1970, 1972, 1975, 1977, 1978, 1986, 1987) die Bedeutung und die Möglichkeiten der Arbeit in der Behandlung und Rehabilitation chronisch psychisch kranker Patienten diskutiert. Er betont, daß Arbeit keine der Pharmako- oder Psychotherapie vergleichbare Therapie ist, sondern „sie ist eine Aktivität, die außerordentlich wertvoll ist als Mittel, um Therapie- und Rehabilitationsziele zu verwirklichen" (Bennett 1977, Veltin 1977). Die wesentlichen Mechanismen sieht er darin, daß Arbeit eine soziale Aktivität ist, daß sie die Urteilsfähigkeit und psychomotorische Fertigkeiten trainiert, daß sie die Zeit strukturiert und eine Alternative zur Rolle des psychisch Kranken - nämlich die des produktiv Arbeitenden - ermöglicht. Diesen Rollenaspekt hat auch Shepard (1984) betont. Die Arbeiten sollen in möglichst realistischer Umgebung erfolgen, produktivitätsorientiert sein und angemessen bezahlt werden. Das wesentliche Ziel ist die Wiederherstellung der Arbeitsfähigkeit und damit die Möglichkeit, die Patienten aus dem Krankenhaus zu entlassen. In späteren Arbeiten (1986) modifizierte Bennett diese Zielvorstellungen und legte den Schwerpunkt auf die soziale Integration der chronisch Kranken.

Intensiv wurde die Frage untersucht, inwieweit eine leistungsbezogene Bezahlung eine wichtige motivierende Funktion in der Arbeitstherapie hat. Neben den praktischen Erfahrungen belegen kontrollierte klinische Studien übereinstimmend (Hamilton 1964, Dilling 1977, Lehmann, Kiesler & Kinsler 1979), daß eine leistungsbezogene, realistische Bezahlung die Produktivität und Leistungsbereitschaft chronisch kranker Patienten steigert und auch das arbeitsbezogene Sozialverhalten positiv beeinflußt. Zu einem gegenteiligen Ergebnis kamen Topping & O'Connor (1960) in einer experimentellen Untersuchung.

1.2 Historische Aspekte: Arbeit in der psychiatrischen Behandlung

Cheadle und Morgan (1972) untersuchten in einer prospektiven Studie an 78 Patienten, welche Verhaltensmerkmale in der Arbeitstherapie eine erfolgreiche berufliche Integration 6 Monate nach der Entlassung prädizieren. Sie fanden, daß die erfolgreichen Patienten kontinuierlicher an der Arbeitstherapie teilgenommen hatten, motivierter erschienen, besser mit den Anleitern kooperiert hatten, mehr Eigeninitiative gezeigt hatten und insgesamt sozial besser angepaßt waren. Dagegen hatten das Arbeitstempo, die Fähigkeit besonders schwierige Aufgaben zu erledigen, psychomotorische Geschicklichkeit, Pünktlichkeit, sozialer Rückzug oder die Qualität der Arbeitsergebnisse keinen prädiktiven Wert. Die gleichen Autoren (Morgan & Cheadle 1975) untersuchten den Zusammenhang zwischen den beruflichen Integrationschancen entlassener Patienten und der Arbeitslosenquote. Sie fanden, daß entlassene Patienten bei Vollbeschäftigung kaum Schwierigkeiten hatten, einen Arbeitsplatz zu finden. Probleme beginnen bei Arbeitslosenquoten ab 2% und ab 6% Arbeitslosigkeit „it would be practically impossible".

Arbeitstherapie im psychiatrischen Krankenhaus bleibt immer im Spannungsfeld von Therapie und Patientenarbeit, von Rehabilitation und institutionellen Eigeninteressen. Winkler (zitiert nach Finzen 1985a) sprach in diesem Zusammenhang von der „Janusköpfigkeit" der Arbeitstherapie. Veltin, Krüger & Zumpe (1970) konnten in einer Untersuchung einer Männerabteilung mit 42 chronisch überwiegend schizophren Kranken zeigen, daß gerade die Leistungsfähigeren besonders lange in der Klinik waren. Darüber hinaus fanden sie, daß die Leistungswilligkeit und Leistungsfähigkeit unabhängig davon waren, ob die Patienten den Krankenhausaufenthalt grundsätzlich bejahen oder verneinen. Sie folgerten, daß die Arbeit im Krankenhaus zu einer selbstverständlichen Gewohnheit geworden ist, die nicht mehr „über das Krankenhaus hinaus weist". Kitzig (1977) fand bei einer Befragung von 57 Landeskrankenhäusern, daß die Mitarbeit von Patienten bei notwendigen Arbeiten im Krankenhaus von den meisten als selbstverständlich angesehen wurde. Zwischen 10% und 32% der Gesamtbelegung gehörten zu den sogenannten „mithelfenden Patienten". Dagegen waren nur 12% in arbeitstherapeutischen Maßnahmen im engeren Sinne. Diese Befunde stehen für die Kritik an Arbeitstherapie im psychiatrischen Krankenhaus, die vor allem in den USA formuliert wurde: sie verstärke die Abhängigkeit vom psychiatrischen Krankenhaus, beute die Patienten ökonomisch aus, führe zu längeren Hospitalisierungszeiten und sei im Hinblick auf die spätere berufliche Integration ohne nachweisbaren Effekt (Barbee, Berry & Micek 1969, Kunce 1970, Anthony 1980, Bond & Boyer 1988, Fidler & Fidler 1994).

Das wissenschaftliche Interesse am Thema Arbeitstherapie versiegte in den 70er Jahren mit den großen Entlassungserfolgen. Auch die praktische Bedeutung der industrial therapy verringerte sich in dem Maße, in dem die Mehrzahl der chronisch kranken Patienten das Krankenhaus verlassen hatten. Die Entwicklung komplementärer Versorgungsstrukturen konzentrierte sich zunächst auf ambulante und teilstationären Behandlungsmöglichkeiten, betreute Wohnformen und Kontakt- und Freizeitangebote. Intensivere Bemühungen um Arbeits- und Beschäftigungsmöglichkeiten setzten erst später ein, als die Arbeitsmarktsituation sich erheblich verschlechterte und immer mehr Patienten zwar außerhalb des Krankenhauses leben konnten, aber ohne Beschäftigung blieben.

Entsprechend wurde in der Literatur über Arbeitsprojekte außerhalb des Krankenhauses zunächst nur vereinzelt berichtet. Early (1973, 1977) beschreibt Erfahrungen und Ergebnisse der Industrial Therapy Organsiation Limited (ITO), die in Trägerschaft eines Hilfsvereins verschiedene Arbeitsangebote für psychisch Kranke in Bristol organisiert. Viefhues (1961) berichtet über eine geschützte Arbeitsstätte für entlassene Patienten, die zwar außerhalb des Krankenhauses leben können, deren Leistungsfähigkeit und psychische Gesundheit jedoch nicht für eine Tätigkeit auf dem allgemeinen Arbeitsmarkt reicht. Dieser klinisch eindrucksvolle Bericht ist nach unseren Literaturrecherchen der erste deutschsprachige Beitrag zu einem arbeitsrehabilitativen Projekt außerhalb des psychiatrischen Krankenhauses. Die mitgeteilten Erfahrungen zu den positiven Auswirkungen der Beschäftigung, die beschriebenen milieutherapeutischen Maßnahmen, die praktischen Ratschläge zum Umgang mit Alltagsproblemen und die Reflexion von Schwierigkeiten und möglichen Fehlentwicklungen einer solchen Einrichtung sind auch aus heutiger Sicht noch zutreffend und lesenswert. Auch die Begründung für dieses außerklinische Angebot klingt erstaunlich modern: „Die Erfahrung in der nachgehenden Fürsorge für diese seelisch schwer veränderten Menschen zeigte, daß ein bedeutender Teil ihrer Konflikte mit der Umwelt einfach auf die Tatsache ihrer Beschäftigungslosigkeit zurückzuführen waren.....Eine wichtige Funktion der Beschäftigungs- und Arbeitstherapie in unserer Werkstätte besteht darin, Krankenhausaufnahmen und insbesondere Dauerunterbringungen in Anstalten zu verhüten" (Viefhues 1961). Aus der klinischen Erfahrung wird hier ein wichtiger Effekt arbeitstherapeutischer Maßnahmen für Patienten außerhalb des Krankenhauses postuliert - nämlich eine Verringerung von Rehospitalisierungen - , der später auch durch kontrollierte Studien belegt wurde. Dieser Aspekt wird im Kapitel 4 noch einmal ausführlich dargestellt und diskutiert.

1.3
Arbeit und Beschäftigungsmöglichkeiten für psychisch Kranke als Aufgabe der komplementären Versorgung

Das Problem, wie chronisch psychisch Kranke an Arbeit und Beschäftigung teilhaben können, ist zusammen mit den Patienten aus dem psychiatrischen Krankenhaus in die Gemeinde gezogen. Die Problematik erscheint heute wissenschaftlich wie versorgungspraktisch unter dieser Perspektive. Die Hauptfragen sind nicht mehr: Können Langzeitpatienten durch Arbeitstherapie aus der Anstalt „herausrehabilitiert" werden? Wie ist die Arbeitstherapie im psychiatrischen Krankenhaus zu organisieren? Sondern vielmehr: Welche Möglichkeiten von Arbeit und Beschäftigung gibt es für chronisch kranke Patienten, die in der Gemeinde leben? Welche Bedürfnisse haben sie? Wie viele und welche arbeitsrehabilitativen Einrichtungen und Dienste werden in einer Region benötigt? Wie ist die Effizienz einzelner Maßnahmen zu beurteilen? Welche Effekte lassen sich belegen? Wie werden sie von den Patienten beurteilt? Wie verläuft Arbeitsrehabilitation unter den heutigen Bedingungen? Auf diese Fragen können die Untersuchungen aus den psychiatrischen Großkrankenhäusern vor 20-30 Jahren keine Antworten geben.

Die mittlerweile in großer Zahl in der Gemeinde lebenden Patienten benötigen Arbeits- und Beschäftigungsangebote, zumal die gegenwärtige Arbeitsmarktsituation die Problematik erheblich verschärft. Ohne besondere Unterstützung und Angebote wären die meisten Patienten zu einem untätigen Leben gezwungen und hätten sich zumindest in diesem Punkt gegenüber einer dauerhaften Unterbringung im Krankenhaus in der Gemeinde eher verschlechtert als verbessert. Jüngere Patienten werden zwar auch bei ungünstigem Krankheitsverlauf in der Regel nicht mehr dauerhospitalisiert werden, sie schaffen jedoch wegen der gesundheitlichen Problematik den altersentsprechenden Einstieg in das Arbeitsleben nicht. Dies kann zu sozialer Isolation und Perspektivlosigkeit führen und der weiteren Chronifizierung des Leidens Vorschub leisten. Gelingt der Einstieg in den Beruf nicht, bleibt diesen jungen Patienten häufig nur die Alternative, die Rolle des passiven, chronisch Kranken zu übernehmen oder sich rebellisch gegen die Situation aufzulehnen, die Erkrankung und Behandlungsnotwendigkeit zu verleugnen und untaugliche Selbstheilungsversuche, z.B. mit Drogen, zu unternehmen (Hoffmann 1993, Lamb 1994a). Diese Umstände erklären das in den letzten Jahre gewachsene Interesse an arbeitsrehabilitativen Fragen, das sich auch in einer steigenden Zahl wissenschaftlicher Publikationen zu dieser Thematik widerspiegelt.

Der quantitative Bedarf an arbeitsrehabilitativen Hilfen außerhalb des Krankenhauses ist nicht bekannt, da keine verläßlichen und aktuellen Zahlen zur Prävalenz chronisch psychisch Kranker in der Gemeinde vorliegen und darüber hinaus das individuelle Ausmaß der Hilfsbedürftigkeit schwer zu bestimmen ist. Die Versorgungsplanung ist von daher auf Bedarfsschätzungen angewiesen. Dabei müssen die regionalen Besonderheiten beachtet werden.

Susser et al. (1970) untersuchten 1966 die Prävalenz chronisch psychisch Kranker in der etwa 150000 Einwohner zählenden englischen Stadt Salisbury. Über ein Fallregister konnte die institutionelle Prävalenz vollständig erfaßt werden. Die verwendete Definition von „chronisch psychisch krank" beinhaltete das Versagen in bedeutsamen sozialen Rollen und die Dauer der Störung von mindestens einem Jahr. Sie fanden im September 1966 eine Prävalenz von 0,6% der Bevölkerung. Ebenfalls anhand eines Fallregisters ermittelten Wing et al. (1972) in Camberwell die Anzahl rehabilitationsbedürftiger Patienten in der Gemeinde. Die Kriterien für den Rehabilitationsbedarf waren sehr eng definiert: Alter zwischen 18 und 54 Jahren, Vorliegen einer psychotischen Erkrankung, Arbeitslosigkeit von mindestens einem Jahr. Die Autoren fanden eine Rate von 44 auf 100000 Einwohner. Zusammen mit den noch hospitalisierten Patienten schätzten sie die Zahl auf insgesamt 100 pro 100000, d.h. 0,1%. Beide Zahlen sind für die heutigen Verhältnisse als eher zu niedrig anzusehen. Vor 30 Jahren waren noch mehr Patienten dauerhospitalisiert und die Arbeitsmarktsituation stellte sich noch wesentlich günstiger dar. Zudem wurde in beiden Untersuchungen nur die institutionelle Prävalenz erfaßt.

Eine Untersuchung von Schinnar et al. (1990) weist auf ein grundlegendes theoretisches Defizit und das daraus resultierende methodische Dilemma solcher Untersuchungen hin. Es gibt bisher keine allgemein anerkannte und operationalisierte Definition von chronisch psychisch krank. Die Autoren untersuchten eine repräsentative Stichprobe von 222 ambulanten Patienten und legten 17 publizierte Definitionen von chronisch psychisch krank an. Die Prävalenzraten lagen je nach Operationalisierung zwischen 4% und 88%.

Psychiatrische Arbeitsrehabilitation steht heute vor dem Widerspruch, immer mehr und auch schwerer gestörte Patienten in eine Arbeitswelt integrieren zu wollen, die schon längst nicht einmal mehr allen gesunden Mitgliedern der Gesellschaft einen Arbeitsplatz bieten kann und deren hohe Anforderungen an Berechenbarkeit, Flexibilität, Belastbarkeit und Qualifikation den Fähigkeiten chronisch psychisch Kranker nahezu diametral gegenüberstehen. Anders formuliert setzen Dauerarbeitslosigkeit und Rationalisierungsdruck der Integration psychisch kranker Arbeitnehmer, unabhängig von ihrer psychischen Symptomatik, ihren sozialen Fertigkeiten oder beruflichen Qualifikationen, enge Grenzen. Die bestehende Arbeitsmarktsituation stellt für die Betroffenen eine erhebliche Hürde dar. Subjektiv demotiviert sie und fördert resignative Tendenzen des Rückzuges.

Psychisch Kranke haben bei potentiellen Arbeitgebern ein besonders schlechtes Image und noch schlechtere Einstellungschancen als Arbeitnehmer mit körperlichen oder Sinnesbehinderungen (Florian 1981, Brand 1984, Fuqua, Rathburn & Gade 1984, Greenwood & Johnson 1987). Neben einer eingeschränkten und verminderten Leistungsfähigkeit erwarten Arbeitgeber häufige Fehlzeiten, geringe Leistungsmotivation sowie Konflikte mit Kollegen und Vorgesetzten. Auch in der Arbeitswelt wird die Einstellung gegenüber psychisch Kranken wesentlich von Unwissenheit, Ablehnung und diffusen Ängsten geprägt, die dem Stereotyp des „Unberechenbaren" entspringenden (Schubert 1988, Angermeyer & Siara 1994, 1994a). Positiver und differenzierter äußern sich allerdings Arbeitgeber, die im Rahmen von erfolgreichen Rehabilitationsbemühungen Erfahrungen mit psychisch kranken Arbeitnehmern gemacht haben (Hubschmid & Schaub 1988).

Zusammenfassend erscheint es unter den gegenwärtigen Bedingungen selbst bei verstärkten Anstrengungen nicht möglich, alle psychisch kranken Patienten und noch weniger alle chronisch Kranken in das normale Arbeitsleben zu integrieren. Dagegen sprechen sowohl gesellschaftliche als auch individuelle Faktoren. Der hohe Anspruch der gesellschaftlichen Integration chronisch psychisch Kranker bleibt gerade im Bereich der Arbeit - noch mehr als in anderen Lebensbereichen - hinter der Realität zurück.

1.4
Ziele und Strategien psychiatrischer Rehabilitation

Psychiatrische Rehabilitation zielt auf eine Verbesserung der sozialen Integration (chronisch) psychisch Kranker ab (Anthony 1980, Bennett 1986, Eikelmann 1991, 1997, Bachrach 1992, Lamb 1994). Die Betroffenen sollen in die Lage versetzt werden, außerhalb des Krankenhauses mit dem geringst möglichen Ausmaß an professioneller Unterstützung zu wohnen, zu arbeiten, ihre Freizeit zu gestalten und am gesellschaftlichen Leben teilzunehmen (Anthony & Liberman 1986). Die rehabilitativen Bemühungen sind nicht primär auf die psychische Symptomatik

1.4 Ziele und Strategien psychiatrischer Rehabilitation

und deren Reduktion, sondern auf die Förderung und Entwicklung sozialer Fertigkeiten und die günstige Gestaltung der Umgebungsbedingungen zentriert (Liberman 1988). Entsprechend hat in der rehabilitativen Sichtweise die genaue Erfassung und Beschreibung der Fähigkeiten und Fertigkeiten eines Rehabilitanden (skills assessment) Vorrang vor der differenzierten Erfassung der psychopathologischen Symptomatik. Psychische Störung und psychische Behinderung sind zwar miteinander korreliert, müssen aber nicht parallel verlaufen und können in gewisser Weise unabhängig voneinander sein (Massel et al. 1990, Mason et al. 1995). Es handelt sich eher um zwei Sichtweisen, die allerdings nicht im Gegensatz zueinander stehen oder sich gar ausschließen. Vielmehr ergänzen sie sich und ermöglichen gemeinsam mit psychodynamischen Aspekten eine umfassende Sicht des Patienten.

Eine konzise Zusammenfassung und Darstellung der weitgehend konsensuellen Grundannahmen und Prinzipien der „Psychosocial Rehabilitation" findet sich bei Bachrach (1992). Sie nennt acht Punkte, die psychiatrische Rehabilitation charakterisieren: 1. individuelle Förderung jedes chronisch kranken Patienten mit dem Ziel, die Fähigkeiten und die soziale Integration soweit als möglich zu entwickeln, 2. Betonung der Bedeutung von Umwelt- und Umgebungsfaktoren für Befindlichkeit, Anpassung und Verlauf, 3. Konzentration auf die gesunden Anteile der Person, 4. Förderung von Optimismus und Hoffnung 5. Betonung der Fähigkeit chronisch Kranker zu arbeiten, 6. Unterstützung der Patienten in potentiell allen Lebensbereichen (Arbeit, Wohnen, Freizeit, soziale Kontakte, etc.) 7. aktives Einbeziehen der Patienten in den Rehabilitationsprozess, 8. kontinuierliche und langfristig angelegte Hilfen, die sich flexibel am individuellen Unterstützungsbedarf orientieren.

Für eine Verbesserung der sozialen Integration bieten sich grundsätzlich zwei Zugänge an. Psychiatrische Rehabilitationsbemühungen können bei der Person ansetzen und versuchen, ihre Fähigkeiten zu entwickeln (skill development) oder auf die soziale Umgebung der Betroffenen fokussieren (environmental support). Chronisch kranke Patienten können soziale oder instrumentelle Fertigkeiten neu bzw. wieder erlernen. Für die von Liberman und Mitarbeitern entwickelten hochstrukturierten und lerntheoretisch fundierten Trainingsprogramme (Social Skills Training) liegen mittlerweile empirische Belege zur Effizienz und zu langfristigen Effekten vor (Liberman & Evans 1985, Liberman 1988, 1991, Wallace et al. 1992, Übersichten bei Wallace 1993, Bellak & Mueser 1993). Im deutschsprachigen Raum ist das IPT (Integriertes Psychologisches Therapieprogramm) von der Arbeitsgruppe um Brenner entwickelt und evaluiert worden (Roder et al. 1988). Andere Beispiel sind das Psychoedukative Medikamententraining (Kieserg & Hornung 1994) oder die ambulante Arbeitstherapie (Reker & Eikelmann 1998).

Der zweite Ansatzpunkt für rehabilitative Interventionen besteht in einer Veränderung der Umgebungsbedingungen (environmental support). Praktisch kann mit Umgebung in diesem Zusammenhang jeder Lebensbereich gemeint sein, der Arbeitsplatz, die Familie, die Wohnung etc. Die Interventionen können darauf abzielen, dem Patienten besondere Hilfen zukommen zu lassen, die Anforderungen und Erwartungen zu reduzieren oder Reaktionen der Umgebung zu modifizieren. Dies kann soweit gehen, daß „beschützte Lebensbereiche" (betreute Wohngemeinschaften, beschützte Arbeitsplätze, Tagesstätten, etc.) geschaffen und institutionell organisiert werden. In der Praxis stellt die Mehrzahl der rehabilitativen Maßnahmen Kombinationen dieser beider Ansätze mit unterschiedlichen Schwerpunkten dar (Dion & Anthony 1987), denn psychisch kranke Patienten benötigen häufig eine besonders gestaltete Umgebung, um erfolgreich lernen und neue Fähigkeiten entwickeln zu können. Bei chronisch kranken Patienten mit sehr verfestigten Behinderungen können diese Entwicklungsmöglichkeiten erheblich eingeschränkt sein, und die beschützende Umgebung ermöglicht ihnen trotz der bestehenden Einschränkungen die Teilnahme an sozialen Aktivitäten und ein möglichst hohes Maß an persönlicher Autonomie.

Brücher (1988) hat diese Verbindung von Milieugestaltung und pädagogisch orientierten Lernstrategien in einer qualitativen Studie exemplarisch für den Alltag eines psychiatrischen Wohnheims beschrieben. Das Wohnheim stellt ein Übungsfeld dar, in dem die soziale Wirklichkeit nachgebildet wird und das den Bewohnern weitgehend sanktionsfreie Lernerfahrungen ermöglicht. Lamb (1994) weist in einem Überblick über die historische Entwicklung der psychiatrischen Rehabilitation in den USA auf eine unterschiedliche Schwerpunktsetzung bei den Rehabilitationsbemühungen in den Vereinigten Staaten und Europa hin. In den USA steht der personenbezogene Ansatz, das Training und die Entwicklung von „skills" ganz im Vordergrund. Die Möglichkeit chronisch Kranker zu lernen und soziale Behinderungen zu überwinden, wird mit großem Optimismus propagiert. Die Patienten sollen (und müssen es teilweise wegen fehlender Versorgungsangebote) möglichst unabhängig von professioneller Hilfe leben können. Demgegenüber spielen in Europa längerfristige Hilfen, beschützende Umgebungen und die Strategie, trotz der Behinderungen eine zumindest kompromißhafte Anpassung zu erreichen, eine wichtigere Rolle. Lamb warnt ausdrücklich vor einer Überschätzung der Möglichkeiten psychiatrischer Rehabilitation, die dem Ansehen der Bemühungen, v.a. aber den Patienten schaden, die ohne adäquate Hilfen in Obdachlosigkeit absinken oder häufig in Gefängnissen einsitzen.

Unter zeitlichen Gesichtspunkten ist zwischen einer *frühen Rehabilitation* zur Vermeidung von Chronifizierung und Verfestigung von Behinderungen, die alsbald nach Remission der Krankheitssymptomatik erfolgen sollte, und einer *späten Rehabilitation* zu unterscheiden, die bei chronisch Kranken mit relativ invariaten Behinderungen das Ziel hat, für diese Kranken eine adäquate Lebensumgebung zu suchen, in der sie sich mit ihren Beeinträchtigungen optimal anpassen können (Adaptation).

Theoretisch bleiben in diesem Bereich allerdings noch viele Fragen offen. Die Abgrenzung von *psychisch krank, chronisch psychisch krank*, oder *psychisch behindert* ist ebenso unscharf wie die Abgrenzung von Therapie und Rehabilitation. Erschwerend für die wissenschaftliche Diskussion kommt hinzu, daß sozialrechtliche und kostenträgerspezifische Definitionen Einfluß haben. Prinzipiell kann fast jede ernsthafte Erkrankung in eine Behinderung übergehen, d.h. sie wird chronisch und beeinträchtigt den Betroffenen in der Ausübung seiner sozialen Rollen. Kitzig (1983) hat zurecht darauf hingewiesen, daß das „Chronische" etwas Eigenes und Besonderes darstellt und nicht als bloße Verlängerung des Akutzustandes gesehen werden darf. Krüger et al. (1994) haben auf die vielen Facetten hingewiesen, die mit dem Begriff assoziiert sind. Neben der zeitlichen Dimension beinhaltet der Begriff Vorstellungen eines bestimmten psychopathologischen Bildes und wird darüber hinaus mit der Diagnose einer Schizophrenie, ungünsti-

1.4 Ziele und Strategien psychiatrischer Rehabilitation

ger Prognose und Therapieresistenz sowie langfristigem sozialarbeiterischen Betreuungsbedarf verbunden. Es ist bisher nicht gelungen, eine überzeugende operationalisierte Definition von psychischer Behinderung zu formulieren, die wissenschaftlichen Ansprüchen genügt, eine nachvollziehbare Abgrenzung leistet und gleichzeitig der Mehrdimensionalität des Phänomens gerecht wird.

Das dreidimensionale Modell der Weltgesundheitsorganisation (WHO 1980, Matthesius et al. 1995) unterscheidet die Ebenen des *Impairment* (der zugrundeliegenden Störung), der *disability* (der funktionellen Einschränkungen auf der Handlungs- bzw. Verhaltensebene) und des *handicap* (der Benachteiligung bzw. Beeinträchtigung im gesellschaftlichen Leben). Für die Problematik psychischer Behinderungen ist es nur mit großen Einschränkungen verwendbar und hat deshalb bisher kaum Eingang in die Praxis gefunden. Die genannten Ebenen sind nicht sicher abgrenzbar. So kann eine Antriebsstörung als Symptom der psychischen Krankheit (impairment), aber genauso auch als Unfähigkeit, bestimmte Funktionen in Familie oder Beruf auszufüllen (disability), gesehen werden. Wird sie von den Kollegen oder Vorgesetzten am Arbeitsplatz bemerkt und führt - etwa als Faulheit fehlinterpretiert - zur Kündigung, stellt sie darüber hinaus auch eine gesellschaftliche Benachteiligung (handicap) dar. In diesem Modell werden der Einfluß wechselnder Umgebungsfaktoren, die subjektive Krankheitsverarbeitung und der fluktuierende Verlauf nicht genügend berücksichtigt. Ferner wird eine unidirektionale Abfolge der drei Ebenen angenommen, während es sich eher um komplexe Wechselwirkungen zwischen Persönlichkeit, Besonderheiten der Erkrankung, Reaktionen der Umgebung, subjektiver Verarbeitung und gesellschaftlicher Bedingungen handelt (Schwarz & Michael 1977). Auch das von der WHO entwickelte Instrument „Disability Assessment Schedule" hat sich neben diesen theoretischen Problemen wegen seines großen Aufwandes und der Schwierigkeiten in der Durchführung nicht durchsetzen können (Schubart et al. 1986). Für das von Wing (1982) formulierte Modell, in dem zwischen prämorbiden, primären, sekundären und tertiären Behinderungen unterschieden wird, gelten die gleichen Einschränkungen, und es fehlen empirische Belege.

Vergleichbare Probleme ergeben sich bei der Abgrenzung von Therapie und Rehabilitation. Die Vorstellung einer zeitlichen Abfolge von zuerst Therapie und dann Rehabilitation mag für einige Formen der körperlichen Behinderung angemessen sein, ist für chronisch verlaufende psychische Erkrankungen jedoch unangemessen. Rehabilitationsmaßnahmen erfolgen zusammen und gleichzeitig mit pharmakologischen und psychotherapeutischen Maßnahmen. Die medikamentöse Rezidivprophylaxe bei schizophrenen Patienten ist sogar notwendige Voraussetzung für eine intensive rehabilitative Förderung. Die sozialgesetzlichen Unterscheidungen orientieren sich mehr an der Zuständigkeit von Kostenträgern als an fachlichen Überlegungen und führen in der Konsequenz zu einer erheblichen Benachteiligung psychisch Behinderter in der Rehabilitation (Kunze 1982, Rössler, Salize & Biechele 1995).

So sehr die bisherige Konzeptualisierung wissenschaftlich unbefriedigend ist, so sehr sind diese Unterscheidungen aus der Sicht der Patienten von sekundärem

Interesse. Die Patienten leiden unter den Symptomen ihrer psychischen Erkrankung und deren Folgen und Auswirkungen auf ihre Lebenssituation. Sie werden Hilfen in Anspruch nehmen, wenn diese ihnen (und/oder ihren Angehörigen) sinnvoll, effizient und an ihren Bedürfnissen orientiert erscheinen. Die Erreichbarkeit der Angebote, aber auch die Transparenz und Verständlichkeit ihres Zwecks und ihrer Ziele werden bei den Entscheidungen eine wichtige Rolle spielen. Der ärztlichen Beratung und Motivation zu Behandlungs- oder Rehabilitationsmaßnahmen kommt bei krankheits- oder persönlichkeitsbedingten Widerständen oder fehlendem Wissen eine große Bedeutung zu. Diese Überlegungen gelten sowohl für Behandlungs- wie Rehabilitationsmaßnahmen.

Die zusammenfassende Darstellung in Tabelle 1 dient der Orientierung und schwerpunktmäßigen Zuordnung, ohne den Anspruch einer exakten und empirisch überprüfbaren Unterteilung zu erheben. Auf Pfeile, die graphisch die oben diskutierten zirkulären Wechselwirkungen und Überschneidungen symbolisieren könnten, wurde aus Gründen der Übersichtlichkeit verzichtet.

Tabelle 1: Behandlung und Rehabilitation in der Psychiatrie. Versuch einer Begriffsdefinition und Abgrenzung in Anlehnung an die *International Classification of Impairments, Disabilities and Handicaps* (WHO 1980)

Impairment	Disability	Handicap
zugrundeliegende Störung oder Schädigung, deren Ätiologie in der Psychiatrie oft nicht bekannt ist	funktionelle Einschränkungen und Defizite auf der Handlungs- bzw. Verhaltensebene	Benachteiligung bzw. Beeinträchtigung im gesellschaftlichen Leben
Ebene der Beschreibung: psychopathologische Symptomatik, subjektive Beschwerden	Ebene der Beschreibung: Fähigkeiten, Fertigkeiten, soziale Kompetenz, Wissen	Ebene der Beschreibung: Möglichkeit, soziale Rollen bzw. Funktionen auszufüllen,
Therapie	**Rehabilitation**	
patientenbezogener Ansatz mit dem Ziel, Krankheitssymptome zu beseitigen oder zu lindern und subjektives Leiden zu mindern	personenbezogener Ansatz mit dem Ziel, Fähigkeiten und Fertigkeiten zu erhalten, zu fördern bzw. zu entwickeln oder Wissensdefizite auszugleichen	umgebungsbezogener Ansatz mit dem Ziel, Umgebungsbedingungen so zu gestalten, daß die Betroffenen mit ihren eingeschränkten Fähigkeiten dort leben können (Adaptation)
Beispiele: Pharmakotherapie, Psychotherapie, Elektrokrampfbehandlung, Wachtherapie	Beispiele: Integriertes Psychologisches Therapieprogramm (IPT), Social Skills Training, Psychoedukatives Medikamententraining, Arbeitstherapie	Beispiele: Betreutes Wohnen beschützte Arbeitsplätze, Tagesstätten, Kontakt- und Freizeitangebote

Krankheit, Behinderung und gesellschaftliche Benachteiligung bzw. Therapie und Rehabilitation sind unterschiedliche Perspektiven auf einen Patienten, seine Symptomatik, seine (sozialen) Fähigkeiten und seine soziale und gesellschaftliche Integration. Bei den Rehabilitationsmaßnahmen kann zwischen überwiegend personen- oder umgebungsbezogenen Ansätzen unterschieden werden. Dabei wirken sich die unterschiedlichen Interventionen komplex aus.

Eine aktivierende Freizeitgestaltung hat z.B. nicht nur die Teilhabe psychisch Behinderter am kulturellen Leben zum Ziel (handicap), sondern unterstützt kommunikatives Verhalten, bietet Tagesstruktur (disability) und trägt damit zum psychischen Wohlergehen bei. Sowenig sich die Teilfaktoren der psychischen Behinderung praktisch isolieren lassen, sowenig ist Rehabilitation eindimensional möglich oder in einzelne Schritte mit festgelegter Reihenfolge teilbar. Der von Strauss und Carpenter (1972, 1974) geprägte Begriff der „open linked systems" beschreibt die komplexen Beziehungen zwischen den psychischen und sozialen Dimensionen der Persönlichkeit, der psychischen Symptomatik und der sozialen und beruflichen Entwicklung treffend.

1.5 Gegenwärtige Praxis der psychiatrischen Arbeitsrehabilitation am Beispiel der Region Westfalen-Lippe: institutionelle Lösungen und Konzepte

Im komplementären Bereich sind in den letzten 2 Jahrzehnten Dienste und Einrichtungen entstanden, die sich um die berufliche Situation psychisch Kranker und Behinderter kümmern und Arbeits- oder Beschäftigungsmöglichkeiten für diese Klientel anbieten. Wie in allen anderen Bereichen der komplementären Versorgung findet sich ein regional sehr unterschiedlicher Entwicklungsstand. Die Anstöße für diese Entwicklung kamen aus der Praxis heraus. Im Gefolge der Enthospitalisierung und der sich gleichzeitig verschärfenden Arbeitsmarktsituation entstand ein großer Bedarf an geeigneten Arbeits- und Beschäftigungsmöglichkeiten. Legislative Akte, wie die letzte Novellierung des Schwerbehindertengesetzes 1986, gaben zusätzliche Impulse.

Ambulante Arbeitstherapie stellt eine zeitgemäße Organisationsform der klinischen Arbeitstherapie dar. Sie trägt der geänderten Funktion des psychiatrischen Krankenhauses und den immer kürzer werdenden Behandlungszeiten Rechnung. Die Indikation für die stationäre Krankenhausbehandlung „beschränkt" sich zunehmend auf die gründliche Diagnostik und Behandlung schwerer und komplizierter psychischer Erkrankungen sowie Krisenintervention bei Rezidiven. Nur wenige Patienten sind dagegen auf das Krankenhaus als langfristiges Asyl und Lebensraum angewiesen (Häfner & an der Heiden 1982, Häfner et al. 1986, Eikelmann 1991). Unter diesen Bedingungen wäre ohne die Möglichkeit der ambulanten Arbeitstherapie für die Mehrzahl der Patienten eine intensive Arbeitstherapie nur um den Preis einer längeren stationären Behandlung möglich, was zurecht wiederholt kritisiert wurde (Barbie et al. 1969, Veltin, Krüger & Zumpe 1970, Anthony 1980). Darüber hinaus sind zwei weitere Vorteile zu benennen. Durch die Fortsetzung der Arbeitstherapie über die Entlassung hinaus wird der Übergang zwischen stationärer und ambulanter Behandlung für die Patienten einfacher. Zudem findet die Arbeitstherapie unter realistischen Bedingungen statt, also wenn die Patienten in ihrer normalen Umgebung leben und neben der Arbeitstherapie ihren Alltag bewältigen müssen. Der Effekt ist analog der tagesklinischen Behandlung (Eikelmann & Reker 1993): die Erfahrungen und Belastungen des Alltags spiegeln sich in der ambulanten Arbeitstherapie deutlicher wider als in der Arbeitstherapie während einer stationären Behandlung. Dies erlaubt eine realistischere Beurteilung der Belastbarkeit und Leistungsfähigkeit (v. Cranach 1988).

Trotz dieser klinisch einleuchtenden Vorteile besteht immer noch keine zufriedenstellende Regelung für die Finanzierung der ambulanten Arbeitstherapie. In begrenztem Umfang ist eine Abrechnung über die Heilmittelverordnung möglich. Faktisch müssen jedoch personelle, räumliche und materielle Ressourcen der stationären Arbeitstherapie für die Versorgung ambulanter Patienten mitgenutzt werden.

Bezogen auf das Lernen und das Training bestimmter instrumenteller Fertigkeiten wie Maschineschreiben, die Bedienung eines PCs oder das Erlernen einfacher buchbinderischer Techniken unterscheidet sich die ambulante Arbeitstherapie in den Lerninhalten und den Vorgehensweisen nicht grundsätzlich von z.B. einem Kursus bei der Volkshochschule. Wohl aber dadurch, daß die individuellen Schwierigkeiten der Lernenden besonders beachtet werden: wichtig sind gerade am Anfang Erfolgserlebnisse. Wegen der Antriebsstörungen und dem geringen Durchhaltevermögen vieler Patienten kommt der ständigen Motivierung durch die Arbeitstherapeuten besondere Bedeutung zu. Neben der Vermittlung von Fertigkeiten und Wissen stellt das „setting" der ambulanten Arbeitstherapie ein soziales Lernfeld dar, in dem die Patienten - ohne daß dies explizit zum Thema gemacht werden muß - quasi zwangsläufig soziale Erfahrungen machen und lernen. So wird durch die Teilnahme an der Arbeitstherapie der Tag wieder - wenn auch in bescheidenem Maße - in Arbeitszeit und Freizeit unterteilt. Wohnort und Arbeitsplatz sind räumlich getrennt. Dadurch entstehen Anforderungen, deren Bewältigung gerade für chronisch Kranke nicht selbstverständlich ist: Bewältigung des Weges, Erscheinen zur vereinbarten Zeit, Einhalten der Arbeitszeit und Pausenregelung, Abmelden bei Verhinderung oder schlechter Befindlichkeit. Darüber hinaus müssen sich die Teilnehmer mit den Mitpatienten („Kollegen") und den Arbeitstherapeuten („Vorgesetzten") ins Benehmen setzen. Sie erfahren Zuspruch, evtl. Kritik, sie müssen bei Unklarheiten um Hilfe fragen, können aber auch ihrerseits Patienten, die mit bestimmten Tätigkeiten noch nicht so vertraut sind, helfen und kommen in den Pausen in Gesprächssituationen. Partiell und auf einem sehr niedrigen Niveau wird die Arbeitswelt nachgebildet. Andererseits findet die Arbeitstherapie in der Klinik statt und geht mit einer ärztlichen und sozialpädagogischen Betreuung einher. Deshalb sind die Toleranzen groß und die Anforderungen niedrig. Die Balance des Milieus zwischen diesen beiden Polen ist eine wesentliche Aufgabe des Teams der Arbeitstherapie. Rössler und Riecher-Rössler (1994) fassen treffend zusammen: „Am besten läßt sich die Arbeitstherapie dadurch charakterisieren, daß sich in der Arbeitstherapie alle Ansätze der psychiatrischen Rehabilitation verdichten."

Werkstätten für Behinderte. Sie bieten traditionell geistig, körperlich oder sinnesbehinderten Menschen Arbeitsmöglichkeiten unter besonderen, beschützten Bedingungen. Historische Vorläufer solcher Einrichtungen für behinderte Menschen lassen sich bis in das 13. Jahrhundert zurückverfolgen. Dieterich (1983) und Scheibner (1988) geben einen Überblick über die historische Entwicklung.

Schon in den 20er Jahren dieses Jahrhunderts finden sich „geschützte Werkstätten" für Schulabgänger, die wegen ihrer Behinderungen keinen anderen Arbeitsplatz finden konnten. Parallel dazu entwickelten sich die Einrichtungen für Blinde (Blindenanstalten, Blindenschulen, spezielle Werkstätten). Geistig behinderte Menschen wurden überwiegend in kirchlichen Einrichtungen versorgt, wobei das Hauptziel nicht die Integration in die Gesellschaft, sondern der Schutz vor der rücksichts- und verständnislosen Umwelt war. In den 12 Jahren der faschistischen Herrschaft in Deutschland wurde allen organisierten fürsorgerischen Bemühungen für Behinderte ein Ende bereitet. Neben der Sterilisation vieler Betroffener, wurden geistig oder seelisch behinderte, mißgebildete oder nicht arbeitsfähige Kinder und Erwachsene ermordet.

Nach dem zweiten Weltkrieg stand die Versorgung der Kriegsopfer ganz im Mittelpunkt der staatlichen Sozialpolitik. Das „Gesetz über die Beschäftigung Schwerbehinderter" von 1953 war zu allererst ein Gesetz für die Kriegsbeschädigten und schloß andere Behinderte ausdrücklich aus. Außerhalb des staatlichen und konfessionellen Rahmens entwickelte v.a. die „Bundesvereinigung Lebenshilfe e.V." den Gedanken beschützender Werkstätten für geistig behinderte Menschen weiter und initiierte die Einrichtung von Bastel- und Werkstuben, Anlernwerkstätten und beschützenden Werkstätten. In der Folge engagierten sich auch andere Träger wie die Arbeiterwohlfahrt, konfessionelle oder freie Wohlfahrtverbände. In den 60er und 70er Jahren erfolgte schrittweise die gesetzliche Konsolidierung und finanzielle Absicherung der Werkstätten, die mit der Werkstättenverordnung (als Verordnung zum Schwerbehindertengesetz) 1980 einen einheitlichen Rahmen erhielten.

Danach sind die Werkstätten für Behinderte Einrichtungen zur Eingliederung Behinderter in das Arbeitsleben und sollen allen Behinderten eines regionalen Einzugsbereiches offenstehen. Es gilt der Grundsatz der einheitlichen Werkstatt, d.h. eine Differenzierung in Einrichtungen für leistungsstarke und weniger leistungsstarke Behinderte ist nicht vorgesehen. Für die Aufnahme eines Behinderten wird die „Gemeinschaftsfähigkeit", die Unabhängigkeit von Pflege am Arbeitsplatz und nach Ablauf der Trainingsstufe „ein Mindestmaß an wirtschaftlich verwertbarer Arbeitsleistung" gefordert. Ferner wurde die Forderung nach Wirtschaftlichkeit und teilweiser Eigenfinanzierung der Werkstätten, der Personalschlüssel und die Förderung von der Werkstatt angeschlossenen Wohnheimen festgeschrieben sowie Regelungen bzgl. der Finanzierung durch die Ausgleichsabgabe getroffen.

Mit dem Arbeitsförderungsgesetz von 1969 wurde die Kostenträgerschaft für die Werkstätten geregelt. Demnach trägt die Bundesanstalt für Arbeit die Kosten für das Eingangsverfahren und den zeitlich befristeten Arbeitstrainingsbereich, während die überörtliche Sozialhilfe für den zeitlich nicht begrenzten Arbeitsbereich zuständig ist. Für die Betroffenen ist diese Regelung insofern bedeutsam, als je nach Voraussetzungen im Arbeitstrainingsbereich Ansprüche, z.B. Übergangsgeld bestehen, während die Kostenträgerschaft der Sozialhilfe im Arbeitsbereich impliziert, daß wie bei jeder Sozialhilfeförderung die Heranziehung eigenen Vermögens möglich ist.

Über die konzeptionellen Ziele läßt sich die Werkstattverordnung nur allgemein aus. Demnach sollen die Werkstätten „es den Behinderten ermöglichen, ihre Leistungsfähigkeit zu entwickeln, zu erhöhen oder wiederzugewinnen und ein dem Leistungsvermögen angemessenes Entgelt zu erreichen" (§ 54 Abs. 2 SchwbG). Scheibner (1988) unterscheidet in der Diskussion um die Aufgaben der Werkstatt ein eher sozialpädagogisch - arbeitstherapeutisch ausgerichtetes Konzept von einem eher produktions- und ergebnisorientierten. In beiden Fällen stößt das Ziel der beruflichen und sozialen Eingliederung Behinderter an die Grenzen des Arbeitsmarktes und der gesellschaftlichen Bereitschaft zur Integration behinderter Mitbürger. Lösener (1990) sieht die Zielvorstellung einer beruflichen Integration und persönlichen Weiterentwicklung der Betroffenen in der Wirklichkeit der Werkstätten durch den mehrheitlich dauerhaften Verbleib der Behinderten in der Einrichtung, zunehmenden wirtschaftlichen Druck und die fehlende Klärung des arbeitsrechtlichen Status der Beschäftigten kontrastiert. Dabei bleibe es eine Frage der Sichtweise, ob der dauerhafte Verbleib in der Werkstatt als gelungene Eingliederung oder als rehabilitative Sackgasse bewertet werde.

Üblicherweise bilden geistig Behinderte mit etwa 80% den größten Anteil der Beschäftigten in den Werkstätten. Jeweils etwa 10% der Belegschaft leiden an körperlichen oder seelischen Behinderungen (Scheibner 1988, Badelt 1992). In Westfalen-Lippe wurden etwa ab Mitte der 80er Jahre für diese letzte Gruppe spezielle Abteilungen für psychisch Behinderte konzipiert und eingerichtet (Wedekind 1987, 1987a). Dies trug dem steigenden Bedarf dieser Behindertengruppe nach Beschäftigungsmöglichkeiten und der Tatsache Rechnung, daß die Mehrzahl der psychisch Kranken einer Beschäftigung in einer traditionellen Werkstatt ablehnend gegenüberstand. Die Struktur und Organisation dieser speziellen Abteilungen für psychisch Behinderte ist denen der traditionellen Werkstätten gleich. Auch diese Abteilungen gliedern sich in den zeitlich befristeten Arbeitstrainingsbereich und den unbefristeten Arbeitsbereich. Es wird in der Regel eine ganztägige Beschäftigung vorausgesetzt. Junge & Okonek (1988) fassen die Schwierigkeiten psychisch Behinderter in den Werkstätten für Behinderte unter den Stichworten Arbeit, Entgelt und Durchlässigkeit zusammen. Die überwiegend einfachen, repetitiven manuellen Tätigkeiten sind vor dem beruflichen Hintergrund der psychisch behinderten Rehabilitanden häufig ungeeignet. Das Entgelt ermöglicht keine Unabhängigkeit von der Sozialhilfe und die Berechnung auf solidargemeinschaftlicher Grundlage wirkt für die leistungsstärkeren Behinderten demotivierend. Darüber hinaus fehlen organisierte Bemühungen um eine Vermittlung psychisch Behinderter auf den Arbeitsmarkt.

Firmen für psychisch Kranke, sog. Selbsthilfefirmen sind keine psychiatrischen Einrichtungen, sondern Unternehmen, die wirtschaftlich am Markt bestehen müssen. Sie finanzieren sich ausschließlich über die erwirtschafteten Erlöse und arbeitsmarktpolitische Fördermittel, also Quellen, die prinzipiell jedem Unternehmen zu Finanzierung von Arbeitsverhältnissen (behinderter Mitarbeiter) zur Ver-

1.5 Die gegenwärtige Praxis der psychiatrischen Arbeitsrehabilitation

fügung stehen. Entsprechend sind die Anforderungen an die Produktivität und Zuverlässigkeit der Mitarbeiter höher, die Atmosphäre ist „betrieblicher". Die Firmen stehen vor der schwierigen Aufgabe wirtschaftlich zu überleben und gleichzeitig auf die gesundheitlichen Einschränkungen ihrer Mitarbeiter Rücksicht zu nehmen. Sie tun dies durch eine besondere Form der Arbeitsorganisation, verstärkte Anleitung und innerbetriebliche Betreuung sowie durch die besondere Beachtung der betrieblichen Atmosphäre (Seyfried 1990, Graumann 1991). Damit stehen sie auf der Grenze zwischen allgemeinem und besonderem Arbeitsmarkt.

Der Begriff „Selbsthilfefirmen" ist irreführend, denn es handelt sich nicht um Projekte, die von Patienten selbst initiiert und aufgebaut wurden. Vielmehr waren es meist ehemalige Mitarbeiter psychiatrischer Kliniken, die diese Firmen gegründet haben, um entlassenen Patienten Arbeitsmöglichkeiten zu bieten. Nach vielfältigen Anfangsschwierigkeiten haben sich die meisten Firmenprojekte wirtschaftlich und organisatorisch konsolidiert. Dabei ist gerade im betriebswirtschaftlichen Bereich eine erhebliche Professionalisierung zu verzeichnen. Organisatorisch haben sich die Firmenprojekte bundesweit in der *FAF* und EG-weit in HORIZON zusammengeschlossen (Seyfried 1990a).

Die in dieser Untersuchung vorgenommene Zuordnung der Firmen für psychisch Kranke zu den besonderen, „beschützten" Arbeitsverhältnissen ist v.a. in bezug auf die sozialversicherungspflichtigen Arbeitsplätze nicht unproblematisch. Zu Recht betonen die Firmen, daß sie Wirtschaftsunternehmen und keine psychiatrischen Einrichtungen sind. Für die Zuordnung zum beschützten Arbeitsmarkt lassen sich allerdings ebenfalls Argumente anführen: Diese Firmen bieten Arbeitsplätze speziell für psychisch kranke oder behinderte Arbeitnehmer. Es ist nicht ihr primäres Ziel, Profit zu erwirtschaften, sondern Arbeitsmöglichkeiten für eine Klientel zu bieten, die auf dem Arbeitsmarkt keine oder nur geringe Chancen hätte. Entsprechend erfolgt eine überdurchschnittliche Betreuung, Anleitung und Rücksichtnahme und die betrieblichen Abläufe sowie die Betriebsatmosphäre sind in besonderer Weise auf die Behinderungen der Beschäftigten abgestimmt.

Die Firmen bieten unterschiedliche Arbeitsverhältnisse. Grundsätzlich sind drei Arten zu unterscheiden. Zum einen handelt es sich um sozialversicherungspflichtige, zeitlich unbefristete und tariflich entlohnte Arbeitsverhältnisse, die ganz oder überwiegend aus den erwirtschafteten Mitteln des Betriebes finanziert werden. Zuschüsse der Hauptfürsorgestelle, z.B. Minderleistungsausgleich oder Mittel für den besonderen Betreuungsaufwand sind bei entsprechenden Voraussetzungen möglich.

Darüber hinaus gibt es zeitlich befristete Arbeitsverhältnisse, die über Programme wie Arbeit statt Sozialhilfe (ASH), Arbeitsbeschaffungsmaßnahmen (ABM) oder Rehamaßnahmen finanziert werden. Diese sog. Maßnahmearbeitsverhältnisse sind zeitlich befristet, unterliegen der Sozialversicherungspflicht, werden aber nicht tariflich entlohnt. Der überwiegende Teil der Personalkosten wird dabei durch Mittel Dritter bestritten. Nach Ablauf der Förderung steht die Entscheidung über die Übernahme in ein reguläres Arbeitsverhältnis, die Beendigung des Arbeitsverhältnisses oder eine Weiterbeschäftigung in einer anderen Maßnahme an.

Der dritte Typ von Beschäftigungsverhältnissen in Firmen für psychisch Kranke sind Zuverdienstarbeitsplätze. Hierbei handelt es sich arbeitsrechtlich um sog. geringfügige Beschäftigungsverhältnisse, die nicht der Sozialversicherungspflicht unterliegen. Die Patienten gehen stundenweise einer bezahlten Beschäftigung nach und verdienen sich dadurch ein Zubrot zur Rente, Sozialhilfe oder anderen Finanzierungsquellen. Zuverdienstarbeitsplätze sind also nicht darauf angelegt, den Lebensunterhalt eigenständig zu finanzieren. An einigen Orten sind eigene Zuverdienstfirmen entstanden, die nur solche Arbeitsplätze anbieten (Reker, Lebichot-Nowotnik, Eikelmann 1991).

Förderungsmöglichkeiten für Zuverdienstarbeitsplätze existieren praktisch nicht, da kein Kostenträger es als seine Aufgabe ansieht, nicht-sozialversicherungspflichtige Beschäftigungsverhältnisse in privaten Firmen zu fördern. Bei entsprechender Kooperationsbereitschaft des örtlichen Sozialamtes bestehen geringfügige Möglichkeiten für Sozialhilfeempfänger. Die Fördersituation ist ein wesentliches Hemmnis für den quantitativen Ausbau solcher Projekte. Für die Betreiber, in der Regel psychosoziale Hilfsvereine, besteht ein erhebliches wirtschaftliches Risiko.

In einer bundesweiten Bestandsaufnahme Ende der 80er Jahre fand Seyfried (1990) insgesamt 65 Firmenprojekte, wobei 32 Firmen nur reguläre Arbeitsverhältnisse, 21 nur Zuverdienstarbeitsverhältnisse und 12 beide Formen anboten. Insgesamt bestanden in den 44 Firmen (ohne die 21 Zuverdienstprojekte) 703 Arbeitsplätze. Trotz der schwierigen Fördersituation erfolgte gerade im Zuverdienstbereich in den letzten Jahren ein quantitativer Zuwachs.

Zu Beginn der komplementären Rehabilitationsbemühungen waren die Firmen das einzige außerklinische Angebot, das speziell für psychisch Kranke konzipiert war. Heute stellen sie in komplementär gut versorgten Regionen dagegen eines von mehreren dar. Entsprechend haben sich die Ziele differenziert. Ihre ursprüngliche Intention war es, reguläre Arbeitsplätze für entlassene Patienten zu schaffen und damit eine Alternative zur Arbeitslosigkeit oder zu einer Beschäftigung in einer traditionellen Werkstatt für Behinderte anzubieten. Heute werden durch die erwähnten Zuverdienstarbeitsplätze auch „niederschwellige" Beschäftigungsangebote vorgehalten, die für leistungsschwächere Patienten konzipiert sind. Darüber hinaus betrachten die Firmen es zunehmend als ihre Aufgabe, ihre Mitarbeiter beruflich zu qualifizieren und damit einen Beitrag zu ihrer rehabilitativen Förderung zu leisten (Seyfried, Melcop & Roth 1993). Dabei sind alle Aktivitäten der Firmen - sehr viel stärker als bei den Werkstätten - von der wirtschaftlichen Situation des Betriebes und damit von der allgemeinen Wirtschaftslage abhängig.

Psychosoziale Fachdienste. Durch die letzte Novelle des Schwerbehindertengesetzes im August 1986 ist die psychosoziale Betreuung als Instrument der begleitenden Hilfen im Arbeitsleben gesetzlich verankert worden. Zusammen mit anderen gesetzlichen Änderungen bestehen nunmehr weitgehende Möglichkeiten, psychisch kranke und behinderte Arbeitnehmer im Arbeitsleben zu unterstützen (Heuser 1987, 1990, Beule 1990). Die begleitenden Hilfen im Arbeitsleben nach dem Schwerbehindertengesetz sind Pflichtaufgaben der Hauptfürsorgestellen. Sie sollen dahin wirken, „daß die Schwerbehinderten in ihrer sozialen Stellung nicht absinken, auf Arbeitsplätzen beschäftigt werden, auf denen sie ihre Fähigkeiten voll verwerten und weiterentwickeln können sowie durch Leistungen der Rehabilitationsträger und Maßnahmen der Arbeitgeber befähigt werden, sich am Ar-

1.5 Die gegenwärtige Praxis der psychiatrischen Arbeitsrehabilitation

beitsplatz und im Wettbewerb mit Nichtbehinderten zu behaupten" (§ 31 Abs. 2 SchwbG). Dazu haben die Hauptfürsorgestellen neben den Technischen Fachdiensten, die für den technischen Umbau behindertengerechter Arbeitsplätze zuständig sind, Psychosoziale Fachdienste eingerichtet, deren Aufgabe die Beratung und Betreuung psychisch Kranker und Behinderter im Arbeitsleben ist. Gleichzeitig stehen sie als Berater und Ansprechpartner für die Betriebe zur Verfügung. Das vorrangige Ziel der Maßnahmen ist der Erhalt bestehender Arbeitsverhältnisse auf dem allgemeinen Arbeitsmarkt. Darüber hinaus werden auch arbeitslose psychisch Kranke betreut. Durch den gesetzlichen Rahmen des Schwerbehindertengesetzes haben die Mitarbeiter des Dienstes eine definierte Position im Umgang mit den Betrieben. Dies zeichnet sie vor anderen psychosozialen Hilfen aus. Gerade bei Kündigungen schwerbehinderter Mitarbeiter müssen die Vertreter der Hauptfürsorgestelle gehört werden und der Kündigung zustimmen. Der Fachdienst ist Teil des komplementären Hilfssystems. Aus seinem Arbeitsauftrag und seiner Zielsetzung ergibt sich eine Verbindung behördlich-administrativer und psychosozialer, im weiteren Sinne rehabilitativer Aufgaben.

In der Praxis stehen den Mitarbeitern des Dienstes verschiedene Interventionsmöglichkeiten zur Verfügung, die je nach der Konstellation des Einzelfalles eingesetzt werden können. Schwerpunkt ihrer Tätigkeit ist die Beratung der Betroffenen und der Betriebe. Dies umfaßt neben den Vorgesetzten v.a. die Kollegen und das betriebliche Umfeld. Eine längere psychosoziale Betreuung der behinderten Arbeitnehmer ist möglich. Durch teilnehmende Beobachtung und Arbeitsplatzanalysen können konkrete Vorschläge zur Veränderung der betrieblichen Situation gemacht werden. Im Rahmen des Schwerbehindertengesetzes können die Betriebe aus Mitteln der Ausgleichsabgabe finanzielle Zuwendungen bekommen. Zum Ausgleich einer behinderungsbedingten Einschränkung der Leistungsfähigkeit kann der sog. „Minderleistungsausgleich" gewährt werden. Häufiger nehmen die Betriebe eine Förderung in Anspruch, um den besonderen Anleitungs- und Betreuungsbedarf ihrer behinderten Mitarbeiter finanziell zu kompensieren. In Westfalen-Lippe besteht darüber hinaus die Möglichkeit eines arbeitstherapeutischen Trainings am Arbeitsplatz.

Zielgruppe der Hilfen sind anerkannt Schwerbehinderte oder ihnen Gleichgestellte. Bis 1994 war eine offizielle Anerkennung der Behinderung jedoch keine notwendige Voraussetzung, um durch die Fachdienste längerfristig unterstützt zu werden. Durch sogenannte Ersatzkriterien, die von den Mitarbeitern des Dienstes ermittelt wurden, konnten auch psychisch kranke Arbeitnehmer ohne Anerkennung betreut werden. Bei den Ersatzkriterien handelte es sich um Zahl und Dauer psychiatrischer Hospitalisierungen und den ambulanten Behandlungsbedarf. Wenn diese Regelung wissenschaftlich oder aus ärztlich-gutachterlicher Perspektive auch wenig überzeugend ist, so war sie doch sehr praktikabel und hat nicht zu einem nachweislichen Mißbrauch der Hilfen geführt. Es wurde jedoch verhindert, daß Patienten, die einer Unterstützung bedurften, wegen der fehlenden Anerkennung von den Hilfen ausgeschlossen wurden. Seit 1995 sind die Hauptfürsorgestellen angewiesen, sich nur noch um anerkannt Schwerbehinderte zu kümmern, bzw. Patienten, die sich an den Dienst wenden, innerhalb eines Jahres durch das Versorgungsamt begutachten zu lassen. Unter fachlichen Aspekten ist diese Regelung problematisch, da viele psychisch Kranke eine Anerkennung als Schwerbehinderte ablehnen.

Eine konzeptionelle Besonderheit des Fachdienstes in Westfalen-Lippe ist die organisatorische und personelle Differenzierung in den Psychosozialen Fachdienst, zuständig für den Erhalt bestehender Arbeitsplätze, und die Beratungsstellen zur beruflichen Eingliederung, die arbeitslose psychisch Kranke und Behinderte beraten und bei dem Versuch einer beruflichen Integration unterstützen. Nach einer Vorbereitungsphase wird gemeinsam ein geeigneter Arbeitsplatz gesucht und wenn möglich auch eine finanzielle Unterstützung des Betriebes durch Mittel der beruflichen Rehabilitation organisiert. Das gemeinsame Programm „Aktion Integration" der beiden Landschaftsverbände und des Landesarbeitsamtes bietet hierzu besondere Möglichkeiten. Der berufliche Einstieg wird psychosozial begleitet und erfolgt in enger Kooperation mit dem beschäftigenden Betrieb.

Diese genannten Einrichtungen und Dienste sind konzeptionell auf die Unterstützung und Förderung psychisch kranker und behinderter Rehabilitanden eingestellt. Darüber hinaus finden sich Patienten auch in anderen Einrichtungen der beruflichen Rehabilitation wie Berufsbildungs- und Berufsförderungswerken, Übungsfirmen oder überbetrieblichen Ausbildungseinrichtungen (Unger 1983). Diese sind jedoch nicht speziell auf die besonderen Bedürfnisse und Probleme psychisch Behinderter eingestellt, so daß diese dort eine Minderheit bilden und seltener erfolgreich sind (Bell et al. 1988, Blaschke 1990, Wöhrl 1990).

1.6
Kapitelzusammenfassung

Zu arbeiten ist eine spezifisch menschliche Eigenschaft. Arbeit ist zweckmäßige, zielgerichtete und bewußte Auseinandersetzung mit der Natur und der gesellschaftlichen Umgebung. Sie ist in ihrer Ausübung, Organisation und Bewertung untrennbar von den jeweiligen gesellschaftlichen Gegebenheiten. Die philosophische, politische und anthropologische Diskussion um das Thema Arbeit durchzieht neben und verbunden mit der ökonomischen Theoriebildung die abendländische Geistesgeschichte. Die positive Bewertung der Arbeit als gewinnbringende und persönlichkeitsbildende Tätigkeit ist eine Sichtweise, die sich erst in der Neuzeit herausgebildet hat.

Trotz aller Relativierungen durch die fortschreitende Arbeitszeitverkürzung und der steigenden Bedeutung der Freizeit bleibt Arbeit in unserem Kulturkreis für den Erwachsenen neben dem Broterwerb ein wesentlicher Pfeiler der gesellschaftlichen Integration und persönlichen Identität. Der Ausfall dieser stabilisierenden Funktion im Falle der Arbeitslosigkeit kann eine erhebliche Belastung bedeuten, die bei einer entsprechenden Disposition und Gesamtsituation des einzelnen das Auftreten, die Verstärkung oder den Erhalt psychischer Störungen auslösen bzw. begünstigen kann. Wenn bei einem ohnehin psychisch gestörten Menschen auch noch die Arbeit entfällt, kann dies in besonderer Weise negative Auswirkungen haben.

Arbeit ist keine Therapie wie Pharmako- oder Psychotherapie. Selbst wenn sie den Patienten hilft und zu einer Besserung der psychischen Symptomatik führt, ist sie nicht Therapie im eigentlichen Sinne. Vielmehr ist Arbeit eine „Aktivität, die außerordentlich wertvoll ist als Mittel", um therapeutische und rehabilitative Ziele zu erreichen (Bennett 1977). Diese Ziele können die Arbeitsfähigkeit oder die Verbesserung der sozialen bzw. beruflichen Integration sein, aber auch Aktivierung, Tagesstruktur und besseres Befinden. Die Methoden und Ziele der Arbeitsrehabilitation haben sich in Abhängigkeit von der gesellschaftlichen Situation und den Standards der psychiatrischen Behandlung im Laufe der Geschichte verändert. Die Eingliederung psychisch Kranker in Arbeit und Beschäftigung ist ein wesentliches Ziel psychiatrischer Behandlung und Rehabilitation, das sowohl aus humanitären als auch aus therapeutischen Gründen wichtig ist.

Psychiatrische Arbeitsrehabilitation findet überwiegend dort statt, wo die Mehrzahl der Patienten, auch der chronisch und schwer Kranken, heute lebt - nämlich außerhalb des Krankenhauses in der Gemeinde, oder unter Versorgungsaspekten formuliert im komplementären Bereich. Bei den heutigen Bedingungen des Arbeitsmarktes besteht dabei ein grundlegender Widerspruch: Immer mehr und immer schwerer gestörte Patienten sollen in eine immer komplizierter werdende Arbeitswelt integriert werden, die nicht einmal mehr allen gesunden Mitgliedern der Gesellschaft Arbeitsmöglichkeiten bietet. Dieser Widerspruch ist innerhalb der psychiatrischen Arbeitsrehabilitation nicht aufzulösen.

Wie bei allen anderen Rehabilitationsbemühungen in der Psychiatrie sind auch in der Arbeitsrehabilitation zwei sich ergänzende Strategien zu unterscheiden. Bezogen auf die *Person* sollen durch Rehabilitationsmaßnahmen die krankheitsbedingten funktionellen Einschränkungen abgebaut oder zumindest reduziert werden. Darüber hinaus soll durch Einflußnahme auf die Umgebung eine Reduktion bzw. Anpassung der Anforderungen und eine verstärkte Unterstützung erfolgen. Diese Einflußnahme auf die Umgebung umfaßt auch die Einrichtung und institutionelle Organisation beschützter und betreuter Lebensbereiche. Beide Ansätze werden mit unterschiedlichen Schwerpunkten von den Einrichtungen und Diensten der psychiatrischen Arbeitsrehabilitation verfolgt. Diese Dienste und Einrichtungen haben sich in den letzten 20 Jahren überwiegend aus den Bedürfnissen der Praxis heraus entwickelt und konzeptuell differenziert. Die wissenschaftliche Evaluation dieser neuen Praxis ist dringend erforderlich.

2 Methodik und Fragestellungen

2.1
Methodologische Probleme

Wissenschaftliche Untersuchungen zum Thema Arbeitsrehabilitation stehen vor vielen methodologischen Problemen. Diese haben zu dem häufig beklagten wissenschaftlichen Desinteresse und dem Defizit an kontrollierten Studien beigetragen (Mintz, Mintz & Phipps 1991). Sie schränken die Vergleichbarkeit der Ergebnisse im internationalen Maßstab ein und haben zu einer Vielzahl widersprüchlicher Einzelbefunde geführt.

Die methodischen Schwierigkeiten beruhen auf dem komplexen Charakter und der Vielschichtigkeit des Forschungsgegenstandes „Arbeit". Effekte und Ergebnisse arbeitsrehabilitiver Maßnahmen werden nicht nur durch die Art der Programme und die individuellen Eigenschaften der teilnehmenden Patienten beeinflußt, sondern hängen in starkem Maße von gesellschaftlichen und insbesondere arbeitsmarktpolitischen Gegebenheiten ab (Morgan & Cheadle 1975). Dies hat weitreichende Konsequenzen für die Erfolgsbewertung und die Vergleichbarkeit der Ergebnisse. Eine weitere grundlegende Schwierigkeit besteht darin, daß Arbeit gleichzeitig als rehabilitative bzw. therapeutische Maßnahme, als Ziel des Rehabilitationsprozesses und als dessen Erfolgskriterium betrachtet werden kann. Methodisch formuliert unterscheidet sich die Intervention (z.B. Arbeitstherapie, Beschäftigung unter besonderen beschützten Bedingungen) nicht grundsätzlich von dem intendierten Ergebnis (z.B. berufliche Integration in ein beschütztes Arbeitsverhältnis).

Zudem werden Maßnahmen der Arbeitsrehabilitation in aller Regel gemeinsam mit anderen therapeutischen oder rehabilitativen Interventionen (z.B. Pharmakotherapie, Psychotherapie, betreutes Wohnen etc.) durchgeführt. Dies führt zu Schwierigkeiten bei der Abgrenzung spezifischer Effekte der arbeitsrehabilitativen Bemühungen. In der Praxis besteht das Problem, daß methodisch anspruchsvolle Untersuchungen meist nur in artifiziellen Laborsituationen zu realisieren sind, während Studien in den arbeitsrehabilitativen Einrichtungen selbst mit erheblichen methodischen Problemen zu kämpfen haben, die oft nur durch die Reduktion der Ansprüche zu lösen sind.

2.1.1
Definition und Einteilung arbeitsrehabilitativer Maßnahmen

Eine Verbesserung der Arbeitsfähigkeit oder der beruflichen Integration psychisch kranker Patienten kann durch sehr unterschiedliche Maßnahmen erreicht werden. Pharmakologische oder psychotherapeutische Behandlungen können zu einer Verbesserung der Arbeitsfähigkeit führen, ohne daß es sinnvoll wäre, diese Maßnahmen als Arbeitsrehabilitation zu bezeichnen, wie etwa Spooner, Algozzine & Saxon (1980) dies tun. Für einen großen Teil der psychisch kranken Patienten sind über die ärztliche Behandlung hinaus offensichtlich keine weiteren rehabilitativen Maßnahmen notwendig. Es ist aber nicht immer so, daß die Wiederherstellung der Arbeitsfähigkeit und die erfolgreiche berufliche (Re)-Integration eine automatische und zwangsläufige Folge der Behandlung der Krankheitssymptome ist. Wie viele und vor allem welche Patienten rehabilitativer Hilfen bedürfen ist nicht bekannt, denn es gibt bisher keine epidemiologischen Studien, die über den quantitativen und qualitativen Bedarf an Rehabilitationsmaßnahmen bei psychiatrischen Patienten Auskunft geben oder die diese Patientengruppe näher charakterisieren. Die tatsächlich durchgeführten Maßnahmen spiegeln den wirklichen Bedarf nicht wider (Aschoff-Pluta et al. 1985, Tölle 1996). Die Zusammenhänge zwischen Behandlungserfolg und Arbeitsfähigkeit sind bisher noch wenig untersucht und nach den vorliegenden Ergebnissen komplexer als angenommen.

So fanden Mintz et al. (1992) bei einer Durchsicht von 10 Therapiestudien mit insgesamt 827 depressiven Patienten zwar deutliche Zusammenhänge zwischen einer erfolgreichen Behandlung und einer verbesserten Arbeitsfähigkeit, die Zusammenhänge waren jedoch nicht so eng wie erwartet und zeigten darüber hinaus einen deutlichen zeitlichen Abstand: die Verbesserung der Arbeitsfähigkeit folgte der klinischen Besserung der depressiven Symptomatik mit erheblicher zeitlicher Verzögerung. Zu ganz ähnlichen Ergebnissen kamen Goethe & Fischer (1995) bei der Untersuchung von 95 stationär behandelten depressiven Patienten.

Die erstgenannte Autorengruppe (Mintz, Mintz & Phipps 1991) fand bei einer Durchsicht von fast viertausend Therapiestudien aus den Jahren 1983-1987 lediglich 44 Arbeiten, die den methodischen Mindestanforderungen der Autoren entsprachen und über Auswirkungen von Behandlungsmaßnahmen auf die Arbeitsfähigkeit und die berufliche Integration berichteten. Die Ergebnisse im einzelnen waren unterschiedlich und zum Teil widersprüchlich. Gegenüber der gut gesicherten Effektivität psychiatrischer Behandlung bezüglich der Symptomreduktion steht der wissenschaftliche Beleg einer Wirkung auf die Verbesserung der Arbeitsfähigkeit und -integration nach Meinung dieser Autoren noch weitgehend aus. Sie kommen auf der Basis der zu diesem Thema vorliegenden Untersuchungen sogar zu der überraschenden Vermutung, daß eine neuroleptische Behandlung, deren Effektivität in der Symptomreduktion und der Rückfallprophylaxe unumstritten ist, keine oder sogar eine ungünstige Wirkung auf die Arbeitsintegration hat.

Engere Zusammenhänge fanden dagegen Massel et al. (1990). Sie untersuchten den Zusammenhang zwischen psychiatrischer Diagnose, psychischer Symptomatik, Behindertenstatus und Arbeits- und Leistungsfähigkeit (work capacity) bei 143 Männern, von denen 79 an psychotischen Erkrankungen, die übrigen an Suchterkrankungen, Angststörungen bzw. Persönlichkeitsstörungen litten. Im Ergebnis fanden sie keine Unterschiede in der Leistungsfähigkeit zwischen Patienten mit psychotischen und nicht psychotischen Erkrankungen, aber deutliche

2.1 Methodologische Probleme

Unterschiede zwischen den anerkannt Behinderten und den übrigen Patienten. Bezogen auf die einzelnen Diagnosegruppen fanden sie signifikante Zusammenhänge zwischen dem Ausmaß und Art der psychischen Symptomatik und verschiedenen Aspekten der Leistungseinschränkungen im Arbeitsbereich.

Definitionen: Rehabilitationsmaßnahmen ergänzen die ärztliche Behandlung in den Fällen, in denen durch die Therapiemaßnahmen allein keine zufriedenstellende soziale und berufliche Integration erreicht werden kann. Unter *Arbeitsrehabilitation* werden hier alle systematischen und organisierten Bemühungen um eine Integration und Förderung psychisch Kranker und Behinderter in Beruf, Ausbildung oder Beschäftigung zusammengefaßt. Der Begriff ist enger gefaßt als *Rehabilitation,* deren weitere Dimensionen wie Wohnen oder Freizeit, die speziell in der Psychiatrie von großer Bedeutung sind, nicht eingeschlossen sind. Als fachlicher Begriff ist Arbeitsrehabilitation allerdings weiter gefaßt als der gesetzlich definierte Begriff *berufliche Rehabilitation* und orientiert sich nicht vorrangig an den entsprechenden sozialrechtlichen Definitionen.

Auch für einige Rehabilitationsprogramme oder -einrichtungen, die nicht primär oder ausschließlich auf die Verbesserung der beruflichen Situation zielen, sind positive Effekte auf die Arbeitsintegration beschrieben und belegt worden. So konnten Marx, Test & Stein (1973) in einer kontrollierten Untersuchung die Überlegenheit eines umfassenden ambulanten Betreuungsprogramms gegenüber der stationären Krankenhausbehandlung in bezug auf die berufliche Integration und soziale Autonomie der Patienten belegen. Auch von Rehabilitationsbemühungen im Bereich des Wohnens sind positive Auswirkungen auf die berufliche Integration belegt (Eikelmann 1991, Vetter, Kempkensteffen & Citovska 1992). Kritisch bewerten dagegen Bond & Boyer (1988) und Bond (1991) in zwei Literaturübersichten die Einflüsse und die Effektivität von nicht speziell auf Arbeit fokussierenden Rehabilitationsmaßnahmen für die Verbesserung der beruflichen Situation. Aus ihrer Sicht läßt sich kein Effekt auf die berufliche Situation der Patienten nachweisen.

Systematik und Einteilung: Für die (im engeren Sinne) arbeitsrehabilitativen Maßnahmen oder Programme existiert bisher keine einheitliche Systematik. Die verwendeten Kriterien zur Unterteilung sind uneinheitlich und beziehen sich z.B. auf den Ort, an dem die Maßnahme stattfindet bzw. die institutionelle Einbindung (Anthony, Cohen & Vitalo 1978), die hauptsächlichen Aktivitäten und Interventionen (Dion & Anthony 1987), den zeitlichen Ablauf des Rehabilitationsprozesses (Jacobs 1988), konzeptionelle, rechtliche bzw. finanzielle Vorgaben (Anthony, Howell & Danley 1984, Wehman & Moon 1988) oder es werden mehrere Kriterien verwendet (Spooner, Algozzine & Saxon 1980).

Für den amerikanischen Sprachraum schlugen Bond & Boyer (1988) eine Unterscheidung in 6 Typen von Programmen vor: Maßnahmen in psychiatrischen Kliniken, beschützte Arbeitsplätze, Einzelfallbetreuung im Alltag außerhalb der Klinik (Case management), psychosoziale Rehabilitationsprogramme, Programme zur Vermittlung psychisch Kranker auf dem allgemeinen Arbeitsmarkt (supported employment) und verschiedene Beratungsdienste. Diese Unterteilung wurde später noch einmal von Bond (1991) modifiziert. Er unterschied sieben traditionelle Ansätze, zu denen er alle Programme in psychiatrischen Krankenhäusern, arbeitsrehabilitative Bemühungen in Übergangshäusern, beschützte Werkstätten, Beratungsstellen, Job Clubs, intensive Einzelbetreuung und psychosoziale Rehabilitationszentren wie das Fountain House Modell etc. rechnet. Zu den gegenwärtigen Ansätzen zählt er das Rehabilitationsmodell der Boston University (Anthony 1980, Farkas & Anthony 1989), die Job Clubs (Azrin & Philip

1980), das von Stein & Test (1980) in Madison entwickelte „Program for Assertive Community Treatment" - PACT (vgl. auch Russert & Frey 1991) und psychosoziale Rehabilitationsprogramme, die Trainingsarbeitsplätze und Praktika vermitteln. Diese werden als *transitional employment* Programme bezeichnet (Yankowitz 1990). Als erfolgversprechende zukünftige Strategie sieht er den *supported employment* Ansatz (Wehman & Moon 1988), der in den USA auch durch die Sozialgesetzgebung unterstützt wird. Dieser letzten Einteilung folgt auch Wallace (1993).

Jacobs (1988) geht vom zeitlichen Ablauf der einzelnen Schritte eines idealtypischen Rehabilitationsverlaufes aus und unterscheidet dabei Phasen wie Diagnostik, Training, Arbeitsplatzsuche, Vermittlung, Stabilisierung etc., denen bestimmte Programme zugeordnet werden.

Anthony, Howell & Danley (1984) unterscheiden in ihrem „choose - get - keep approach" drei grundsätzliche Problemstellungen in der Arbeitsrehabilitation: die Betroffenen brauchen Hilfe einen für sie geeigneten Arbeitsplatz auszuwählen, ihn tatsächlich zu bekommen und ihn dauerhaft zu behalten. Diesen drei Problemen werden unterschiedliche Hilfsmaßnahmen zugeordnet.

Mehr von konzeptionellen Vorgaben geht die Unterscheidung in „train-place" versus „place-train" Ansätze aus (Wehman & Moon 1988, Fabian & Wiedefeld 1989). Im ersten Fall, der von diesen Autoren als „traditionell" bezeichneten Vorgehensweise, erfolgt zunächst ein arbeitstherapeutisches Training („train") und erst nach dessen erfolgreicher Beendigung die Bemühungen um eine Vermittlung auf einen Arbeitsplatz („place"). Im zweiten Fall erfolgt eine frühzeitige Vermittlung auf einen Arbeitsplatz („place"), an dem das arbeitstherapeutische Training dann gezielt auf die konkreten Anforderungen erfolgt („train"). Die amerikanischen supported-employment Programme arbeiten nach diesem letztgenannten Prinzip (Wehman 1986).

Für den deutschen Sprachraum liegen vergleichbare Untersuchungen und Überlegungen zur Systematik arbeitsrehabilitativer Programme nicht vor. Dies ist damit zu begründen, daß hier weniger Maßnahmen und Konzepte evaluiert wurden und bei der Beschreibung und Einordnung der Programme institutionelle und kostenträgerspezifische Aspekte überwiegen. Andere Untersuchungen fokussieren auf kommunale Versorgungssysteme, in denen Patienten unterschiedliche rehabilitative und ärztliche Leistungen in Anspruch nehmen (Uchtenhagen 1980, Steinhart & Bosch 1990, Eikelmann 1991, Steinhart & Priebe 1992). Arbeit und Beschäftigung sowie die Verbesserung der berufliche Integration sind dabei nur ein Teilaspekt der umfassenden komplementären Hilfen. Wie in den Untersuchungen, die über einzelne arbeitsrehabilitative Projekte berichten (Hodel, Schärer & Steiner 1979, Hubschmid & Aebi 1986, Steinhart & Terhorst 1988, Rudas 1990, Wöhrl 1990), werden die durchgeführten Maßnahmen ohne den Versuch einer systematische Einordnung mehr oder weniger ausführlich beschrieben.

In unserer Untersuchung wurde die Eingrenzung arbeitsrehabilitativer Programme nach institutionellen und konzeptionellen Kriterien vorgenommen. In der Untersuchungsregion (s.u.) identifizierten wir alle Dienste, Einrichtungen und Initiativen, deren vorrangige Aufgabe und konzeptionelles Ziel Hilfen für psychisch Kranke im Bereich Arbeit, Beschäftigung oder Ausbildung sind. Dabei beschränkten wir uns auf solche Angebote, die Patienten offenstehen, die außerhalb des psychiatrischen Krankenhauses leben. Damit scheiden spezielle Rehabilitationsprogramme für stationär behandelte Patienten ebenso aus wie die Einrichtungen und Dienste der allgemeinen sozialpsychiatrischen Versorgung (betreutes Wohnen, Übergangseinrichtungen, Sozialpsychiatrische Dienste, Kontakt- und Freizeiteinrichtungen). Ferner blieben alle Einrichtungen und Dienste unberücksichtigt, deren Angebot nicht speziell für psychisch kranke oder behinderte Rehabilitanden konzipiert war (alle Einrichtungen des Arbeitsamtes, Arbeitsloseninitiativen, Berufsförderungs- oder Berufsbildungswerke etc.). Im Ergebnis ließen sich fünf Typen von Einrichtungen bzw. Diensten unterscheiden, die arbeitsrehabilitative Hilfen für psychisch Kranke und Behinderte anbieten, die außerhalb des psychiatrischen Krankenhauses leben:

- ambulante Arbeitstherapie an psychiatrischen Krankenhäusern
- Abteilungen für psychisch Behinderte an den Werkstätten für Behinderte
- Firmen für psychisch Kranke (Selbsthilfe- oder Zuverdienstfirmen)
- Beratungsstellen zur beruflichen Eingliederung psychisch Kranker
- Psychosozialer Fachdienst der Hauptfürsorgestelle

Diese fünf Typen von Einrichtungen bzw. Diensten bilden in der untersuchten Region das komplementäre System der psychiatrischen Arbeitsrehabilitation und wurden in die Untersuchung einbezogen.

2.1.2
Das Kontrollgruppenproblem

Der methodische Standard, das wissenschaftliche Niveau und der quantitativ geringe Umfang der Forschung zur Arbeitsrehabilitation sind wiederholt kritisiert und beklagt worden (Dion & Anthony 1987, Bond & Boyer 1988, Bond 1991, Mintz, Mintz & Phipps 1991, McGurrin 1994). Dabei entspricht der publizierte Stand zumindest quantitativ nicht dem tatsächlichen Erfahrungs- und Wissensstand, da viele Evaluationsstudien zu einzelnen Programmen lediglich auf Kongressen präsentiert werden, aber nicht gedruckt vorliegen (Bond & Boyer 1988). Andererseits ist zu berücksichtigen, daß ein großer Teil der kontrollierten Studien aus den psychiatrischen Großkrankenhäusern der 60er Jahre stammt (z.B. Wing 1960, Johnson & Lee 1965, Becker 1967, Freudenberg 1967), die auf die heutigen Versorgungsstrukturen und Fragestellungen kaum noch zu übertragen sind. Auf das erhebliche Forschungsdefizit weist v.a. die schon erwähnte Literaturübersicht von Mintz, Mintz & Phipps (1991) hin, die kaum aussagefähige Studien zu den Auswirkungen unterschiedlicher Therapiestrategien auf die Arbeitsfähigkeit und die berufliche Integration fanden.

Bond & Boyer (1988) fanden im Zeitraum von 1963 bis 1986 21 Studien, die folgende Kriterien erfüllten: 1. Kontrollgruppendesign, 2. mit zwei Ausnahmen randomisierte Zuteilung der Patienten, 3. zumindest eine spezielle arbeitsrehabilitative Intervention in der Verumgruppe, 4. speziell für psychisch Kranke konzipiertes Rehabilitationsprogramm, oder bei gemischten Stichproben gesonderte Angaben zu den Ergebnissen der psychisch Kranken, 5. Angaben zur Arbeitsintegration als outcome Parameter, 6. nicht weniger als 75% der Eingangsstichprobe beim 1. follow-up nachuntersucht. Trotz dieser strengen Auswahlkriterien blieben als methodische Kritikpunkte vieler dieser Studien: ungenaue Beschreibung der Behandlungs- und Rehabilitationsmaßnahmen, vage Definition der outcome Maße und Erfolgskriterien, fehlende Angaben zu den drop-outs und zu geringe Stichprobengröße. Auch die Ergebnisbewertung dieser Autoren fällt kritisch aus: Erst bei einem weitgefaßten Erfolgskriterium, nämlich „bezahltes Arbeitsverhältnis außerhalb des Krankenhauses", das auch beschützte Arbeitsverhältnisse und Praktikumsarbeitsplätze einschließt, zeigen die Mehrheit der Studien eine Überlegenheit der Arbeitsrehabilitationsprogramme.

Dion & Anthony (1987) kommen bei einer Literaturübersicht von experimentellen und quasiexperimentellen Studien zur Rehabilitation psychisch Kranker zu einer optimistischeren Einschätzung. Bei etwas geringeren methodischen Ansprüchen fanden die Autoren zwischen 1974 und 1986 insgesamt 35 Untersuchungen, von denen 25 ausschließlich oder unter anderem Daten zur beruflichen Integration und Arbeitsrehabilitation mitteilen. Als methodische Schwächen vieler Arbeiten bewerten sie die unterschiedlichen und z.T. schlecht nachvollziehbaren Outcome Kriterien, kleine Stichproben, zu kurze Untersuchungszeiträume sowie die Inhomogenität der untersuchten Patientengruppen und der evaluierten Programme. Im Ergebnis kommen die Autoren mit diesen genannten Einschränkungen zu dem Schluß: „...psychiatric rehabilitation intervention does affect rehabilitation outcome positively". Allerdings reichen die Ergebnisse bisher nicht aus, kausale Beziehungen zwischen einzelnen Interventionen und Ergebnissen zu belegen.

Viele Faktoren tragen dazu bei, daß kontrollierte Studien mit randomisierter Zuteilung von Patienten gegenüber methodisch weniger anspruchsvollen Evaluationsstudien die Minderzahl bilden. Untersuchungen zur Arbeitsrehabilitation finden heute überwiegend im komplementären Bereich und in enger Nähe zu den gewachsenen Versorgungsstrukturen statt. Sie benötigen lange Untersuchungszeiträume, haben mit Finanzierungsschwierigkeiten zu kämpfen und bewegen sich bezüglich der zu erwartenden Effekte und der konfluierenden Einflüsse in einem schwer überschaubaren Feld. So ist zu erklären, daß wir im deutschen Sprachraum überhaupt keine kontrollierten Studien zur Arbeitsrehabilitation fanden.

Wenn sich kontrollierte Untersuchungen nicht realisieren lassen, sollten Evaluationsstudien bestimmten methodischen Mindestanforderungen genügen (Dion & Anthony 1987, Bond & Boyer 1988, Bond 1991). Zu fordern sind genaue und ausführliche Beschreibungen der Stichproben, der Interventionen und der Ziele der evaluierten Maßnahme. Die Stichprobengröße sollte nicht unter 40 Patienten liegen. Die verwendeten outcome Kriterien und die Erfolgsbewertung müssen nachvollziehbar operationalisiert sein. Es sollten immer mehrere Erfolgsparameter erhoben und mitgeteilt werden. Zu fordern sind ferner genaue Angaben über die drop-outs und eine Ausfallquote, die zusammen nicht mehr als 20% der Eingangsstichprobe betragen sollte. Untersuchungszeiträume von weniger als 18 Monaten sind hinsichtlich Arbeitsrehabilitation wenig aussagekräftig. Ein multizentrisches Design und ein von den Betreibern der Einrichtungen oder Programme unabhängiges Forschungsteam erhöht die Aussagekraft der Befunde.

Auch in unserer Studie ließ sich ein Kontrollgruppendesign nicht realisieren. Praktisch wäre dies gerade im Hinblick auf den dreijährigen Untersuchungszeitraum nicht einmal vorstellbar und gegenüber potentiellen Nutzern der Einrichtungen und Dienste ethisch nicht vertretbar. Zudem fällt es schwer sich vorzustellen, aus welchen Patienten überhaupt eine Kontrollgruppe gebildet werden könnte. Vielmehr sollten in dieser ersten, großangelegten Studie zur gegenwärtigen Praxis der psychiatrischen Arbeitsrehabilitation im komplementären Bereich eine möglichst große und repräsentative Stichprobe der in den Einrichtungen angetroffenen Patienten prospektiv untersucht werden. Durch den Vergleich von Untergruppen, Analysen der Zeitabläufe und geeignete statistische Verfahren lassen sich einzelne Effekte „herauspartialisieren". Für die Methodik der Untersuchung spricht, daß die Studie prospektiv und multizentrisch angelegt und von einem von den untersuchten Diensten und Einrichtungen unabhängigen Forschungsteam durchgeführt wurde. Sie erfüllt alle oben genannten Qualitätskriterien für Evaluationsstudien.

**2.1.3
Erfolgsbewertung in der Arbeitsrehabilitation**

Wann arbeitsrehabilitative Bemühungen als erfolgreich bezeichnet und welche Kriterien dafür verwendet werden, hängt ab von den formulierten Zielen und dem Zusammenhang, in dem diese Bemühungen stattfinden. Hier sollen nur Überlegungen referiert werden, die sich auf Arbeitsrehabilitation im komplementären, außerklinischen Bereich beziehen.

In der psychiatrischen Anstalt wurde die Arbeitstherapie nach anderen Kriterien bewertet. Oft war der Produktivitäts- und Versorgungsaspekt von großer Bedeutung, denn die Arbeit der Patienten war für die materielle Versorgung und das Funktionieren des Klinikbetriebes unabdingbar (Harlfinger 1968, Kitzig 1977). In der von Simon geprägten Arbeitstherapie wurde die sinnvolle Beschäftigung möglichst vieler Patienten aus grundsätzlichen therapeutischen Überlegungen und klinischer Erfahrung angestrebt. Die industrielle Arbeitstherapie in den großen englischen Versorgungskrankenhäusern war in den 60er Jahren vor allem auf die Entlassung der Langzeitpatienten ausgerichtet. Neben den beschriebenen Effekten arbeitstherapeutischer Aktivitäten auf das Verhalten, die Befindlichkeit und die soziale Rolle der Patienten (Wing & Freudenberg 1961, Wing & Brown 1970, Shepard 1984) war dies das wichtigste Erfolgskriterium der Rehabilitationsbemühungen. Die spätere berufliche Integration war demgegenüber das nachrangige Ziel und löste sich bei der günstigeren Arbeitsmarktlage teilweise von selber (Morgan & Cheadle 1975).

Die Kriterien zur Erfolgsbewertung, die in modernen Rehabilitationsstudien eingesetzt werden, lassen sich auf zwei Ansätze zurückführen: die Arbeiten der Gruppe um Anthony (Anthony et al. 1972, Anthony, Cohen & Vitalo 1978, Anthony 1980) und der um Ciompi (Ciompi, Agué & Dauwalder 1977, 1978, 1979).

Anthony und Mitarbeiter faßten die bis dahin vorliegenden Befunde zusammen und legten ein Konzept zur Erfolgsbewertung rehabilitativer Maßnahmen vor, das vor allem im angloamerikanischen Raum breite Beachtung und Zustimmung fand. Sie schlugen vor, die Effektivität von Rehabilitationsprogrammen an zwei Kriterien zu messen: der Rehospitalisierungsrate und der beruflichen Integration. Dabei sollte (entsprechend der Arbeitsmarktsituation der 70er Jahre) unabhängig von der Ausgangsposition der Patienten nur eine Vollzeitarbeit auf dem allgemeinen Arbeitsmarkt als erfolgreiche berufliche Integration gewertet werden. Als Vergleichsgröße ermittelten sie die Erfolgsraten für beide Kriterien unter der traditionellen Krankenhausbehandlung: nach ihren Analysen der amerikanischen Literatur betrug die Rezidivrate nach 6 Monaten 30-40%, nach 12 Monaten 40-50% und nach 3 bis 5 Jahren 65-75%. Zu ähnlichen Zahlen kam Bachrach (1976). Die berufliche Integration (nur Vollzeitbeschäftigung) war nach 6 Monaten bei 30-50%, nach 12 Monaten bei 20-30% und nach 3-5 Jahren bei 25% der entlassenen Patienten erfolgreich verlaufen. Die Zahlen für den kurzfristigen Verlauf wurden später etwas nach unten korrigiert (Anthony 1980). Nach der Meinung dieser Autoren muß sich die Effektivität von Rehabilitationsprogrammen daran messen, inwieweit diese Quoten bei der beruflichen Integration über- bzw. bei den Rehospitalisierungen untertroffen werden. Entsprechend untersuchten sie die vorliegenden Studien auf Prädiktoren einer erfolgreichen Arbeitsrehabilitation (Anthony & Jansen 1984). Entscheidend an diesem Ansatz ist die Orientierung auf einfach messbare, objektivierbare Kriterien und auf die Lebenssituation der Patienten außerhalb des Krankenhauses. Mehr noch als der Vorschlag zur Erfolgsbewertung selbst haben die auf dieser Grundlage gemachten Aussagen zu den Prädiktoren einer erfolgreichen Arbeitsrehabilitation, zur Bedeutungslosigkeit der psychischen Symptomatik und Diagnose bzw. zur Ineffektivität stationärer arbeitsrehabilitativer Programme die Praxis und die weitere Forschung beeinflußt (Anthony 1980, Anthony & Jansen 1984).

Ciompi und Mitarbeiter entwickelten in ihrer Untersuchung zur Rehabilitation chronisch kranker Langzeitpatienten „Achsen des Wohn- und Arbeitsmilieus", auf denen sieben Stufen unterschieden wurden, die eine zunehmende Autonomie und Normalität des jeweiligen Milieus und abnehmende Fremdbestimmung und Betreuung repräsentieren. Rehabilitationserfolge definierten sie als Wechsel auf eine höhere Stufe, Mißerfolge analog als Rückschritte in weniger selbständige Wohn- oder Arbeitsformen. Es handelt sich somit anders als bei Anthony um ein relatives Maß, das bei der Erfolgsbewertung von der Ausgangsposition der Patienten ausgeht. Diese methodische Herangehensweise ist vor allem im deutschsprachigen Raum angewendet und weiter differenziert worden (Steinhart & Terhorst 1988, Eikelmann 1991).

Andere Vorschläge, wie die von Reagles, Wright & Butler (1972) oder Hawryluk (1974), komplexe, mehrdimensionale Indizes zur Bewertung des Rehabilitationsergebnisses zu bilden, haben sich demgegenüber nicht durchsetzen können. Ebenso wurden standardisierte Verfahren zur Messung der Arbeitsfähigkeit wegen der Aufwendigkeit in der Durchführung in Evaluationsstudien bisher selten eingesetzt (Massel et al. 1990, Anthony et al. 1995, Beiser et. al. 1994).

In den meisten empirischen Studien zur Arbeitsrehabilitation werden mehrere Maßstäbe zur Erfolgsbewertung angelegt, die sich auf unterschiedliche Parameter beziehen. Am häufigsten wird der prozentuale Anteil der am Ende des Untersuchungszeitraumes noch oder wieder beruflich integrierten Patienten als ein Maß für den Erfolg angegeben (Bean 1968, Kuldau & Dirks 1977, Hodel, Schärer & Steiner 1979, Douzinas & Carpenter 1981, Solberg & Raschmann 1980, Bell & Ryan 1984, Hubschmid & Aebi 1986, Trotter et al. 1988, Steinhart & Terhorst 1988, Fabian & Wiedefeld 1989, Rudas 1990, Wöhrl 1990, Anthony et al. 1995). Dabei wird erfolgreiche berufliche Integration im einzelnen allerdings unterschiedlich operationalisiert und umfaßt entweder nur Vollzeitarbeitsverhältnisse auf dem allgemeinen Arbeitsmarkt oder schließt auch Teilzeitarbeit, bezahlte Rehabilitationsmaßnahmen bzw. die Teilnahme an arbeitstherapeutischen Trainingsmaßnahmen ein. In unterschiedlichem Maße wird bei der Operationalisierung der Erfolgskriterien die Ausgangsposition der Patienten berücksichtigt. Dagegen werden die Teilnahme an ergotherapeutischen Beschäftigungsangeboten, soziotherapeutischen Maßnahmen z.B. im Rahmen von Tageskliniken, Freizeitmaßnahmen oder die Mithilfe im Haushalt von der Mehrzahl der Autoren nicht als Arbeit aufgefaßt. Die Einordnung des Status von Hausfrauen ist unterschiedlich und wird entweder von der Erfolgsbewertung ausgeschlossen, als Ausstieg aus dem Arbeitsleben und Mißerfolg (Stein & Schmitt 1982) oder als berufliche Integration und Erfolg (Pieschl 1986) gewertet.

Darüber hinaus werden weitere Kriterien wie der Verdienst (Bean 1968, Solberg & Raschmann 1980, Trotter et al. 1988), die wöchentliche Arbeitszeit (Wehman et al. 1991) oder die Dauer der Beschäftigung im Untersuchungszeitraum (Stein & Schmitt 1982) zur näheren Charakterisierung der Rehabilitationsergebnisse mitgeteilt. Vogel et al. (1988, 1989) entwickelten eine Outcome-Skala, bei der vorrangig der Umfang und die Dauer der Beschäftigung in Arbeitsverhältnissen auf dem allgemeinen Arbeitsmarkt berücksichtigt wurden und bildeten auf dieser Grundlage drei Erfolgsgruppen (gute Extremgruppe, mittlere Gruppe, schlechte Extremgruppe).

In ihrer Literaturübersicht sprechen sich Bond & Boyer (1988) für eine objektivierende Erfolgsmessung mit einfachen, nachvollziehbaren Kriterien und gegen Ansätze aus, die in Anlehnung an die goal-attainment Methode in der Psychotherapie (Kiresuk & Lund 1979, Lewis et al. 1987) das Erreichen subjektiver Rehabilitationsziele als Erfolgsmaßstab benutzen. Dabei halten sie das von Anthony vorgegebene Kriterium der Vollzeitbeschäftigung auf dem allgemeinen Arbeitsmarkt für zu streng und plädieren für eine Erweiterung auf „bezahlte Arbeitsverhältnisse". Dies umfaßt sowohl Teilzeitbeschäftigungen auf dem allgemeinen Arbeitsmarkt als auch (bezahlte) Arbeitsverhältnisse unter besonderen, beschützten Bedingungen. Als unterste Stufe dessen, was noch als Arbeitsintegration zu bewerten ist, wird die Teilnahme an arbeitstherapeutischen Trainingsmaßnahmen angesehen (Solberg & Raschmann 1980). McGurrin (1994) betont, daß darüber hinaus die Ziele des zu evaluierenden Programms in die Erfolgsbewertung miteingehen sollten.

Kritisch ist zu diesen Überlegungen anzumerken, daß die genannten Bewertungskriterien einen stark normativen Charakter haben. Sie orientieren sich an dem Bild des berufstätigen (männlichen) Erwachsenen, der durch eine möglichst kontinuierliche, vollzeitige, hochdotierte und qualifizierte Tätigkeit seinen Lebensunterhalt verdient und so seinen sozialen Status definiert. Dies entspricht zwar mehrheitlich geteilten gesellschaftlichen Wertvorstellungen, ist aber aus der ärztlichen Perspektive nicht zu verabsolutieren. Zudem spielen geschlechtsspezifische Aspekte eine wichtige Rolle. Weiterhin ist zu bedenken, daß sich die berufliche Situation eines Rehabilitanden zwar durch einfache und genau messbare Parameter wie Arbeitszeit, arbeitsrechtlicher Status, Verdienst, Dauer des Arbeitsverhältnisses etc. genau beschreiben läßt, diese jedoch sehr von den gesellschaftlichen Bedingungen des jeweiligen Landes oder der Zeit abhängig sind. Die Vergleichsmöglichkeiten im internationalen Maßstab oder zu verschiedenen Zeitpunkten bleiben auch bei objektivierbaren Erfolgskriterien erheblich eingeschränkt. Selbst ein einfach messbares und hartes Erfolgskriterium wie „Erreichen eines Arbeitsplatzes auf dem allgemeinen Arbeitsmarkt" ist wegen der völlig unterschiedlichen arbeitsrechtlichen und arbeitsmarktpolitischen Situation z.B. zwischen den USA und der Bundesrepublik nicht vergleichbar. Aus denselben Gründen ist auch der Verdienst als Erfolgskriterium für Vergleiche wenig geeignet. Wie sehr die Rehabilitationschancen psychisch Kranker von der regionalen Arbeitsmarktsituation und Arbeitslosenquote abhängen, konnten Morgan & Cheadle (1975) empirisch belegen. Den Einfluß sozialrechtlicher Bedingungen reflektieren Hubschmid & Aebi (1986), die bei der Bewertung ihrer katamnestischen Untersuchung von 121 chronisch kranken Patienten der Rehabilitationswerkstatt in Bern die besondere Bedeutung der Teilrente für die günstigen Ergebnisse hervorheben.

Zusammengefaßt gibt es keinen Bewertungsmaßstab für den Erfolg und die Effektivität arbeitsrehabilitativer Bemühungen, der einfach und reliabel meßbar ist, Ergebnisse aus verschiedenen Ländern oder zu verschiedenen Zeiten vergleichbar macht und darüber hinaus die subjektiven Ziele und Ausgangsvoraussetzungen der Betroffenen bzw. die Ziele des evaluierten Rehabilitationsprogramms berücksichtigt. Als methodische Alternative bleibt die Möglichkeit, mehrere Outcomeparameter und Erfolgskriterien zu benennen, diese nachvollziehbar zu operationalisieren und die Rehabilitationsprogramme, ihre Rahmenbedingungen sowie die teilnehmenden Patienten ausführlich zu beschreiben (Dion & Anthony 1987, Bond & Boyer 1988, Bond 1991, McGurrin 1994).

In dieser Untersuchung erfolgt die Erfolgsbewertung anhand von 3 unterschiedlichen Maßstäben. Zunächst wird in Anlehnung an Anthony (1980) das *Ausmaß der beruflichen Integration* zum Ende der Untersuchung erfaßt und als Maßstab zugrunde gelegt. Beim zweiten Ansatz, der sich an den Vorschlägen von Ciompi und Mitarbeitern (1979) orientiert, werden intraindividuelle Veränderungen, also *Verbesserungen oder Verschlechterungen der Arbeitssituation* bewertet. Dabei wird die jeweilige Ausgangssituation der Patienten berücksichtigt. Als dritter Maßstab dienen *die subjektiven Ziele und Erwartungen* der Patienten. Diese differenzierte Erfolgsbewertung erfolgt bei den Patienten der ambulanten Arbeitstherapie, aus den Werkstattabteilungen und den Firmen für psychisch Kranke.

Bei den Klienten der Beratungsstellen zur beruflichen Eingliederung und des Psychosozialen Fachdienstes (Kapitel 7 und 8) wird dagegen nur der erste Maßstab - die erreichte berufliche Integration zum Ende des Untersuchungszeitraumes - zur Erfolgsbewertung angelegt. Dies ist durch die definierten Ziele der Dienste (Unterstützung der beruflichen Eingliederung bzw. Erhalt bestehender Arbeitsverhältnisse auf dem allgemeinen Arbeitsmarkt) und die gemeinsame Ausgangsposition der Untersuchten begründet, die eingangs alle auf dem allgemeinen Arbeitsmarkt beschäftigt waren. Die Patienten könnten sich bei relativer Betrachtung also nur verschlechtern, aber nicht verbessern. Die subjektiven Erwartungen sind ganz überwiegend auf ein Verbleiben im Arbeitsmarkt ausgerichtet. Erfolgreich sind bei diesen beiden Diensten also nur die Patienten, die wir bei den Nachuntersuchungen weiterhin auf dem allgemeinen Arbeitsmarkt antrafen.

Beim ersten Maßstab, der erreichten Integration in das Arbeitsleben zum Ende des Untersuchungszeitraumes, werden in aufsteigender Reihenfolge 4 Stufen der Integration in das Arbeitsleben unterschieden:

1. Beschäftigungs- bzw. Arbeitslosigkeit,
2. eine Beschäftigung in der ambulanten Arbeitstherapie an einem psychiatrischen Krankenhaus,
3. ein Arbeitsverhältnis in einer Firma für psychisch Kranke oder einer Werkstatt für Behinderte,
4. ein Arbeitsverhältnis auf dem allgemeinen Arbeitsmarkt, eine reguläre schulische Ausbildung oder ein Studium oder eine weiterführende Rehamaßnahme (z.B. in Berufsbildungs- oder Berufsförderungswerken, anderen Einrichtungen der überbetrieblichen Ausbildung).

Diesen vier Stufen liegt das Kriterium „Normalität der beruflichen Situation" zugrunde. Die Stufen drei und vier entsprechen zusammengenommen dem von den amerikanischen Autoren Bond & Boyer (1988) vorgeschlagenen Erfolgskriterium „bezahlte Arbeit außerhalb des Krankenhauses". Je nach dem Ausgangspunkt der Patienten läßt sich das Ergebnis der Rehabilitation am Ende des Untersuchungszeitraumes anhand dieser vier Stufen differenziert bewerten. Dabei werden *sehr erfolgreiche, erfolgreiche, gering erfolgreiche und nicht erfolgreiche Rehabilitationsverläufe* unterschieden. Die Einzelheiten werden in den Kapiteln 4 bis 8 erläutert.

Beim zweiten Maßstab, den relativen Veränderungen der Arbeitsintegration zwischen Eingangs- und Abschlußuntersuchung, werden in Anlehnung an den Ansatz von Ciompi und Mitarbeitern (1977) Veränderungen der Arbeitsintegration zwischen den beiden Untersuchungszeitpunkten in die Kategorien *Verbesserungen, Verschlechterungen oder unverändert* unterteilt. Bei der Erfolgsbewertung nach diesem Maßstab gehen wir von der folgenden aufsteigenden Rangreihe der Arbeitsintegration aus, die bis auf eine zusätzliche Differenzierung den oben genannten vier Stufen entspricht.

1. Beschäftigungs- oder Arbeitslosigkeit,
2. eine Beschäftigung in ambulanter Arbeitstherapie in einem psychiatrischen Krankenhaus,
3. eine Beschäftigung in einer Werkstatt für Behinderte oder in einem nicht sozialversicherungspflichtigen Beschäftigungsverhältnis (Zuverdienst) in einer Firma für psychisch Kranke,
4. ein sozialversicherungspflichtiges Arbeitsverhältnis in einer Firma für psychisch Kranke,
5. ein Beschäftigungs- oder Arbeitsverhältnis auf dem allgemeinen Arbeitsmarkt, eine schulische Ausbildung oder ein Studium, eine Rehamaßnahme in einem

Berufsbildungs- oder Berufsförderungswerken oder in anderen Einrichtungen der überbetrieblichen Ausbildung.

Bewertet wird also, ob sich die Patienten im Verlauf der Untersuchung in ihrer beruflichen Integration verbessern (aufwärts), verschlechtern (abwärts) oder gleich bleiben. Dieser Ansatz trägt den unterschiedlichen Ausgangspositionen in besonderem Maße Rechnung. Er unterscheidet sich von dem ersten Maßstab durch eine intraindividuelle Auswertung. Die gebildete Rangreihe orientiert sich ebenfalls an normativen Kriterien, nämlich einer möglichst großen Normalität der beruflichen Umgebung, der Höhe des Verdienstes und einem möglichst normalen arbeitsrechtlichen Status. Die zusätzliche Differenzierung zwischen den sozialversicherungspflichtigen Arbeitsverhältnissen in Firmen für psychisch Kranke und den Zuverdienstarbeitsplätzen bzw. den besonderen Beschäftigungsverhältnissen in den Werkstätten trägt den erheblichen Unterschieden der Arbeitssituation zwischen diesen beiden Stufen Rechnung. Beide sind bezahlte Arbeitsverhältnisse außerhalb des Krankenhauses und werden deshalb auch beim ersten Maßstab nicht unterschieden. Bei intraindividueller Betrachtung ist der Unterschied zwischen einem Zuverdienstarbeitsplatz bzw. einer Beschäftigung in einer Werkstattabteilung und einem regulären Arbeitsverhältnis in einer Selbsthilfefirma jedoch so erheblich, daß diese zusätzliche Differenzierung sinnvoll erscheint. Durch die vergleichende Betrachtungsweise wird der normative Aspekt relativiert, da jeder Aufstieg um eine Stufe gleichermaßen als Verbesserung und analog jeder Abstieg um eine Stufe als Verschlechterung gewertet wird. Diese Rangreihe dient hier als Maßstab der Erfolgsbewertung und impliziert nicht die Vorstellung einer „Stufenrehabilitation", bei der Patienten in zeitlicher Abfolge aufsteigend verschiedene Stufen eines Rehabilitationsprozesses durchlaufen „müssen", wobei damit die Erwartung eines kontinuierlichen Fortschritts in überschaubaren Zeiträumen verbunden ist (Barton 1966).

Beim dritten Maßstab wird in Anlehnung an die in der Psychotherapie verwandte Methode des „goal attainment" (Kiresuk & Lund 1979, Lewis et al. 1987) bewertet, inwieweit die Betroffenen ihre selbstgesteckten Ziele erreichen. In dieser Untersuchung werden die eingangs geäußerten beruflichen Zukunftserwartungen mit dem Rehabilitationsergebnis nach drei Jahren verglichen. Dabei wird festgestellt, inwieweit die geäußerten Erwartungen *erreicht, übertroffen oder enttäuscht (untertroffen)* wurden. Dieser Ansatz berücksichtigt in besonderem Maße, daß viele chronisch kranke Patienten einen rehabilitativen Fortschritt, eine Normalisierung ihrer Arbeitssituation überhaupt nicht (mehr) anstreben und in dieser Haltung auch von ihren Ärzten und psychosozialen Betreuern bestärkt werden. Für diese Patienten kann z.B. der Verbleib an einem ihnen subjektiv angemessen erscheinenden Arbeitsplatz einen Erfolg bedeuten, obwohl die erreichte Integration in das Arbeitsleben sehr bescheiden bleibt und eventuell nur einige Stunden Beschäftigung in der Arbeitstherapie bedeutet.

2.2
Anlage und Methode der vorgelegten Untersuchungen

Es war das Ziel der Untersuchung, eine möglichst große und repräsentative Stichprobe von Patienten, die durch die fünf Typen arbeitsrehabilitativer Einrichtungen und Dienste betreut wurden, über mehrere Jahre zu untersuchen und den Verlauf der Arbeitsintegration, den Krankheitsverlauf und Veränderungen der sozialen Situation zu dokumentieren. Die Untersuchung wurde als prospektive Verlaufsstudie mit jährlichen follow-up Untersuchungen konzipiert. Für alle Teilstichproben ist das Untersuchungsinstrumentarium identisch. Der Untersuchung wurde von Anfang 1991 bis Ende 1994 durchgeführt. Das Untersuchungsgebiet erstreckte sich über die Region Westfalen-Lippe (den nördlichen Teil des Bundeslandes Nordrhein-Westfalen), in dem etwa 9 Millionen Menschen leben. Bei den Befragungen der Patienten wurde der Autor von psychologischen Mitarbeitern der Forschungsstelle Arbeitsrehabilitation unterstützt, die zuvor eingehend mit den Untersuchungsinstrumenten vertraut gemacht worden waren.

Diese Studie evaluiert also die gegenwärtige Praxis der psychiatrischen Arbeitsrehabilitation in der Region Westfalen-Lippe. Mit der Auswahl der Dienste und Einrichtungen sind alle wesentlichen „Bausteine" des ambulanten und komplementären Systems einbezogen, die Hilfen im Arbeitsleben für psychisch Kranke anbieten (Expertenkommission 1988). Unter naturalistischen Bedingungen (es wurden keine systematischen Interventionen durchgeführt) und mit einem möglichst praxisnahen Ansatz (keine methodisch motivierten Ausschlußkriterien) wurde die Inanspruchnahmepopulation der ausgewählten Dienste und Einrichtungen erfaßt. Die dokumentierten Verläufe geben Auskunft über rehabilitative bzw. therapeutische Effekte der durchgeführten Maßnahmen und lassen in begrenztem Rahmen Rückschlüsse auf die Effektivität der Bemühungen zu.

2.2.1
Eingangskriterien

Um eine möglichst große Zahl von Patienten untersuchen zu können und das Bild der Inanspruchnahmepopulation der Dienste und Einrichtungen nicht durch methodisch motivierte Ausschlußkriterien zu verfälschen, wurden für die Aufnahme in die Studie lediglich zwei Kriterien festgelegt. In die Studie wurde Patienten aufgenommen,

1. die in den ausgesuchten Arbeitstherapieabteilungen, Werkstattabteilungen bzw. Firmen für psychisch Kranke beschäftigt waren oder die mit Hilfe einer der ausgesuchten Beratungsstellen zur beruflichen Eingliederung auf einen Trainingsarbeitsplatz auf dem allgemeinen Arbeitsmarkt vermittelt worden waren

38　2 Methodik und Fragestellungen

oder die durch einen der Mitarbeiter des Psychosozialen Fachdienstes längerfristig betreut wurden,

2. die sich nach entsprechender Information und Aufklärung zumindest zu einem ersten Interview bereit erklärt hatten.

2.2.2
Rekrutierung und Praxis der Untersuchung

Für die ersten drei Teilstichproben wurden die Probanden über die Einrichtungen rekrutiert. Grundlage war eine vollständige Erfassung aller Institutionen in der Region Westfalen-Lippe, die beschützte oder teilbeschützte Arbeitsplätze für psychisch Kranke und Behinderte anbieten. 1990 fanden wir insgesamt 55 solcher Einrichtungen: 11 ambulante Arbeitstherapieangebote an psychiatrischen Krankenhäusern, 21 Firmen für psychisch Kranke und 23 Abteilungen für psychisch Behinderte an Werkstätten für Behinderte. Es sollten von jedem Einrichtungstyp mindesten die Hälfte in die Untersuchung einbezogen werden. Die weiteren Kriterien für die Auswahl der Einrichtungen waren:

1. die Größe der Einrichtung: es wurden pro Einrichtungstyp eine der Gesamtverteilung entsprechende Auswahl von großen und kleinen Einrichtungen erfaßt.
2. die Dauer ihres Bestehens: es wurden eine der Gesamtverteilung entsprechende Auswahl von schon länger bestehenden bzw. gerade erst eröffneten Einrichtungen erfaßt.
3. das Einzugsgebiet: es wurde eine der Gesamtverteilung entsprechende Anzahl von Einrichtungen mit überwiegend ländlichen bzw. urbanem Einzugsgebiet erfaßt
4. der Standard der komplementären Versorgung: es wurde eine der Gesamtverteilung entsprechende Anzahl von Einrichtungen in Regionen mit einem quantitativ gut ausgebauten und differenzierten komplentären Versorgungsangebot bzw. in Regionen mit einem niedrigen Versorgungsstandard erfaßt.

Die Auswahl wurde nicht durch die Kooperationsbereitschaft der Einrichtungen gelenkt. Mit einer Ausnahme erklärten sich alle angefragten Institutionen zu einer Zusammenarbeit bereit. Insgesamt wurden die psychisch kranken Beschäftigten von 30 Einrichtungen (13 Werkstattabteilungen für psychisch Behinderte, 10 Selbsthilfe- bzw. Zuverdienstfirmen und 7 Arbeitstherapieabteilungen an psychiatrischen Krankenhäusern, die auch ambulanten Patienten offen stehen) untersucht. Der Rekrutierungszeitraum war das Jahr 1991. Die Stichprobe ist sowohl hinsichtlich der ausgewählten Einrichtungen als auch der erfaßten Patienten repräsentativ für die Verhältnisse in der Region Westfalen-Lippe ist (s. Kapitel 3).

Die Klienten der Beratungsstellen zur beruflichen Eingliederung und des Psychosozialen Fachdienstes (s. Kapitel 7 und 8) wurden über die Mitarbeiter der

2.2 Anlage und Methode der vorgelegten Untersuchungen

beiden Dienste rekrutiert. Drei Beratungsstellen zur beruflichen Wiedereingliederung, die 1991 in der Region tätig waren, nahmen an der Untersuchung teil. Vom Psychosozialen Fachdienst beteiligten sich 12 Mitarbeiter an der Studie. Im Fall der Beratungsstellen betrug der Rekrutierungszeitraum zwei Jahre (1991-1992), beim Psychosozialen Fachdienst sogar drei Jahre (1991-1993). Dies war notwendig, um eine genügend große Stichprobe rekrutieren zu können, hatte aber auch zur Folge, daß alle später in die Studie aufgenommenen Patienten nicht über drei Jahre nachuntersucht werden konnten.

Zu der Rekrutierung der Patienten über die betreuenden Mitarbeiter der Dienste gab es praktisch keine Alternative. Allerdings sind unter methodischen Gesichtspunkten hierdurch Stichprobenfehler nicht auszuschließen, denn in der Praxis werden eine Vielzahl von subjektiven und objektiven Gründen eine Rolle gespielt haben, welche Klienten zur Teilnahme an der Untersuchung gewonnen werden konnten und welche die Befragung ablehnten. So ist z.B. zu vermuten, daß die Klienten, die sich zu den Befragungen bereit erklärten, eine positive Beziehung zu dem Mitarbeiter des Dienstes hatten und sich psychisch zumindest soweit stabil fühlten, daß sie ein Gespräch über ihre berufliche und gesundheitliche Problematik mit ihnen unbekannten Personen nicht von vornherein ablehnten. Auch auf der Seite der Fachdienstmitarbeiter lassen sich eine Reihe von Faktoren vermuten, die die Rekrutierung beeinflußt haben könnten, z.B. ihre Motivation zur Mitarbeit an der Untersuchung, die persönliche Beziehung zu den einzelnen Klienten und die Einschätzung ihrer Situation oder die eigene Arbeitsbelastung. Im einzelnen sind diese Faktoren nicht systematisch zu kontrollieren. Auch auf die Stichprobengröße hatten wir nur indirekt Einfluß. Bezüglich der Repräsentativität der Stichproben für die Klientel der Dienste müssen beim Psychosozialen Fachdienst Einschränkungen gemacht werden. Die Einzelheiten werden in den Kapiteln G und H erläutert.

Aufgrund der zugesicherten Anonymität konnten nicht systematisch Angaben Dritter erhoben werden. Nur in einzelnen Fällen und mit dem ausdrücklichen Einverständnis der Befragten wurden unklare oder fehlende Angaben der Untersuchten durch Informationen der betreuenden Fachdienstmitarbeiter, behandelnder Ärzte, psychosozialer Betreuer oder Angehöriger ergänzt. Auf eine Befragung von Personen aus dem betrieblichen Umfeld dieser Klienten mußte gänzlich verzichtet werden. Die häufig konflikthafte Situation am Arbeitsplatz, das große und berechtigte Interesse der Befragten nach Anonymität sowie die aus anderen Untersuchungen mitgeteilten diesbezüglichen Schwierigkeiten (z.B. Bungard & Bähr 1987, 1989) ließen eine systematische Einbeziehung des betrieblichen Umfeldes bei aller Relevanz für den Untersuchungsgegenstand als wenig aussichtsreich und in bezug auf die Motivation der Patienten als abträglich erscheinen. Die praktischen Erfahrungen haben diese Einschätzung bestätigt.

Methodische Probleme und Einschränkungen solcher Art sind allerdings für Evaluationsstudien im ambulanten und komplementären Bereich nicht ungewöhnlich und vom Forschungsgegenstand und der Praxis her vielfach unumgänglich. Diese Studie evaluiert eine gegebene Versorgungspraxis und ist von den methodischen Standards und Möglichkeiten nicht mit Laboruntersuchungen zu vergleichen. Cowen (1978) stellte zurecht fest, daß „letzte Schlüsse über die Effektivität von Gemeindeprogrammen kumulativ und langsam aufkommen können und auf Gemeinsamkeiten aus vielen weniger-als-idealen Studien basieren".

2.2.3
Untersuchungsinstrumente

Alle Teiluntersuchungen wurden mit einem einheitlichen Untersuchungsinstrumentarium durchgeführt, wobei für einzelne Untergruppen ergänzende Fragen hinzukamen.

Bei der *Eingangsuntersuchung* wurden neben ausführlichen soziodemographischen und anamnestischen Basisdaten Angaben zur aktuellen Arbeitssituation erhoben. Für die Klienten des Psychosozialen Fachdienstes wurde in der Zusammenschau aller vorliegenden Informationen eine Einschätzung der aktuellen Konflikte und der Problemlage am Arbeitsplatz vorgenommen und in drei Kategorien zusammengefaßt: 1. drohender Verlust des Arbeitsplatzes, angedrohte oder bereits ausgesprochene Kündigung, 2. Probleme und Schwierigkeiten am Arbeitsplatz ohne Kündigungsabsicht von seiten des Arbeitgebers, 3. Wiederaufnahme der Arbeit nach längerer krankheitsbedingter Fehlzeit, z.B. nach stationär psychiatrischer Behandlung.

Zur Abschätzung der finanziellen Situation wurde der monatliche Nettoverdienst zugrunde gelegt, also der Betrag, der den Patienten nach allen Abzügen real zur Verfügung stand. Dies ist besonders bei den Patienten zu berücksichtigen, die in beschützten Arbeitsverhältnissen untersucht wurden. Der monatliche Nettoverdienst ist nämlich nicht nur von der Arbeitsleistung und dem Lohnniveau der Einrichtung abhängig, sondern wird erheblich durch sozialrechtliche Vorgaben wie Zuverdienstgrenzen bei Renten, Anrechnung auf die Sozialhilfe oder Heranziehung bei Heimunterbringung etc. beeinflußt

Belastungen am Arbeitsplatz: wurden mit einer eigens entwickelten, 10 Items umfassenden Skala erfaßt, wobei alle Angaben in dreistufiger Form (1=keine/sehr geringe Ausprägung, 2=mittlere Ausprägung, 3=volleAusprägung) codiert wurden. Für die Einschätzung wurden die Angaben der Patienten sowie alle vorliegenden Informationen Dritter herangezogen. Die Kategorien wurden entweder exakt quantifiziert (z.B. Anfahrtzeiten, Überstunden) oder durch Ankerpunkte und Beispiele definiert (Reker et al. 1996). Gefragt wurde nach Belastungen am Arbeitsplatz durch: Arbeiten unter Zeitdruck, Schichtarbeit, Überstunden, Anfahrtszeiten, körperliche Anstrengungen, Gefährlichkeit der Arbeit, Vernetzung des Arbeitsplatzes, Leitungs- und Verantwortungsumfang, häufig wechselnde Anforderungen und Publikumsverkehr. Als Summenscore der Skala ergibt sich ein Maximalwert von 30 für einen Arbeitsplatz mit sehr hohen Belastungen und ein Minimalwert von 10 für einen Arbeitsplatz mit in diesem Sinne geringen Anforderungen.

Die subjektive Arbeitszufriedenheit wurde mit einer Kurzform des Arbeitsbeschreibungsbogens ABB nach Neuberger & Allerbeck (1978) erfaßt, bei dem den Klienten nur die zusammenfassenden Kunin-Skalen vorgelegt wurden. Auf die einzelnen Items zu jedem dieser Punkte wurde aus Gründen des Umfanges verzichtet. Die von Neuberger & Allerbeck berichteten teststatistischen Überprüfungen und Gütekriterien belegen die Legitimität dieses Vorgehens. Der Arbeitsbeschreibungsbogen zählt zu den am häufigsten verwendeten Verfahren zur Messung von Arbeitszufriedenheit und gilt als das valideste und teststatistisch am besten normierte Instrument im deutschen Sprachraum (Neuberger & Allerbeck 1978, Blumenthal et al. 1985, Gawallek 1987). Zudem besteht die Möglichkeit eines Vergleichs mit Untersuchungen von nicht psychisch behinderten Arbeitnehmern auf dem allgemeinen Arbeitsmarkt (Neuberger & Allerbeck 1978). Der ABB erfaßt insgesamt 11 Dimensionen von Arbeitszufriedenheit, von denen 9 in die Auswertung einbezogen wurden: Zufriedenheit mit Tätigkeit, Kollegen, Vorgesetzte, Arbeitsbedingungen, Organisation und Leitung, Entwicklungsmöglichkeiten, Bezahlung, allgemeine Arbeitszufriedenheit und allgemeine Lebenszufriedenheit. Die beiden übrigen Items „Einschätzung der Sicherheit des Arbeitsplatzes" und „Zufriedenheit mit der Einteilung der Arbeitszeit" wurden nicht berücksichtigt.

Ferner fragten wir die Patienten nach den beruflichen Zukunftserwartungen für die mittelfristige Zukunft.

Zur sozialen Integration und Unterstützung erfaßten wir die Anzahl enger Vertrauens- und Bezugspersonen, wobei zwischen Verwandten, nicht betroffenen (gesunden) Freunden, ebenfalls betroffen (psychisch kranken) Freunden, professionellen Betreuern und Kollegen unterschieden wurde. Ferner fragten wir die Patienten, ob sie einen (sexuellen) Partner haben. Ebenso wurde erfaßt, ob sie im Besitz eines Führerscheins sind und inwieweit sie das politische Tagesgeschehen verfolgen.

Die derzeitige Wohnform wurde in Anlehnung an die von Ciompi et al. (1977) entwickelte Skala zur Wohnachse erfaßt. Veränderungen im Verlauf wurden nach der von Eikelmann (1991) vorgeschlagenen Rangskalisierung (Klinik - Übergangshaus - wohnen bei den Eltern - betreute Wohngemeinschaft - selbständige Wohnformen) bewertet.

Mit der Global Assessment Scale (Endicott et al. 1976) wurde die soziale Anpassung bzw. das soziale Funktionsniveau gemessen.

Der psychischer Befund wurde mit dem AMDP (1981) dokumentiert. Für die Auswertung wurden der Summenscore (Addition aller vorliegenden Symptome) und die sechs von Gebhardt et al. (1983) beschriebenen Syndrome (apathisches, depressives, hostiles paranoid-halluzinatorisches, psychoorganisches und manisches Syndrom) verwendet. Bezugszeitraum waren die letzten 4 Wochen vor der Untersuchung. Aus Gründen der Interraterreliabilität wurde auf die Codierung des Schweregrades verzichtet. Wie auch Ciompi et al. (1978) betonen, ist methodenkritisch anzumerken, daß die Sensitivität psychopathologischer Meßinstrumente kaum ausreicht, um dem klinischen Blick zugängliche Unterschiede objektivierend zu erfassen.

Die diagnostische Einordnung erfolgte nach den Kriterien der ICD 10 (WHO 1991).

Bei den jährlichen *Nachuntersuchungen* wurden Veränderungen der Arbeitssituation im Vergleich zur Voruntersuchung, Arbeitsplatzwechsel, Zeiten zwischenzeitlicher Arbeitslosigkeit und die Hintergründe für etwaige Arbeitsplatzverluste oder -wechsel erfragt.

Für die gesamten 36 Monate des Untersuchungszeitraumes wurde für jeden Patienten monatlich die Beschäftigungssituation dokumentiert. Die Daten wurden bei den jährlichen Interviews retrospektiv von den Patienten erhoben. Aufgrund dieser Daten wurden die Patienten den folgenden fünf Verlaufstypen zugeordnet: Typ 1) Wechsel auf den allgemeinen Arbeitsmarkt und Verbleib dort, Typ 2) gescheiterte Arbeitsversuche auf dem allgemeinen Arbeitsmarkt und mehrfache Arbeitsplatzwechsel, Typ 3) Wechsel innerhalb der drei Programmtypen, aber keine Arbeitsversuche auf dem allgemeinen Arbeitsmarkt Typ 4) Verbleib (evtl.. mit kurzen Unterbrechungen) am gleichen Arbeitsplatz, Typ 5) Abbruch der Arbeitsrehabilitation und Wechsel in dauerhafte Beschäftigungslosigkeit.

Ebenso wurden Änderungen der Schwerbehinderteneigenschaften, der sozialen Situation, der Vertrauenspersonen, der psychosozialen Betreuung und der ärztlichen Behandlung dokumentiert. Psychiatrische Hospitalisierungen und teilstationäre Behandlungen im Verlauf des letzten Jahres wurden nach Zahl und Dauer festgehalten. Es wurde ein erneuter psychischer Befund wurde erhoben, die Diagnose kontrolliert und eine Einschätzung des sozialen Funktionsniveaus (GAS) vorgenommen. Die subjektive Arbeitszufriedenheit wurde fortlaufend mit dem ABB gemessen und die beruflichen Zukunftserwartungen erfragt. Darüber hinaus wurden die Patienten nach der subjektiven Bewertungen des Rehabilitationsverlaufes gefragt.

2.3
Fragestellungen und Ziele der Untersuchungen

Diese Untersuchungen evaluieren die gegenwärtige Praxis der psychiatrischen Arbeitsrehabilitation in einer großen, komplementär psychiatrisch relativ gut versorgten Region. Die Darstellung der Ergebnisse erfolgt aus zwei Perspektiven. Die erste geht von den untersuchten Patienten aus. Aus dieser Sicht ist zu fragen:

1. Welche Patienten finden sich in den verschiedenen Einrichtungen und in Betreuung durch die beiden Dienste? Wie ist ihre berufliche, gesundheitliche und soziale Situation? Welche Bedürfnisse und Erwartungen der Patienten bestehen in bezug auf die Arbeitsrehabilitation?
2. Wie verläuft die Arbeitsrehabilitation der Patienten in den nächsten drei Jahren? Gibt es typische Verläufe? Welche Veränderungen finden sich außerhalb der Arbeit? Wie ist das Ergebnis der Rehabilitationsbemühungen nach drei Jahren zu bewerten?

3. Gibt es Prädiktoren für eine erfolgreiche Arbeitsrehabilitation? Welche Faktoren beeinflussen den Rehabilitationsverlauf? Welche Zusammenhänge bestehen zwischen Krankheits- und Rehabilitationsverlauf?
4. Wie bewerten die Betroffenen den Rehabilitationsverlauf und die erreichten Ergebnisse?

Die zweite Perspektive stellt die untersuchten arbeitsrehabilitativen Einrichtungen und Dienste in den Mittelpunkt. Aus dieser Perspektive ist zu fragen:

5. Welche Funktionen und Aufgaben haben die untersuchten Einrichtungen und Dienste in der psychiatrischen Arbeitsrehabilitation? Lassen sich differentielle Indikationen beschreiben?
6. Welche Effekte arbeitsrehabilitativer Maßnahmen lassen sich belegen? Wie ist die Effektivität der einzelnen Einrichtungen und Dienste zu beurteilen?

2.4 Gesamtplan der Untersuchung und Übersicht über die Teilstichproben

Mit der jeweils gleichen prospektiven Methodik und einem identischen Untersuchungsinstrumentarium wurden insgesamt 706 Patienten aus ambulanter Arbeitstherapie, speziellen Werkstattabteilungen für psychisch Behinderte an den Werkstätten für Behinderte und Firmen für psychisch Kranke sowie der Beratungsstellen zur beruflichen Eingliederung und des Psychosozialen Fachdienstes untersucht. Es liegen also fünf Teilstichproben vor, die aus den genannten fünf Einrichtungstypen bzw. Diensten rekrutiert wurden. Tabelle 2 gibt eine Übersicht über diese Teilstichproben und den zeitlichen Ablauf der Untersuchung.

Aus ambulanter Arbeitstherapie wurden 126 Patienten in die Studie aufgenommen. Diese Patienten stammen aus 7 der insgesamt 11 Arbeitstherapieabteilungen psychiatrischer Versorgungskrankenhäuser in der Region Westfalen-Lippe, die 1991 neben stationären auch ambulante Patienten betreuten. Der Verlauf der Rehabilitation konnte von 112 Patienten über drei Jahre dokumentiert werden. 14 Patienten konnten nicht über drei Jahre nachuntersucht werden. Das entspricht einer drop-out Rate von 11% für diese Teilstichprobe.

Aus *Werkstattabteilungen für psychisch Behinderte* wurden 268 Beschäftigte rekrutiert, von denen 259 über drei Jahre nachuntersucht werden konnten. Diese Patienten stammen aus 13 der 23 Werkstätten in der Region, die über spezielle Abteilungen für psychisch Behinderte verfügten. Lediglich 9 Patienten konnten nicht über drei Jahre nachuntersucht werden. Das entspricht einer drop-out Rate von 3,4%.

Tabelle 2: Übersicht über die fünf Teilstichproben und den zeitlichen Ablauf der Untersuchung

Einrichtung bzw. Dienst	Erstuntersuchung	1. Nachuntersuchung	2. Nachuntersuchung	Abschlußuntersuchung
ambulante Arbeitstherapie	n=126	n=119	n=115	n= 112
Werkstatt für Behinderte	n=268	n=264	n=261	n= 259
Firmen	n=108	n=101	n=101	n= 100
Beratungsstellen	n= 61	n= 57	n= 56	n= 33*
Psychosozialer Fachdienst	n=143	n=136	n= 83	n= 65**
∑ drop-out	-	n= 29	n= 11	n= 12
wegen späterer Erstuntersuchung nicht nachuntersucht			n= 50	n= 35
Gesamtstichprobe	**n=706**	**n=677**	**n=616**	**n= 569**

* *Wegen der Rekrutierung dieser Teilstichprobe über 2 Jahre konnten 21 Patienten im Untersuchungszeitraum nicht ein drittes Mal nachuntersucht werden.*

***Wegen der Rekrutierung dieser Teilstichprobe über 3 Jahre konnten 64 Patienten im Untersuchungszeitraum nicht ein zweites (n=50) bzw. drittes Mal (n=14) nachuntersucht werden.*

Aus Firmen für psychisch Kranke nahmen insgesamt 108 Patienten an der Eingangsuntersuchung teil. Von ihnen konnten 100 über drei Jahre nachuntersucht werden. Diese Patienten stammen aus 10 der 21 Selbsthilfe- und Zuverdienstfirmen der Region. Die 8 nicht über drei Jahre nachuntersuchten Patienten ergeben eine drop-out Rate von 7,4%.

Von den Klienten der drei *Beratungsstellen zur beruflichen Eingliederung* nahmen 61 Patienten an der Untersuchung teil. Der Rekrutierungszeitraum erstreckte sich bei dieser Teilstichprobe über zwei Jahre, so daß im vorgegebenen vierjährigen Untersuchungszeitraum 21 Patienten nur über zwei Jahre nachuntersucht werden konnten. Darauf und nicht auf eine hohe drop-out Rate ist der deutliche Abfall der Stichprobengröße bei der Abschlußuntersuchung zurückzuführen. Echte drop-outs sind lediglich 7 Patienten. Das entspricht einer drop-out Rate von 11,5%. Verläufe über zwei Jahre konnten von 56, über drei Jahre von 33 Patienten dokumentiert werden. Die Einzelheiten werden im Kapitel 5 erläutert.

Für die 143 Patienten, die über 12 Mitarbeiter des *Psychosozialen Fachdienst* der Hauptfürsorgestelle Westfalen-Lippe rekrutiert wurden, erstreckte sich die Rekrutierungsphase über drei Jahre. Aus diesem Grund konnten insgesamt 64 Patienten nicht ein zweites bzw. ein drittes Mal nachuntersucht werden. Echte drop-outs sind lediglich 14 Patienten, die nicht mehr nachuntersucht werden konnten, da sie die weitere Teilnahme ablehnten, verstarben oder nicht mehr auffindbar waren. Die drop-out Rate für diese Teilstichprobe liegt bei 9,8%. Der Rehabilitationsverlauf über drei Jahren konnten für 65 Patienten untersucht werden. Die Einzelheiten werden im Kapitel 6 erläutert.

Die drop-out Rate aller Untersuchungen ist sehr gering. Läßt man die durch die mehrjährige Rekrutierung und den begrenzten Untersuchungszeitraum bedingten Ausfällen bei den Klienten der beiden Dienste außer acht, konnten lediglich 52 der eingangs 706 Patienten nicht über den gesamten Zeitraum untersucht werden, weil sie die weitere Teilnahme ablehnten, nicht mehr auffindbar waren oder im Untersuchungszeitraum verstarben. Das entspricht einer drop-out Rate von insgesamt 7,4%. Dabei finden sich die oben berichteten Unterschiede zwischen den Teilstichproben. Die Gründe für diese - gerade bei ambulanten Patienten und über einen Zeitraum von drei Jahren - niedrigen Ausfälle sind am ehesten in der sehr aufwendigen und persönlichen Untersuchungspraxis, in der Beschränkung des Instrumentariums und in der sehr guten Mitarbeit der beteiligten Dienste und Einrichtungen zu suchen.

2.5 Kapitelzusammenfassung

Studien zur Arbeitsrehabilitation stehen vor erheblichen methodischen Problemen. Diese betreffen die Abgrenzung und Systematik arbeitsrehabilitativer Maßnahmen, die Erfolgsbewertung und praktische Schwierigkeiten von Studien im komplementären Versorgungsbereich. Kontrollierte Studien sind von daher kaum zu realisieren. Die Vergleichbarkeit der Ergebnisse ist durch die großen Abhängigkeiten von gesellschaftlichen und v.a. arbeitsmarktpolitischen Gegebenheiten sehr eingeschränkt. Als methodische Anforderungen für Evaluationsstudien lassen sich vor diesem Hintergrund eine genügend große Stichprobe, genaue Beschreibung der teilnehmenden Patienten und der evaluierten Maßnahme, mehrdimensionale, nachvollziehbar operationalisierte Outcome- und Erfolgskriterien, Angaben über drop-outs und ausreichend lange Untersuchungszeiträume benennen. Die vorgelegte Untersuchung erfüllt diese Kriterien.

Das methodische Konzept und die praktische Durchführung dieser Untersuchung wurden erläutert. Es handelt sich um eine prospektive, multizentrische und mehrarmige Evaluationsstudie, in der alle Typen arbeitsrehabilitativer Dienste und Einrichtungen einer großen und komplementär psychiatrisch relativ gut versorgten Region erfaßt wurden. Eine für dieses komplementäre System der psychiatrischen Arbeitsrehabilitation weitgehend repräsentative Stichprobe von 706 Patienten wurde umfassend untersucht. Der weitere Verlauf der Arbeitsrehabilitation konnte über drei Jahre untersucht werden. Die drop-out Rate lag nur bei 7,4%.

Die Untersuchung soll Aufschluß über die Inanspruchnahmepopulation arbeitsrehabilitativer Hilfen und die Praxis und Effizienz der gegenwärtigen Bemühungen geben. Ferner sollen Prädiktoren benannt werden, die Hinweise für eine differentielle Indikationsstellung geben können. Die Ergebnisse für die schizophrenen Patienten, die unter diagnostischen Gesichtspunkten die größte Gruppe bilden, werden im Mittelpunkt der Darstellungen stehen.

Die folgenden Kapitel sind so verfaßt, daß jedes grundsätzlich einzeln lesbar ist. Wiederholungen sind damit nicht ganz vermeidbar, werden aber durch Verweise zu reduzieren versucht. Im Kapitel 3 werden die Ergebnisse der Eingangsuntersuchung von 502 Patienten dargestellt, die wir in ambulanter Arbeitstherapie, Werkstätten für Behinderte und Firmen für psychisch Kranke antrafen. Es folgen drei Kapitel, in denen der Verlauf der Arbeitsrehabilitation der Patienten dieser drei Einrichtungstypen über drei Jahre beschrieben und analysiert wird. Im Kapitel 7 werden die Klienten der Beratungsstellen und im Kapitel 8 die des Psychosozialen Fachdienstes behandelt. In diesen beiden Kapitel werden die Ergebnisse der Eingangs- und der Verlaufsuntersuchung zusammengefaßt. Abschließend erfolgt im Kapitel 9 eine zusammenfassende Diskussion.

3 Patienten in ambulanter Arbeitstherapie und beschützten Arbeitsverhältnissen. Ergebnisse einer repräsentativen Querschnittsuntersuchung in der Region Westfalen-Lippe

3.1
Einleitung

Herkömmlich bot das psychiatrische Krankenhaus den langzeithospitalisierten Patienten nicht nur Behandlung und Wohn- bzw. Lebensraum, sondern durch die Arbeitstherapie und den Status des „mitarbeitenden Patienten" (Kitzig 1977) Möglichkeiten von Arbeit und Beschäftigung. Die Arbeitstherapie stand dabei in einem Zwiespalt, den Winkler treffend mit dem Begriff der „Janusköpfigkeit" beschrieben hat (zitiert nach Finzen 1985a). Neben den therapeutischen Absichten und Effekten diente die (billige) Arbeitskraft der Patienten nämlich der Institution und war sogar vielfach notwendig, um den Krankenhausbetrieb aufrechtzuerhalten. Diese Situation hat sich im Zuge der Enthospitalisierungsbemühungen erheblich geändert. Die Mehrzahl der Patienten kann heute außerhalb des psychiatrischen Krankenhauses leben, ambulant behandelt und durch komplementäre Dienste und Einrichtungen betreut werden. Damit entsteht ein erheblicher Bedarf an Arbeits- und Beschäftigungsmöglichkeiten außerhalb des psychiatrischen Krankenhauses. Eine Integration in den allgemeinen Arbeitsmarkt ist vor dem Hintergrund der Arbeitsmarktsituation und der psychischen Einschränkungen nur für den kleineren Teil der Patienten eine realistische Möglichkeit.

Auch die bestehenden Einrichtungen und Maßnahmen der beruflichen Rehabilitation können von psychisch Behinderten nur in seltenen Fällen in Anspruch genommen werden. Zwar gibt es in der Bundesrepublik Deutschland ein entwickeltes System der beruflichen Rehabilitation, es ist jedoch vor allem auf die Bedürfnisse körperlich, intellektuell und Sinnes-Behinderter eingerichtet. Der besonderen Problematik psychisch Kranker und Behinderter wird es kaum gerecht.

So waren von insgesamt 91.241 behinderten Jugendlichen, die zwischen 1982 und 1987 eine berufliche Erstausbildung über Maßnahmen der Arbeitsverwaltung absolvierten, lediglich 5% psychisch behindert. Dabei hatten diese in den Rehaeinrichtungen insgesamt mehr Probleme, schlechtere Abschlüsse oder erreichten häufiger den angestrebten Abschluß nicht (Blaschke 1990). Von 277.000 Rehabilitanden, die 1984 an Maßnahmen der Bundesanstalt für Arbeit teilnahmen, waren nur 5500 an einer Psychose erkrankt (Bericht der Expertenkommission

1988). In einer prospektiven Studie fanden Bell et al. (1988), daß 5 Jahren nach der ersten psychiatrischen Hospitalisierung lediglich 27 von 258 Patienten (13%) eine Maßnahme der beruflichen Rehabilitation erhalten hatten. In den meisten Fällen handelte es sich dabei um berufsfördernde Maßnahmen der Arbeitsverwaltung. 1/4 der Patienten brach die Maßnahmen vor Beendigung ab, nur 1/3 hielt sie überhaupt für sinnvoll.

In der Praxis haben sich im komplementären Bereich drei Typen von Einrichtungen entwickelt, die Arbeits- und Beschäftigungsangebote für psychisch Kranke unter besonderen Bedingungen anbieten: ambulante Arbeitstherapie, spezielle Abteilungen für psychisch Behinderte an den Werkstätten für Behinderte und Firmen für psychisch Kranke, sog. Selbsthilfe- oder Zuverdienstfirmen. In einigen Regionen ist die Entwicklung soweit vorangeschritten, daß von einem besonderen, „beschützten" Arbeitsmarkt gesprochen werden kann. Der konzeptionelle Rahmen, die Geschichte und die Organisationsform dieser Einrichtungen wurden ebenso wie die Problematik der Zuordnung der Firmen zu den „beschützten Arbeitsverhältnissen" bereits im Einleitungskapitel erläutert.

3.2
Fragestellungen

Die Darstellung der Ergebnisse der Eingangsuntersuchung erfolgt aus zwei unterschiedliche Perspektiven. Die erste geht von den untersuchten Patienten aus. Neben der Beschreibung der Inanspruchnahmepopulationen dieser drei arbeitsrehabilitativen Einrichtungstypen soll vor allem nach Unterschieden und Gemeinsamkeiten zwischen den Untersuchten, die an schizophrenen Psychosen leiden, und denen mit anderen psychiatrischen Krankheiten gefragt werden. Die schizophrenen Patienten bilden eine große und unter diagnostischen Aspekten homogene Gruppe. Im einzelnen ist zu fragen:

- Welche Patienten befinden sich in beschützten Arbeitsverhältnissen?
- Wie ist ihre aktuelle Arbeitssituation?
- Wie ist die Arbeitszufriedenheit?
- Welche beruflichen Zukunftserwartungen äußern die Untersuchten?
- Inwieweit unterscheiden sich die Patienten, die an schizophrenen Psychosen leiden, von denen mit anderen psychiatrischen Krankheiten?

Unter institutionellen Gesichtspunkten sollen die Unterschiede und Gemeinsamkeiten in der Klientel der drei Einrichtungstypen analysiert werden. Die Ergebnisse lassen erste Rückschlüsse auf die unterschiedliche Funktion der Einrichtungen in der psychiatrischen Arbeitsrehabilitation zu. In den Verlaufsuntersuchungen (s. Kapitel 4 bis 6) werden beide Aspekte weiter verfolgt werden.

- Gibt es Unterschiede im Klientel der drei Einrichtungstypen?
- Welche Rolle kommt diesen Einrichtungen in der Rehabilitation psychisch Kranker zu?

3.3
Methode

Die Probanden wurden über die Einrichtungen rekrutiert, in denen sie beschäftigt waren. In der Region Westfalen-Lippe wurden allen Einrichtungen erfaßt, die beschützte Arbeitsplätze speziell für psychisch Kranke und Behinderte anbieten. Dieser „beschützte Arbeitsmarkt" wächst stetig und veränderte sich auch noch während des Untersuchungszeitraumes. Vor Beginn unserer Untersuchung 1990 fanden wir in der Region ambulante Arbeitstherapieangebote an 11 psychiatrischen Krankenhäusern, 21 Selbsthilfe- bzw. Zuverdienstfirmen und 23 spezielle Abteilungen für psychisch Behinderte an den Werkstätten für Behinderte. Insgesamt standen in diesen Einrichtungen etwa 1650 Plätze zur Verfügung, wobei die Werkstattabteilungen für psychisch Behinderte das quantitativ größte Angebot darstellen (ca. 940 Plätze).

Diese Untersuchung wurde in 30 dieser 55 Einrichtungen des beschützten Arbeitsmarktes durchgeführt. Die Einrichtungen wurden nach den Kriterien: Größe der Einrichtung, Dauer ihres Bestehens, städtisches versus ländliches Einzugsgebiet und hoher bzw. niedriger Standard der sonstigen komplementären psychiatrischen Versorgung in der Region ausgewählt. Von jedem der drei Einrichtungstypen wurde mindestens die Hälfte in die Untersuchung einbezogen. Nach diesen Kriterien stellen die 30 Einrichtungen (7 Arbeitstherapieabteilungen, 10 Firmen für psychisch Kranke und 13 Abteilungen für psychisch Behinderte an Werkstätten für Behinderte), in denen unsere Befragung der psychisch behinderten Beschäftigten durchgeführt wurde, eine repräsentative Auswahl dar.

Es sollten alle psychisch behinderten Mitarbeiter dieser Einrichtungen untersucht werden, die in einem festgelegten Zeitraum dort beschäftigt waren. Eine genaue Festlegung der Zahl der Beschäftigten war jedoch nicht für alle Einrichtungen im voraus möglich, da in der ambulanten Arbeitstherapie, aber auch in einigen Zuverdienstfirmen die Fluktuationen sehr hoch und die Grenzen zwischen Ausscheiden und krankheitsbedingtem Pausieren fließend sind. Die erste Befragung fand nach vorheriger Ankündigung durch die Betriebs- oder Einrichtungsleiter am Arbeitsplatz statt, ebenso die Nachbefragungen, sofern die Untersuchten weiterhin an diesen Arbeitsplätzen beschäftigt waren. Ansonsten wurden Termin und Ort individuell vereinbart. Die Untersuchungsinstrumente wurden im Kapitel 2 dargestellt.

3.4.
Stichprobe

Während des Untersuchungszeitraumes waren in den 30 Einrichtungen insgesamt 703 Personen beschäftigt, von denen 502 untersucht werden konnten. 201 Beschäftigte konnten aus unterschiedlichen Gründen nicht befragt werden: 98 lehnten die Untersuchung ab, die übrigen 103 waren nicht erreichbar (Krankheit, Urlaub bzw. Pause, unregelmäßige Anwesenheit am Arbeitsplatz, unklar ob noch weiter beschäftigt etc.). Von den 201 Nichtbefragten konnten größtenteils (von 77,6%) über die Einrichtungen anonymisierte Daten bzgl. Alter, Geschlecht, Dauer der Erkrankung, Beschäftigungsdauer im derzeitigen beschützten Arbeitsverhältnis und die Diagnose erhoben werden. Die Daten wurden mit den entsprechenden Daten der untersuchten Beschäftigten verglichen, wobei sich keine signifikanten Unterschiede ergaben. Hieraus ist zu folgern, daß durch diese Ausfälle kein Stichprobenfehler eingetreten ist.

Entsprechend unserer Fragestellungen werden bei den folgenden Darstellungen alle Angaben für die Gesamtstichprobe (n=502) und im einzelnen für die Patienten mit schizophrenen Psychosen (n=305) und die Patienten mit anderen Diagnosen (n=197) aufgeführt.

Tabelle 3: Alters- und Geschlechtsverteilung von 502 Beschäftigten aus ambulanter Arbeitstherapie und beschützten Arbeitsverhältnissen

Merkmal	Gesamtstichprobe n = 502	Schizophrene Patienten n = 305	Patienten mit anderen Diagnosen n = 197
Alter			
im Mittel	x=36,1 (std±10.4)	x=35,3 (std±9.1)	x=37,4 (std±10.2) *
bis 20 Jahre	n = 8 (1,6%)	n = 5 (1,6%)	n = 3 (1,5%)
21 - 30 Jahre	n = 155 (30,9%)	n = 101 (33,1%)	n = 54 (27,4%)
31 - 40 Jahre	n = 206 (41,0%)	n = 131 (43,0%)	n = 75 (38,1%)
41 - 50 Jahre	n = 73 (14,5%)	n = 37 (12,1%)	n = 36 (18,3%)
> 50	n = 60 (12,0%)	n = 31 (10,2%)	n = 29 (14,7%)
Geschlecht			
männlich	n = 313 (62,4%)	n = 194 (63,6%)	n = 119 (60,4%)
weiblich	n = 189 (37,6%)	n = 111 (36,4%)	n = 78 (39,6%)

* t-Test zum Vergleich zwischen den beiden diagnostischen Gruppen: $p<0.05$

Es handelt sich bei den Untersuchten um 313 Männer und 189 Frauen, die im Mittel 36 Jahre alt sind (std±10.4, Spanne 18 bis 57 Jahre). Alle sind somit im arbeitsfähigen Alter. Gegliedert nach Dekaden überwiegen die jüngeren Patienten zwischen 20 und 40 Jahren. Die schizophrenen Patienten sind im Mittel zwei Jahre jünger als die Patienten mit den anderen Diagnosen. Das Geschlechterverhältnis ist dagegen nicht unterschiedlich verteilt.

Tabelle 4 zeigt die Verteilung der psychiatrischen Erstdiagnosen, klassifiziert nach der ICD 10. In der Mehrzahl leiden die Untersuchten an schizophrenen Psychosen. Schon an zweiter Stelle der Häufigkeit stehen Neurosekranke bzw. Patienten mit Persönlichkeitsstörungen. Bei den neurotischen Störungen handelt es

3.4 Stichprobe

sich mehrheitlich um chronifizierte angst- oder konversionsneurotische Entwicklungen, seltener sind Zwangskranke oder Patientinnen mit Eßstörungen. Unter den Persönlichkeitsstörungen finden sich neben Patienten mit zwanghaften und ängstlichen Persönlichkeiten Patienten mit Borderlinestörungen. Fast ebenso viele leiden primär an Intelligenzstörungen. Organisch bedingte psychische Störungen und affektive Störungen - in der Mehrzahl bipolare Affektpsychosen - folgen in der Häufigkeit an nächster Stelle. Auffällig ist der geringe Anteil suchtkranker Patienten.

Tabelle 4: Psychiatrische Erstdiagnosen nach ICD 10 von 502 Beschäftigten in ambulanter Arbeitstherapie und beschützten Arbeitsverhältnissen

Diagnosen	Patienten
organisch bedingte Störungen (F0)	n = 32 (6,4%)
Sucht (F1)	n = 26 (5,2%)
schizophrene Störungen (F2)	n = 305 (60,8%)
affektive Störungen (F3)	n = 36 (7,1%)
neurotische Störungen, Verhaltensauffälligkeiten mit körperlichen Störungen, Persönlichkeitsstörungen (F4 - F6)	n = 56 (11,1%)
Intelligenzstörungen (F7)	n = 45 (9,0%)
kindlicher Autismus (F8)	n = 2 (0,4%)

Comorbiditäten bestehen bei 26% der Untersuchten. Am häufigsten sind Intelligenzstörungen, Suchterkrankungen und organisch bedingte Störungen. Von den schizophrenen Patienten leiden 38 zusätzlich an einer Intelligenzstörung und 18 an einer Sucht- oder Mißbrauchsproblematik.

Tabelle 5: Verteilung der Untersuchten auf die drei Institutionstypen

Einrichtungstyp	Gesamtstichprobe n = 502	Schizophrene Patienten n = 305	Patienten mit anderen Diagnosen n = 197
ambulante Arbeitstherapie	n = 126 (25,1%)	n = 91 (29,8%)	n = 35 (17,8%)
Werkstätten für Behinderte	n = 268 (53,4%)	n = 147 (48,2%)	n = 121 (61,4%)
Firmen für psychisch Kranke	n = 108 (21,5%)	n = 67 (22,0%)	n = 41 (20,8%)

Entsprechend der Verteilung der Arbeitsplätze in der Region bilden die Beschäftigten in den Werkstätten für psychisch Behinderte die größte Teilstichprobe. Der

Anteil schizophrener Patienten ist in der ambulanten Arbeitstherapie am größten (91 von 126, 72%) und in den Werkstätten am kleinsten (147 von 268, 55%). In den Firmen beträgt der Anteil 62%.

Tabelle 6 zeigt soziodemographische Daten und Angaben zur beruflichen Vorgeschichte der untersuchten Patienten. Vom Familienstand überwiegen ledige Patienten. Dies ist bei den schizophrenen Patienten noch ausgeprägter als bei denen mit anderen Diagnosen. In beiden Gruppen gibt nur ein Viertel der Untersuchten an, einen festen Partner/Partnerin zu haben.

Tabelle 6: Soziodemographische Daten und Angaben zur beruflichen Vorgeschichte von 502 Beschäftigten aus ambulanter Arbeitstherapie und beschützten Arbeitsverhältnissen

Merkmale	Gesamtstichprobe n = 502	schizophrene Patienten n = 305	Patienten mit anderen Diagnosen n = 197
Familienstand			
ledig	n = 409 (81,5%)	n = 256 (83,9%)	n = 153 (77,6%)
verheiratet	n = 22 (4,4%)	n = 11 (3,6%)	n = 11 (5,6%)
getrennt/geschieden	n = 71 (14,1%)	n = 38 (12,5%)	n = 33 (16,8%)
Wohnform *			
Klinik	n = 22 (4,4%)	n = 12 (3,9%)	n = 10 (5,1%)
betreutes Wohnen	n = 244 (48,6%)	n = 159 (52,2%)	n = 85 (43,1%)
bei den Eltern	n = 125 (24,9%)	n = 79 (25,9%)	n = 46 (23,4%)
selbständig	n = 111 (22,1%)	n = 55 (18,0%)	n = 56 (28,4%)
Schulabschluß *			
kein Abschluß/Sonderschule	n = 96 (19,1%)	n = 38 (12,5%)	n = 58 (29,5%)
Hauptschule	n = 240 (47,8%)	n = 146 (47,8%)	n = 94 (47,7%)
mittlere Reife/Abitur	n = 166 (33,1%)	n = 121 (39,7%)	n = 45 (22,8%)
Berufsausbildung *			
keine abgeschlossene Berufsausbildung	n = 307 (61,1%)	n = 172 (56,4%)	n = 135 (68,5%)
abgeschlossene Berufsausbildung	n = 174 (34,7%)	n = 120 (39,3%)	n = 54 (27,4%)
abgeschlossenes Studium	n = 21 (4,2%)	n = 13 (4,3%)	n = 8 (4,1%)
Dauer bisheriger Berufstätigkeit (Monate)**	$\bar{x}$=83 (std±93.1)	$\bar{x}$ = 71 (std±73.8)	$\bar{x}$ = 106 (std±117.9)
bisher nicht berufstätig	n = 63 (12,5%)	n = 36 (11,8%)	n = 27 (13,7%)
1 - 12 Monate	n = 50 (10,0%)	n = 37 (12,1%)	n = 13 (6,6%)
16 - 60 Monate	n = 145 (28,9%)	n = 101 (33,1%)	n = 44 (22,3%)
> 60 Monate	n = 194 (38,6%)	n = 120 (39,4%)	n = 74 (37,6%)
unklar, keine Angabe	n = 50 (10,0%)	n = 11 (3,6%)	n = 39 (19,8%)

* Chi2-Test: $p<0.05$ ** t-Test: $p<0.05$ *(zur Testung zwischen den diagnostischen Gruppen)*

3.4 Stichprobe

Lediglich 22% der Patienten wohnen selbständig. Es überwiegen betreute Wohnformen oder der Verbleib im Elternhaus. Signifikant weniger schizophrene Patienten leben selbständig. 40% der schizophrenen, aber nur 23% der Patienten mit anderen Diagnosen haben einen Schulabschluß oberhalb der Hauptschule. Wie bei der Diagnosenverteilung der nicht-schizophrenen Patienten zu erwarten, (9% Intelligenzstörungen) findet sich hier ein größerer Anteil von Untersuchten mit Sonderschul- oder ohne Schulabschluß. In beiden Gruppen überwiegen Patienten ohne abgeschlossene Berufsausbildung. Allerdings erreichen im Vergleich mehr schizophrene Patienten einen beruflichen Abschluß. Dagegen verfügen die nicht-schizophrenen Patienten quantitativ über mehr berufliche Erfahrung. In beiden Gruppen sind die beruflichen Vorerfahrungen allerdings extrem heterogen und reichen von Patienten, die langjährig beruflich integriert waren bis zu Untersuchten, die über gar keine oder allenfalls geringe Erfahrungen auf dem allgemeinen Arbeitsmarkt verfügen.

Die anamnestischen Daten (Tabelle 7) belegen, daß es sich bei unserer Stichprobe überwiegend um chronisch kranke Patienten handelt, die in der Mehrzahl häufig und vor allem lange stationär psychiatrisch hospitalisiert waren. Dies wird bei der Erfolgsbewertung zu bedenken sein. Dabei wurden die schizophrenen Patienten in der Vorgeschichte signifikant häufiger, in der Summe aber nicht länger im psychiatrischen Krankenhaus behandelt. Die letzte Entlassung aus stationärer Behandlung liegt bei ihnen im Mittel 34 Monate zurück (std±41.6), wie die hohe Standardabweichung zeigt, allerdings mit erheblicher Varianz. Bei den übrigen Patienten erfolgte die letzte Entlassung im Mittel vor 47 Monaten (std±64.1).

Bei der psychischen Symptomatik nach dem AMDP dominieren in beiden Gruppen depressive und apathische Syndromanteile; ein Befund wie man ihn bei Patienten in Rehabilitationseinrichtungen fast regelmäßig antrifft (Eikelmann & Reker 1991). Dabei fanden wir bei den schizophrenen Patienten signifikant mehr Symptome in der Summe (AMDP Summenscore) und im einzelnen mehr apathische, paranoid-halluzinatorische und sog. psychoorganische Syndromanteile.

In regelmäßiger ambulanter psychiatrischer Behandlung befinden sich 93% der schizophrenen und 57% der Patienten mit anderen Krankheiten. Die psychopharmakologische Behandlung der schizophrenen Patienten erfolgte in 93% der Fälle mit Neuroleptika, allein oder in Kombination mit anderen Medikamenten. Achtzehn Patienten nahmen überhaupt keine psychotropen Medikamente. Dagegen nahmen nur 47% der anderen Patienten regelmäßig Psychopharmaka, davon zwei Drittel auch Neuroleptika.

Tabelle 7: Anamnestische Daten von 502 Beschäftigten aus ambulanter Arbeitstherapie und beschützten Arbeitsverhältnissen

Merkmale	Gesamtstichprobe n = 502	schizophrene Patienten n = 305	Patienten mit anderen Diagnosen n = 197
Krankheitsdauer (Jahre)	x = 12,1 (std±8.3)	x = 11,6 (std±7.7)	x = 13,0 (std±9.4)
1 - 3 Jahre	n = 51 (10,2%)	n = 34 (11,1%)	n = 17 (8,6%)
4 - 10 Jahre	n = 186 (37,1%)	n = 127 (41,7%)	n = 59 (29,9%)
> 10 Jahre	n = 225 (44,7%)	n = 137 (44,9%)	n = 88 (44,7%)
unklar, keine Angabe	n = 40 (8,0%)	n = 7 (2,3%)	n = 33 (16,8%)
Alter bei Ersterkrankung	x = 24,2 (std±7.9%)	x = 23,7 (std±6.5)	x = 24.9 (std±9.9)
vor dem 20. Lebensjahr	n = 143 (28,5%)	n = 87 (28,5%)	n = 56 (28,3%)
20 - 29 Jahre	n = 220 (43,8%)	n = 159 (52,1%)	n = 61 (31,0%)
> 29 Jahre	n = 99 (19,7%)	n = 52 (17,2%)	n = 46 (23,4%)
unklar, keine Angabe	n = 40 (8,0%)	n = 7 (2,2%)	n = 34 (17,3%)
Zahl bisheriger Hospitalisierungen *	x = 3,5 (std±3.9)	x = 4,2 (std±3.9)	x = 2,5 (std±3.6)
nicht hospitalisiert	n = 52 (10,4%)	n = 7 (2,3%)	n = 45 (22,8%)
1- 2mal	n = 205 (40,8%)	n = 119 (39,0%)	n = 86 (43,7%)
mehr als 2mal	n = 226 (45,0%)	n = 170 (55,7%)	n = 56 (28,4%)
unklar/keine Angabe	n = 19 (3,8%)	n = 9 (3,0%)	n = 10 (5,1%)
Dauer bisheriger Hospitalisierungen (Monate)	x=36,2 (std±66,2)	x=38,3 (std±63.6)	x=32,8 (std±70,1)
nicht hospitalisiert	n = 52 (10,4%)	n = 7 (2,3%)	n = 45 (22,8%)
1 - 6 Monate	n = 84 (16,7%)	n = 46 (15,1%)	n = 38 (19,3%)
> 6 Monate	n = 342 (68,1%)	n = 239 (78,3%)	n = 104 (52,5%)
unklar/keine Angabe	n = 24 (4,8%)	n = 13 (4,3%)	n = 10 (5,1%)

* *t-Test: p < 0,05 (zur Testung zwischen den diagnostischen Gruppen)*

3.5 Ergebnisse

3.5.1 Arbeitssituation der Patienten in der ambulanten Arbeitstherapie

Die mittlere Arbeitszeit der Patienten lag bei der Eingangsuntersuchung mit 20 Stunden pro Woche überraschend hoch (Tabelle 8). Allerdings ist zu berücksichtigen, daß die vereinbarten, nicht die real geleisteten Arbeitsstunden erfaßt wurden. Aufschlußreicher ist die große Spanne von 3 bis 38 Stunden. Die Arbeitszeit richtet sich sehr flexibel nach den Möglichkeiten und Wünschen der Betroffenen.

Immerhin arbeitet knapp die Hälfte halbtags. Im Mittel waren die Untersuchten seit 16 Monaten in der Arbeitstherapie beschäftigt. Auch bei der Beschäftigungsdauer zeigt sich eine große Varianz, wobei 70% der Patienten nicht länger als ein Jahr an der Arbeitstherapie teilnehmen, einzelne aber seit mehr als 10 Jahren. Die Bezahlung ist niedrig. Ein Viertel der Patienten bekommt überhaupt kein Geld. In den meisten Fällen wurden die Patienten über das psychiatrische Krankenhaus in die ambulante Arbeitstherapie vermittelt. Darüber hinaus gibt es eine Vielzahl von zuweisenden Stellen: behandelnde Ärzte, psychosoziale Betreuer, das Arbeitsamt, Familienmitglieder, etc.

Tabelle 8: Arbeitsbezogene Daten zu den 126 Patienten in der ambulanten Arbeitstherapie

Arbeitszeit:	x = 20,2 Std. pro Woche (Spanne 3 bis 38 Std.)	
	< 15 Std. pro Woche	n = 26 (20,6 %)
	15 - 20 Std. pro Woche	n = 47 (37,3 %)
	21 - 38 Std. pro Woche	n = 53 (42,1 %)
In Arbeitstherapie beschäftigt seit:	x = 16,6 Monate (Spanne 1 bis 264 Monate)	
	1 bis 12 Monate	n = 87 (69,1 %)
	13 bis 24 Monate	n = 16 (12,7 %)
	länger als 24 Monate	n = 23 (18,2 %)
Monatlicher Nettoverdienst:	x = 73 DM	
	keine Bezahlung	n = 31 (24,6 %)
	30 bis 100,-- DM	n = 86 (68,3 %)
	mehr als 100,-- DM	n = 4 (3,1%)
	keine Angabe	n = 5 (4,0%)
Zuweisung zur ambulanten Arbeitstherapie durch:	psychiatrische Klinik	n = 82 (65,1 %)
	ambulant behandelnde Ärzte	n = 9 (7,1 %)
	psychosoziale Betreuer	n = 14 (11,1 %)
	Arbeitsamt	n = 4 (3,2 %)
	Eigeninitiative/Familienmitglieder	n = 6 (4,8 %)
	mehrere Beteiligte, unklare Angaben	n = 11 (8,7 %)

Befragt nach den Motiven zur Teilnahme an der Arbeitstherapie nennen die meisten Patienten, Untätigkeit und Langeweile vermeiden zu wollen. Im Vordergrund steht der Wunsch nach Tagesstrukturierung. Dies spiegelt die realistische Einschätzung wider, daß eine andere Arbeit oder Beschäftigung für die meisten zur Zeit nicht möglich ist. An zweiter Stelle stehen die eher spezifischen Ziele der Arbeitstherapie: etwas zu lernen, sich auf eine erneute oder erstmalige berufliche Tätigkeit vorzubereiten. Fast genau so wichtig ist für die Patienten allerdings die Möglichkeit, über die Arbeitstherapie soziale Kontakte zu haben. Die Anordnung von Ärzten und oder die Bezahlung spielen dagegen nur eine untergeordnete Rolle.

Tabelle 9: Motive der 126 Patienten zur Teilnahme an der ambulanten Arbeitstherapie (Mehrfachnennungen)

Motive:	Anzahl der Nennungen
Vermeidung von Langeweile und Untätigkeit, Tagesstrukturierung	102
Lernmöglichkeiten/Vorbereitung auf eine berufliche Tätigkeit	68
Möglichkeit zu sozialen Kontakten	54
Verbesserung des schlechten Wohlbefindens	49
Anordnung des Arztes/Therapeuten	5
Bezahlung	3
Sonstige	6

Vergleicht man die Arbeitssituation der schizophrenen Patienten mit der der Patienten mit anderen Diagnosen, finden sich Unterschiede, die auch statistisch signifikant sind. Die Arbeitszeit der schizophrenen Patienten ist geringer. Sie sind im Mittel 18 Stunden pro Woche (std±8.2) in der Arbeitstherapie beschäftigt, während die Arbeitszeit der Patienten mit anderen Diagnosen bei 24 Stunden (std±7.8) liegt. Entsprechend sind die ohnehin bescheidenen finanziellen Prämien geringer.

Das Arbeitsangebot in den sieben untersuchten Arbeitstherapieabteilungen ist verglichen mit den Angeboten anderer beschützter Arbeitsverhältnisse recht differenziert. Neben den traditionellen Arbeitstherapieangeboten wie industrielle Montagearbeiten, Buchbinderei, handwerkliche Arbeiten in Regiebetrieben des Krankenhauses gibt es zunehmend auch Büroarbeitsplätze mit Schreibmaschinen- bzw. Computertraining. Erwartungsgemäß finden sich zwischen den sieben Abteilungen erhebliche Unterschiede bzgl. der Arbeitsangebote, des personellen, räumlichen und konzeptionellen Standards (vgl. Lehmann & Kunze 1987). Einige Abteilungen sind konzeptionell und personell in der Lage, ein gezieltes arbeitstherapeutisches Training durchzuführen. Andere haben mehr Ähnlichkeit mit z.B. einer Werkstatt für Behinderte. Sie sind größer, werkstattmäßiger organisiert und durchaus auch auf Dauerbeschäftigung eingerichtet.

3.5.2
Arbeitssituation der Beschäftigten in Werkstätten für Behinderte

Im Trainings- wie im Arbeitsbereich arbeiten die meisten Beschäftigten mehr als 30 Stunden pro Woche, nur wenige arbeiten teilzeitig. Knapp die Hälfte der Untersuchten im Arbeitsbereich der Werkstätten ist länger als 2 Jahre dort beschäftigt. Die mittlere Beschäftigungsdauer liegt bei knapp 4 Jahren. Erwartungsgemäß ist die Beschäftigungsdauer im zeitlich limitierten Trainingsbereich deutlich kürzer.

3.5 Ergebnisse

Tabelle 10: Angaben zu den Beschäftigungsverhältnissen von 268 Beschäftigten in Werkstätten für Behinderte

Merkmal	WfB Trainingsbereich n = 84	WfB Arbeitsbereich n = 184
wöchentliche Arbeitszeit		
im Mittel	x = 31,7 Std. (std±4.1)	x = 32,1 Std. (std±3.8)
Spanne	19 - 36 Std.	14 - 36 Std.
< 20 Std.	n = 1 (1,2%)	n = 4 (2,2%)
20 - 29 Std.	n = 15 (17,8%)	n = 16 (8,7%)
30 - 36 Std.	n = 68 (81,0%)	n = 164 (89,1%)
beschäftigt dort seit		
im Mittel	x = 9,3 Monaten (std±9.2)	x = 45 Monate (std±39.1)
Spanne	1 - 60 Monate	2 - 204 Monate
< 12 Monate	n = 63 (75,0%)	n = 24 (13,0%)
12 - 24 Monate	n = 18 (21,4%)	n = 48 (26,1%)
25 - 60 Monate	n = 3 (3,6%)	n = 43 (23,4%)
> 60 Monate	--	n = 43 (23,4%)
monatliches Nettogehalt		
im Mittel	x = 325 DM (std±75.9)	x = 283 DM (std±194.3)
Spanne	90 - 1330 DM	90 - 1200 DM
< 150 DM	n = 42 (50,0%)	n = 65 (35,3%)
150 - 500 DM	n = 16 (19,0%)	n = 97 (52,8%)
> 500 DM	n = 17 (20,3%)	n = 20 (10,8%)
keine Angabe	n = 9 (10,7%)	n = 2 (1,1%)

Gemessen an der Arbeitszeit sind die monatlichen Nettoverdienste bescheiden. Im Arbeitstrainingsbereich ist zu berücksichtigen, daß einige Beschäftigte bei entsprechenden Voraussetzungen Anspruch auf Übergangsgeld haben. Aus diesem Grunde liegt der mittlere Nettoverdienst hier höher als im Arbeitsbereich. Bei den angegebenen Zahlen ist zu berücksichtigen, daß der Nettoverdienst erfaßt wurde, also der Betrag, der den Beschäftigten am Monatsende ausgezahlt wird und ihnen real zur Verfügung steht. Dabei sind Abzüge für die Verpflegung, evtl. zu zahlende Steuern und Anrechnungen auf die Sozialhilfe etc. nicht berücksichtigt. Neben der individuellen Leistungsfähigkeit und der Auftragslage der Werkstatt spielen solche Faktoren aber eine entscheidende Rolle für die Höhe des Verdienstes. Je nach sozialrechtlichen Voraussetzungen (Hilfe zum Lebensunterhalt, Berentung, Heimunterbringung etc.) sind sehr schnell Grenzen erreicht, über die hinaus sich eine Steigerung der Leistung finanziell nicht mehr bemerkbar macht. Für viele Beschäftigte ist dies ein demotivierender Faktor.

Bei gleicher mittlerer Arbeitszeit (32 Sunden pro Woche) verdienen die 96 schizophrenen Patienten im Arbeitsbereich der Werkstätten weniger als die 88 Patienten mit anderen Diagnosen, nämlich im Mittel 237 DM (std±164.5) gegenüber 336 DM (std±211.8) (t-Test, Mann Whitney Test $p<0.05$). Der Befund weist auf die geringere Leistungsfähigkeit und Produktivität der schizophrenen Patienten in den Werkstätten hin. Für den Trainingsbereich ist ein solcher Vergleich nicht durchführbar, da die Verdienste durch den Anspruch einiger Rehabilitanden auf Übergangsgeld noch breiter streuen und von der Leistungsfähigkeit und Produktivität unabhängig sind.

Die praktische Realisierung der hier untersuchten Werkstattabteilungen ist unterschiedlich. In einigen Fällen wurden räumlich, personell und verwaltungstechnisch eigenständige Zweigwerkstätten geschaffen, die häufig auch unter eigenem Namen firmieren und dabei den Begriff „Werkstatt" bewußt vermeiden. In anderen Fällen beschränkt sich die Spezialisierung auf eine mehr oder weniger konsequente interne Differenzierung innerhalb der Großwerkstatt. Das Arbeitsangebot besteht im wesentlichen aus unterschiedlich komplexen industriellen Montagearbeiten oder Sortier- und Verpackungsarbeiten. Repetitive Tätigkeiten überwiegen eindeutig.

3.5.3
Arbeitssituation der Beschäftigten in Firmen für psychisch Kranke

Wir fanden bei der Eingangsuntersuchung 44 Patienten in sozialversicherungspflichtigen Arbeitsverhältnissen und 64 im Zuverdienstbereich. Bei den 44 sozialversicherungspflichtigen Arbeitsverhältnissen handelt es sich um 29 unbefristete Arbeitsverträge und 15 zeitlich befristete Maßnahmen. Letztere werden z.B. über das Programm „Arbeit statt Sozialhilfe" finanziert oder es sind AB-Maßnahmen, betriebliche Fördermaßnahmen etc. Die Arbeitszeit beträgt mindestens 20 Stunden, die Mehrzahl der Arbeitsverhältnisse ist vollzeitig. Die mittlere Beschäftigungsdauer liegt bei knapp 2 Jahren, allerdings mit einer großen Spanne. Die überwiegende Mehrzahl der Beschäftigten kann durch den Arbeitslohn den Lebensunterhalt selbständig bestreiten.

Die 64 Zuverdienstarbeitsverhältnisse sind mit 4 Ausnahmen zeitlich unbefristet. Sie unterliegen nicht der Sozialversicherungspflicht und werden durch keinerlei betriebsfremde Mittel finanziert. Die mittlere Arbeitszeit liegt bei 13 Stunden pro Woche, wobei der größte Teil der Untersuchten (42%) weniger als 10 Stunden pro Woche arbeitet. Entsprechend niedrig fällt der Verdienst aus. Keiner der Untersuchten kann von seinem Arbeitslohn seinen Lebensunterhalt finanzieren. Es handelt sich um ein „Zubrot", mit dem die in der Regel bescheidenen Renten, Sozialhilfe oder andere Bezüge aufgebessert werden. Auch hier findet sich bzgl. der Beschäftigungsdauer eine erhebliche Spanne, wobei zu bedenken ist, daß es einige Zuverdienstfirmen erst seit wenigen Jahren gibt.

70% der 67 schizophrenen Patienten arbeiten im Zuverdienstbereich, dagegen nur 30% in sozialversicherungspflichtigen Arbeitsverhältnissen. Bei den 41 Patienten mit anderen Diagnosen ist dieses Verhältnis umgekehrt: 58% arbeiten sozialversicherungspflichtig und 42% sind im Zuverdienstbereich beschäftigt. Entsprechend verdienen die schizophrenen Patienten bei deutlich kürzerer mittlerer Arbeitszeit auch weniger. Aber auch wenn man nur die 44 Beschäftigten mit sozialversicherungspflichtigen Arbeitsverhältnissen betrachtet, bleibt dieser Unterschied in der Tendenz bestehen. Im Zuverdienstbereich finden sich keine Unterschiede zwischen den beiden Gruppen. Ähnlich wie in den Werkstätten deuten diese Befunde auf die geringere Produktivität und Leistungsfähigkeit der schizophrenen Patienten hin.

Tabelle 11: Angaben zu den Arbeitsverhältnissen von 108 Beschäftigten in Firmen für psychisch Kranke

Merkmal	Sozialversicherungspflichtige Arbeitsverhältnisse n = 44	Zuverdienst n = 64
wöchentliche Arbeitszeit		
im Mittel	x = 32,8 Std. (std±6.3)	x = 13,4 Std. (std±9.5)
unter 10 Std.	--	n = 27 (42,2%)
unter 10 - 19 Std.	--	n = 24 (37,5%)
20 - 30 Std.	n = 19 (43,2%)	n = 8 (12,5%)
> 30 Std.	n = 25 (56,8%)	n = 5 (7,8%)
beschäftigt dort seit		
im Mittel	x = 21 Monate (std±11.9)	x = 20 Monate (std±25.5)
weniger als 12 Monate	n = 12 (27,3%)	n = 29 (45,3%)
12 - 24 Monate	n = 15 (34,1%)	n = 17 (26,6%)
>24 Monate	n = 17 (38,6%)	n = 18 (28,1%)
monatlicher Nettoverdienst		
im Mittel	x = 1162 DM (std±246.5)	x = 192 DM (std±136.4)
< 100 DM	--	n = 21 (32,8%)
100 - 300 DM	--	n = 31 (48,4%)
300 - 600 DM	--	n = 11 (17,2%)
600 - 1000 DM	n = 9 (20,5%)	--
1000 - 2000 DM	n = 32 (72,7%)	--
keine Angabe	n = 3 (6,8%)	n = 1 (1,6%)

Das Arbeitsangebot der untersuchten Firmen umfaßt handwerkliche Bereiche, Dienstleistungsangebote und industrielle Produktion (Seyfried 1990). Im Zuverdienstbereich überwiegen einfache, repetitive Tätigkeiten. Die Firmen versuchen regionale Marktlücken zu besetzen und spezialisieren ihr Angebot. Die internen Strukturen sind nicht so einheitlich wie in den Werkstätten und richten sich nach der Größe und dem Aufgabenfeld. Entsprechend der marktwirtschaftlichen Organisation sind die Produktivitätsanforderungen höher und Belastungsphasen, z.B. durch Termindruck häufiger.

3.5.4
Arbeitszufriedenheit

Die subjektive Arbeitszufriedenheit der Untersuchten ist allgemein hoch. Die Werte liegen mit Ausnahme der Zufriedenheit mit der Bezahlung höher als die von Neuberger & Allerbeck (1978) berichteten Ergebnisse bei psychisch gesunden Arbeitnehmern.

Besonders positiv beurteilt werden die Kollegen und Vorgesetzten, die Tätigkeit, die Arbeitsbedingungen und die Organisation und Leitung der Einrichtungen. Ebenfalls im Unterschied zu den psychisch gesunden Arbeitnehmern äußern sich die untersuchten Patienten mit ihrer Arbeitssituation (Item 10 des ABB) zusammenfassend zufriedener als mit ihrer allgemeinen Lebenssituation (Item 11 des ABB). Trotz aller bestehenden Probleme scheint die Arbeit in den beschützten Arbeitsverhältnissen den Betroffenen ein hohes Maß an Zufriedenheit zu vermitteln, so daß sich die Arbeitssituation positiv von anderen Lebensbereichen (Gesundheit, Wohnsituation, soziale Kontakte etc.) abhebt. Dagegen äußern sich die Arbeitnehmer der Vergleichsstichprobe mit ihrer Lebenssituation absolut und auch relativ zu ihrer Arbeitssituation zufriedener.

Die subjektive Arbeitszufriedenheit wird durch verschiedene Faktoren beeinflußt. Zwischen den Einrichtungstypen finden sich signifikante Unterschiede. Die allgemeine Arbeitszufriedenheit (zusammenfassendes Item 10 des ABB) ist in den Firmen am höchsten und in den Werkstätten am geringsten, die Arbeitstherapie nimmt eine Mittelstellung ein (Varianzanalyse Oneway/Duncan Range Test: $p<0.05$). Im einzelnen äußern sich die Beschäftigten in den Firmen besonders mit der Bezahlung und den Kollegen zufriedener als die Beschäftigten in den Werkstattabteilungen. Betrachtet man nur die Beschäftigten in sozialversicherungspflichtigen Arbeitsverhältnissen in den Firmen, werden die Unterschiede noch deutlicher. Die gleichen institutionellen Unterschiede finden sich auch bei den schizophrenen Patienten.

Sehr hohe allgemeine Arbeitszufriedenheit, einen Maximalwert von 7 im Item 10 des ABB, äußern 115 Patienten (23%). Die übrigen 387 votierten zurückhaltender. Im Vergleich dieser beiden Gruppen zeigt sich, daß die sehr zufriedenen Patienten signifikant älter und tendenziell häufiger weiblichen Geschlechtes sind. Im psychischen Befund haben sie in der Summe (AMDP-Summenscore) weniger Symptome, v.a. weniger depressive und paranoid-halluzinatorische Syndromanteile. Darüber hinaus verfügen sie häufiger über eine niedrige Schulbildung, äußern seltener hohe Zukunftserwartungen, geben tendenziell mehr Kollegen als enge Vertrauenspersonen an, leben häufiger in betreuten Wohnformen, waren in der Vorgeschichte in der Summe länger psychiatrisch hospitalisiert und haben häufiger einen gesetzlichen Betreuer. Die gleichen Faktoren hoher Arbeitszufriedenheit finden sich auch bei den schizophrenen Patienten, von denen sich 20% extrem zufrieden geäußert hatten.

3.5.5
Berufliche Zukunftserwartungen

Zwei Drittel der Untersuchten erwarten für die mittlere Zukunft den Verbleib am derzeitigen Arbeitsplatz. Knapp ein Viertel erwartet dagegen einen deutlichen rehabilitativen Fortschritt, also den Wechsel auf den allgemeinen Arbeitsmarkt, den Beginn einer Ausbildung oder einer weiterführenden Rehabilitationsmaßnahme. Nur wenige Befragte erwarten einen Wechsel in ein anderes beschütztes Arbeitsverhältnis, den Wechsel in Arbeitslosigkeit oder äußern unklare Erwartungen.

Tabelle 12: Berufliche Zukunftserwartungen für das nächste Jahr von 502 Beschäftigten in ambulanter Arbeitstherapie und beschützten Arbeitsverhältnissen

Erwartung	Patienten
keine Wechsel des Arbeitsplatzes	n = 331 (65,9%)
Wechsel auf den allg. Arbeitsmarkt, Beginn einer Ausbildung oder weiterführenden Rehamaßnahme	n = 112 (22,3%)
Wechsel in ein anderes beschütztes Arbeitsverhältnis	n = 27 (5,4%)
Wechsel in Beschäftigungslosigkeit	n = 7 (1,4%)
unklare Erwartungen	n = 25 (5,0%)

Zwischen den drei Einrichtungstypen finden sich signifikante Unterschiede bezüglich der Zukunftserwartungen der Beschäftigten. Der Anteil von Patienten, die für das nächste Jahr keine Veränderungen erwarten, ist in den Werkstätten mit fast 75% am höchsten und in der ambulanten Arbeitstherapie mit 45% am geringsten. In den Firmen sind es 69% der Beschäftigten, die keine Veränderungen erwarten, hier vor allem Beschäftigte in Zuverdienstarbeitsverhältnissen. Dagegen werden hohe und optimistische Zukunftserwartungen am häufigsten von den Patienten der Arbeitstherapie (38%) geäußert. Von den Beschäftigten der Werkstätten und den Firmen erwarten 17% bzw. 18% einen Wechsel auf den allgemeinen Arbeitsmarkt oder einen vergleichbaren rehabilitativen Fortschritt.

Die Zukunftserwartungen werden durch viele Faktoren beeinflußt. Vergleicht man die 112 Probanden, die eine positive berufliche Veränderung für das nächste Jahr erwarten, mit den übrigen, ergibt sich folgendes Bild: Die Befragten mit den optimistischen Zukunftserwartungen sind im Mittel jünger und haben eine höhere Schulbildung. Sie arbeiten noch nicht so lange in einem beschützten Arbeitsverhältnis. Am häufigsten sind sie in der ambulanten Arbeitstherapie beschäftigt. Mit der Arbeit in dem beschützten Arbeitsverhältnis sind sie weniger zufrieden. Dies betrifft vor allem die Zufriedenheit mit den Kollegen, der Tätigkeit und der Bezahlung. Sie leben häufiger selbständig und seltener in betreuten Wohnformen oder bei den Eltern. Sozial sind sie aktiver und besser integriert. So geben sie häufiger „gesunde", nicht betroffenen Freunde als enge Vertrauenspersonen an. Die mittlere Krankheitsdauer ist signifikant und unabhängig von den Altersunterschieden kürzer. Die ambulante psychosoziale Betreuung ist zumindest quantitativ weniger intensiv. Ferner erwarten Patienten mit guter sozialer Anpassung (GAS) und geringerer Belastung durch die psychische Symptomatik (AMDP) häufiger einen rehabilitativen Fortschritt als Patienten, die in diesen beiden Punkten schlechtere Ausgangsvoraussetzungen haben. Die geringere Belastung durch die

Symptomatik findet sich in der Summe und im einzelnen bezüglich apathischer, manischer und sog. psychoorganischer Syndromanteile.

Die psychiatrische Diagnose erweist sich dagegen nicht als Determinate hoher Zukunftserwartungen, wie auch insgesamt die Zukunftserwartungen zwischen den beiden diagnostischen Gruppen (schizophrene Patienten und Patienten mit anderen Diagnosen) nicht unterschiedlich verteilt sind. Auch die berufliche Vorgeschichte spielt für die Zukunftserwartungen eine geringere Rolle. In beiden Gruppen haben die Mehrzahl der Untersuchten (55% bzw. 62%) keine abgeschlossene Berufsausbildung. Die beruflichen Vorerfahrungen, hier als die Dauer bisheriger Arbeitsverhältnisse auf dem allgemeinen Arbeitsmarkt erfaßt, sind zwar signifikant unterschiedlich, erklären sich aber vollständig als Covarianzeffekt der Altersverteilung. Als einziger wesentlicher Unterschied bleibt, daß die Rehabilitation der Patienten mit den hohen Zukunftserwartungen früher begann. Sofern je ein Arbeitsverhältnis auf dem allgemeinen Arbeitsmarkt bestanden hat, liegt dies bei diesen Patienten im Mittel 44 Monate zurück (std±48.9), dagegen bei den anderen Patienten 81 Monate (std±75.9).

Zusammengefaßt äußern die Patienten mit den günstigeren sozialen, bildungsmäßigen und krankheitsbezogenen Voraussetzungen die höheren beruflichen Zukunftserwartungen. Insofern handelt es sich um begründete und realistische Erwartungen.

3.5.6
Patientenbezogene Unterschiede zwischen den drei Einrichtungstypen

Nachdem die Ergebnisse bisher aus der Perspektive der untersuchten Patienten dargestellt wurden, sollen nun die Einrichtungstypen der Ausgangspunkt der Analysen sein. Unterschiede in bezug auf die Arbeitssituation, die Bezahlung und die institutionellen Rahmenbedingungen sind oben bereits dargestellt worden. Hier ist nach Gemeinsamkeiten bzw. Unterschieden im Klientel der drei Einrichtungstypen zu fragen. Tabelle 13 gibt eine Übersicht der wichtigsten Befunde.

Während sich beim mittleren Lebensalter und der Altersverteilung keine Unterschiede finden, ist das Geschlechterverhältnis zwischen den drei Einrichtungstypen unterschiedlich verteilt. Die Arbeitstherapie leistet einen besonderen Beitrag zur Rehabilitation psychisch kranker Frauen. Hier finden sich etwa gleichviel Frauen wie Männer, während in den Firmen und Werkstattabteilungen die männlichen Mitarbeiter mit zwei Dritteln dominieren. Am ehesten ist dieser Befund durch das differenzierte Arbeitsangebot und die häufigen Zuweisungen über die Kliniken zu erklären.

Die Beschäftigten in den Werkstätten sind im Mittel am längsten an ihrem beschützten Arbeitsplatz tätig. Entsprechend liegt das letzte Arbeitsverhältnis auf dem allgemeinen Arbeitsmarkt mit mehr als sieben Jahren am längsten zurück. Auch unter anderen Aspekten weisen die Beschäftigten der Werkstattabteilungen die ungünstigeren Voraussetzungen auf: sie sind länger krank, haben die geringste Schulbildung, wohnen seltener selbständig und haben seltener einen Führerschein.

3.5 Ergebnisse

Der Anteil schizophrener Patienten ist in den Werkstätten mit 55% am geringsten. Allerdings bestehen bei fast einem Drittel der Beschäftigten dieser Einrichtungen Comorbiditäten und drei Viertel sind anerkannt schwerbehindert oder gleichgestellt. Die deutlich höhere mittlere Gesamtdauer bisheriger psychiatrischer Hospitalisierungen bei den Patienten der Arbeitstherapie ist zum einen darauf zurückzuführen, daß sich hier knapp ein Drittel ehemalige Langzeitpatienten findet, die nach ihrer Entlassung aus der Klinik weiterhin ambulant zur Arbeitstherapie kommen. Darüber hinaus ist der Anteil schizophrener Patienten in der Arbeitstherapie am höchsten.

Tabelle 13: Patientenbezogene Unterschiede zwischen den drei Einrichtungstypen - Vergleich von Mittelwerten bzw. prozentualen Anteilen

Merkmal	Arbeitstherapie (n=112)	WfB (n=268)	Firmen (n=108)	T
Beschäftigungsdauer (Monate)	x= 17 (std±32.9)	x= 34 (std±36.7)	x= 21 (std±20.9)	**
Anteil Frauen	48%	34%	34%	*
Schulabschluß oberhalb der Hauptschule	53%	22%	37%	**
besitzt Führerschein	50%	32%	52%	
Anteil selbständig Wohnender	30%	17%	26%	*
Krankheitsdauer (Jahren)	x= 10.8 (std±9.2)	x= 13.0 (std±8.3)	x= 11.4 (std±6.8)	*
Dauer bisheriger Hospitalisierungen (Monate)	x= 53 (std±100.4)	x= 34 (std±53.7)	x= 21 (std±29.3)	**
Zeitraum seit letzter Hospital. (Monate)	x= 22 (std±23.2)	x= 51 (std±63.3)	x= 31 (std±25.8)	**
letztes Arbeitsverhältnis vor (Monate)	x=63 (std±79.8)	x=78 (std±72.9)	x=68 (std±61.4)	ns
Anteil schizophrener Patienten	72%	55%	62%	*
Anteil von Patienten mit Comorbiditäten	13%	31%	19%	**
Anteil anerkannt Schwerbehinderter	38%	74%	53%	**

T=Teststatistik: Kruskal-Wallace Test, Chi^2 bzw. Varianzanalyse Oneway/Duncan Range Test:
* $p<0.05$, ** $p<0.01$, ns=nicht signifikant

Die dargestellten Unterschiede in den Mittelwerten und der prozentualen Verteilung einzelner Merkmale dürfen trotz der statistischen Signifikanz nicht darüber hinweg täuschen, daß es viele Gemeinsamkeiten in der Klientel dieser drei Einrichtungstypen gibt. Die wesentliche Gemeinsamkeit ist, daß alle Untersuchten eine Motivation haben zu arbeiten, dies aber gegenwärtig nur unter besonderen, in unterschiedlichem Maße „beschützten" Bedingungen können. Darüber hinaus gibt es eine Reihe von Merkmalen, in denen sich die Beschäftigten in den drei Einrichtungstypen nicht unterscheiden. Dies betrifft sehr verschiedene Bereiche. So finden sich z.B. gruppenstatistisch keine Unterschiede in bezug auf die psychische Symptomatik (AMDP) oder die soziale Anpassung (GAS). Auch der Anteil von Patienten, die eine Berufsausbildung erfolgreich abschließen konnten, ist nicht entgegen der statistischen Erwartung verteilt.

Am ehesten hebt sich die ambulante Arbeitstherapie von den beiden außerklinischen Einrichtungstypen (WfB und Firmen) ab. Das ist verständlich, wenn man bedenkt, daß es sich um eine Maßnahme handelt, die sich häufig direkt an einen Krankenhausaufenthalt anschließt, hier also eine Behandlungsklientel zu sehen ist. Der Unterschied wird allerdings durch zwei Faktoren überlagert und verwischt. Zum einen finden sich in der ambulanten Arbeitstherapie zu knapp einem Drittel ehemalige Langzeitpatienten, die nach der Entlassung aus dem psychiatrischen Krankenhaus weiter an der Arbeitstherapie teilnehmen. Zum anderen ist zu bedenken, daß die Anforderungen in der Arbeitstherapie im Vergleich zu denen in Werkstattabteilungen und besonders in den Firmen deutlich geringer sind und sich somit hier - unabhängig vom Krankheitsverlauf, von den Voraussetzungen und den subjektiven Rehabilitationszielen - Patienten finden, die nur über eine geringe Leistungsfähigkeit verfügen. Weiter ist zu bedenken, daß der Entwicklungsstand der komplementären Arbeitsangebote in den meisten Regionen noch weit davon entfernt ist, den Patienten echte Wahlmöglichkeiten zu bieten.

3.6
Diskussion und Kapitelzusammenfassung

In ambulanter Arbeitstherapie und beschützten Arbeitsverhältnissen sind chronisch psychisch Kranke beschäftigt, die den hohen Anforderungen des allgemeinen Arbeitsmarktes nicht (nicht mehr oder noch nicht wieder) gewachsen sind. Es handelt sich um Menschen mit vorwiegend apathischer Symptomatik, die mit kognitiven Einschränkungen, affektiver Verarmung und schweren Antriebsstörungen zu kämpfen haben. Sie werden in der Regel ambulant behandelt und vielfach durch Sozialarbeiter betreut. Zwischen dem Ausbruch der Krankheit und dem Beginn der Beschäftigung in einem beschützten Arbeitsverhältnis sind meist Jahre vergangen (Reker, Eikelmann & Inhester 1992).

Die Arbeitssituation der Patienten ist durch die institutionellen Vorgaben geprägt. Arbeitstherapie und Firmen zeichnen sich durch hohe Flexibilität der Arbeitsbedingungen aus, während die Werkstätten einheitliche und weniger variable Arbeitsbedingungen bieten. Mit Ausnahme der sozialversicherungspflichtigen Arbeitsverhältnisse in den Firmen und einiger weniger Ausnahmen bei den Werkstätten reichen die finanziellen Einkünfte nicht für eine selbständige Finanzierung des Lebensunterhaltes aus.

3.6 Diskussion und Kapitelzusammenfassung

Die *ambulante Arbeitstherapie* muß in der Praxis sehr unterschiedlichen Bedürfnissen von Patienten gerecht werden: gezieltes arbeitstherapeutisches Training, mittelfristige psychosoziale Rehabilitationsmaßnahme, tagesstrukturierende Dauerbeschäftigung. Positiv formuliert zeichnet sie sich durch eine sehr hohe Flexibilität in den Arbeitsbedingungen und eine große Bandbreite von "Indikationen" aus. Kritisch betrachtet ersetzt die ambulante Arbeitstherapie in einigen Fällen fehlende Beschäftigungsangebote in der Gemeinde (z.B. Zuverdienstarbeitsplätze, Tagesstätten). Von ihren subjektiven Einstellungen lassen sich etwas vereinfachend zwei Gruppen von Patienten unterscheiden: Zum einen sind es ältere, ehemalige stationäre Langzeitpatienten, die nach der Entlassung - meist in das betreute Wohnen - weiter an ihrem alten Arbeitsplatz in der Klinik arbeiten, an dem sie schon sehr lange beschäftigt waren. Sie sind auf eine Dauerbeschäftigung eingestellt. Es bestehen lange gewachsene, persönliche Bindungen an einzelne Personen (Arbeitstherapeuten, Handwerker). Sie sind mit der Arbeitstherapie hoch zufrieden und erwarten keine beruflichen Veränderungen. Für sie bedeutet die ambulante Arbeitstherapie eine Dauerstellung mit tagesstrukturierender Funktion. Die zweite, größere Gruppe bilden jüngere Patienten, die häufiger selbständig wohnen, sozial etwas besser integriert sind und noch nicht so häufig und lange hospitalisiert waren. Sie sehen die Arbeitstherapie als eine Durchgangsphase an. Sie haben weitergehende Erwartungen an berufliche Veränderungen, sind mit der Arbeitstherapie auch nicht unbedingt zufrieden. Arbeitstherapie ist hier eine - wenn auch in einigen Fällen sehr langfristige - Trainingsmaßnahme, die auf weitergehende Rehabilitationsschritte vorbereiten soll.

Die Beschäftigten in den *Werkstattabteilungen* haben die ungünstigsten Rehabilitationsvoraussetzungen und sind mehrheitlich auf den Verbleib an ihrem Arbeitsplatz eingestellt. Sie sind bereit und in der Lage, sich in die vorgegebene Struktur der Werkstätten einzugliedern. Der langen Arbeitszeit, die in der Praxis zu häufigen und langen Pausen während der Arbeitszeit führen, und den geringen Verdiensten stehen die durch die institutionelle und rechtliche Verankerung der Werkstätten bedingte hohe Sicherheit des Arbeitsplatzes und der vom derzeitigen Einkommen unabhängige Erwerb eines Rentenanspruches gegenüber (Eikelmann & Reker 1994).

Die Arbeitssituation der Beschäftigten in den *Firmen für psychisch Kranke* ist von höheren Anforderungen an die Produktivität und einer größeren betrieblichen Normalität gekennzeichnet. Das Arbeitsangebot ist inhaltlich und von den arbeitsrechtlichen und zeitlichen Gestaltungsmöglichkeiten differenzierter als das der Werkstätten. Die Abhängigkeiten von konjunkturellen Schwankungen, unternehmerischen Entscheidungen, befristeten Fördermaßnahmen oder Änderungen von Subventionsvoraussetzungen machen die Arbeitsplätze und die langfristigen Perspektiven der Beschäftigten allerdings unsicherer als in den Werkstätten. Die Betriebe sind klein und überschaubar, zeichnen sich durch ein besonderes Binnenklima aus. Die Mitarbeiter sind hoch mit „ihrer Firma" identifiziert (Mair 1991). Zuverdienstarbeitsplätze werden in besonderer Weise den Bedürfnissen chronisch Kranker gerecht: stundenweise, bezahlte Arbeit in möglichst normaler und nicht therapeutischer Umgebung und Atmosphäre, keine expliziten Ansprüche an rehabilitativen Fortschritt, unbefristete Nutzbarkeit, Zubrot zu einer bestehenden Existenzsicherung (Reker, Lebichot-Novotnik, Eikelmann 1991). Dieser konzeptionellen Stärke steht eine weitgehend fehlende Fördersituation gegenüber, die neben der Aquise geeigneter Arbeit das wirtschaftliche Management solcher Zuverdienstarbeitsplätze extrem erschwert und den quantitativen Ausbau dieser Einrichtungen erschwert.

In allen drei Einrichtungstypen finden sich Hinweise dafür, daß die schizophrenen Patienten im Vergleich mit den anderen weniger belastbar, weniger produktiv und insgesamt schlechter integriert sind. Ihre mittlere Arbeitszeit ist mit Ausnahme der Werkstätten, wo kaum individuelle Gestaltungsräume bestehen, kürzer, die Verdienste sind durchgängig geringer, und in den Firmen finden sie sich häufiger im Zuverdienstbereich als in sozialversicherungspflichtigen Arbeitsverhältnissen. Dies ist besonders bemerkenswert, weil die schizophrenen Patienten häufiger über eine bessere Schulbildung und auch eine abgeschlossene Berufsausbildung verfügen. Dieser Befund erklärt sich aber durch die Verteilung der Diagnosen bei den nicht schizophrenen Rehabilitanden, von den 40% an Intelligenzstörungen oder meist sehr früh erworbenen organisch bedingten Störungen leiden.

Die *subjektive Zufriedenheit* der Untersuchten mit ihrer Arbeit ist erstaunlich hoch. Das Ergebnis ist allerdings in dreierlei Hinsicht zu relativieren. Bei allen Untersuchungen zur (Arbeits-) Zufriedenheit finden sich Antworttendenzen im Sinne der sozialen Erwünschtheit (Gawellek 1987). Zudem unterscheidet der Arbeitsbeschreibungsbogen nicht zwischen Zufriedenheit, die aus der Befriedigung bestehender Bedürfnisse entsteht und einer resignativen Zufriedenheit, die im wesentlichen aus der Reduktion von Ansprüchen entsteht (Bruggemann et al. 1975). Als drittes ist anzuführen, daß es allen Menschen - chronisch psychisch Kranken vielleicht besonders - schwer fällt, Unzufriedenheit mit einer Situation, die nicht kurzfristig zu ändern ist, zu ertragen und daß damit Prozesse im Sinne einer „kognitiven Harmonisierung" eine Rolle spielen (vgl. Kern u. Schumann 1973). Das Ergebnis ist daher eher als ein grundsätzliches Einverständnis mit einer bestehenden Arbeitssituation zu interpretieren, zu der es für viele Betroffene zur Zeit keine realistische Alternative gibt. Unter methodischen Gesichtspunkten sind die absoluten Werte von daher schwer zu interpretieren. Dagegen sind Profilvergleiche, Vergleiche zwischen Teilstichproben oder in bezug auf andere Merkmale von diesen Faktoren relativ unabhängig.

Die Arbeitszufriedenheit ist mit Ausnahme der Bezahlung höher als bei den von Neuberger & Allerbeck (1978) untersuchten 3000 Arbeitnehmern auf dem allgemeinen Arbeitsmarkt. Im Profilvergleich fällt weiter auf, daß die hier untersuchten Patienten sich mit ihrer Arbeitssituation zufriedener äußern als mit ihrer allgemeinen Lebenssituation, während die psychisch gesunden Arbeitnehmer auf dem allgemeinen Arbeitsmarkt die Lebensbereiche außerhalb der Arbeit (Wohnen, Kontakte, Gesundheit, etc.) als zufriedenstellender erleben. Dieser Befund unterstreicht die besondere Bedeutung von Arbeit und Beschäftigung für psychisch Kranke, die ihre Arbeitssituation trotz aller deutlich gewordenen Probleme als einen Lebensbereich sehen, der in besonderer Weise Zufriedenheit vermittelt.

Wie aus der Literatur bekannt (Blumenthal et al. 1985), ist das Ausmaß der Arbeitszufriedenheit von der psychischen Symptomatik abhängig. Patienten mit höherem Störungsgrad äußern sich weniger zufrieden, was einerseits auf einzelne Aspekte der Symptomatik, v.a. das Ausmaß depressiver Beschweren, bezogen werden, andererseits aber auch als Ausdruck einer krankheitsbedingt problematischen Arbeitsintegration gewertet werden kann. Die größere Unzufriedenheit der Rehabilitanden mit hohen Schulabschlüssen ist nachvollziehbar. Für sie sind einfache Montagearbeiten, niedrige Löhne und die mangelnde berufliche Perspektive schwerer zu akzeptieren als für Patienten mit niedrigeren Schulabschlüssen oder Intelligenzstörungen. Einen vergleichbaren Zusammenhang - zwischen hohem Bildungsniveau und Lebenszufriedenheit - fanden Skantze et al. (1992) in ihrer Untersuchung zur Lebensqualität schizophrener Patienten. Hierfür spielte die von den Patienten als sehr unbefriedigend empfundene berufliche Situation eine wichtige Rolle. Im Hinblick auf die große Zahl von Abiturienten und ehemaligen Studierenden, die wir in den beschützten Arbeitsverhältnissen antrafen, ist eine Differenzierung des immer noch überwiegend manuellen Arbeitsangebotes in Richtung auf „Kopfarbeiten" dringend von Nöten. Es ist zu vermuten, daß vielen Patienten, die bisher noch nicht für eine Arbeitsrehabilitation zu motivieren waren, dadurch der Einstieg leichter gemacht werden könnte.

Die berichteten Unterschiede zwischen den drei Einrichtungstypen schließlich entsprechen v.a. bei der Bezahlung objektiven Unterschieden und qualifizieren die Bewertung der Patienten. Die Firmen für psychisch Kranke werden von den Beschäftigten eindeutig positiver beurteilt als die Werkstattabteilungen. Zum gleichen Ergebnis kam Weis (1993) bei einem Vergleich der Arbeitszufriedenheit von 92 psychisch kranken Beschäftigten in Werkstattabteilungen und Firmen für psychisch Kranke. Dies trifft für den Zuverdienstbereich und noch mehr für die Beschäftigten in sozialversicherungspflichtigen Arbeitsverhältnissen zu.

Auf die große Bedeutung der *Zukunftserwartungen* der Betroffenen, aber auch der Angehörigen und Betreuer für den Rehabilitationsverlauf haben vor allem Ciompi und Mitarbeiter hingewiesen (Ciompi, Agué & Dauwalder 1979, Dauwalder et al. 1984). Unsere Ergebnisse legen die Vermutung nahe, daß die Zukunftserwartungen der Betroffenen auf einer realistischen Beurteilung der eigenen Situation beruhen. Optimistische Zukunftserwartungen äußern vor allem Beschäftigte mit auch objektiv günstigeren Ausgangsbedingungen. Unter methodischen Aspekten ist die vielfältige Determiniertheit der Zukunftserwartungen bemerkenswert. Die große prädiktive Bedeutung der Zukunftserwartungen für den Verlauf der (Arbeits)-rehabilitation wird dadurch verständlich. Die geäußerten Zukunftserwartungen sind neben dem Ausdruck der subjektiven Motivation der Betroffenen Abbild objektiver Rehabilitationsvoraussetzungen. Dieser Aspekt wird bei den Verlaufsuntersuchungen in den nächsten Kapiteln weiter zu diskutieren sein.

Der beschützte Arbeitsmarkt erfüllt gegenwärtig im wesentlichen zwei Funktionen: gemeinsam mit den übrigen Einrichtungen des ambulanten und komplementären Bereiches ersetzt er Funktionen des psychiatrischen Krankenhauses für diejenigen chronisch Kranken, für die keine langfristige stationäre Behandlungsnotwendigkeit, aber ein großer Bedarf an Hilfen in der alltäglichen Lebensbewältigung besteht. Die Enthospitalisierung bliebe für die Betroffenen ein formaler und wenig gewinnbringender Akt, wenn sie sich auf ein "Leben in der Gemeinde" ohne Arbeit und Beschäftigung beschränken würde. Darüber hinaus ersetzt der beschützte Arbeitsmarkt die im Zuge der Rationalisierungen weggefallenen "Nischenarbeitsplätze", auf denen psychisch Behinderte in Zeiten der Vollbeschäftigung auch mit ihren Behinderungen einen Platz in der Arbeitswelt finden konnten. Positiv formuliert bieten beschützte Arbeitsverhältnisse den Beschäftigten wichtige soziale und psychologische Aspekte von Arbeit. Insofern tragen sie zu einer Normalisierung der Lebensbedingungen chronisch psychisch Kranker bei und werden dementsprechend auch von den Betroffenen überwiegend günstig beurteilt. Mit wenigen Ausnahmen (v.a. der Selbsthilfefirmen) sind sie derzeit allerdings nicht in der Lage, das "normalste" Ergebnis von Arbeit zu bieten - nämlich die eigenständige Finanzierung des Lebensunterhaltes. Insofern handelt es sich um einen Sonderarbeitsmarkt.

4 Verlauf der Arbeitsrehabilitation der Patienten in ambulanter Arbeitstherapie über drei Jahre

4.1 Einleitung

In diesem Kapitel werden die Rehabilitationsverläufe der Patienten dargestellt, die wir eingangs in der ambulanten Arbeitstherapie angetroffen hatten. Zunächst werden die Ergebnisse der schizophrenen Patienten ausführlich behandelt. Die Befunde für die Untersuchten mit anderen Diagnosen werden anschließend zusammengefaßt.

Über ambulante Arbeitstherapie gibt es im deutschsprachigen Raum kaum Studien. Untersucht wurden bisher die subjektiven Einstellungen und Motivationen der Patienten (Schulze Mönking et al. 1987, Steinhart & Terhorst 1988) und kurzfristigen therapeutischen Effekte der Maßnahme in bezug auf die psychische Symptomatik, psychologische Leistungsparameter und die berufliche Orientierung (Lewandowski et al. 1992). Mecklenburg und Schönberger (1995) haben für eine kleine und ausgelesene Stichprobe von jüngeren Akutpatienten ihrer ambulanten Arbeitstherapie Katamnesen vorgelegt, in denen sich günstige Krankheits- und Rehabilitationsverläufe zeigen.

4.2 Fragestellungen

Die folgenden Ausführungen beziehen sich ausschließlich auf Patienten, die an ambulanter Arbeitstherapie teilgenommen haben. Die Ergebnisse sind somit nicht oder nur mit erheblichen Einschränkungen auf Patienten in stationärer Arbeitstherapie zu übertragen Die Rehabilitationsverläufe sollen unter folgenden Fragestellungen behandelt werden:

– Wie verläuft die Arbeitsrehabilitation über drei Jahre?
– Wie sind die Ergebnisse zu bewerten?
– Gibt es typische Rehabilitationsverläufe?
– Welchen Einfluß haben die Ausgangsbedingungen der Patienten auf den Verlauf und das Ergebnis der Arbeitsrehabilitation?
– Lassen sich Prädiktoren ermitteln?

- Welche Zusammenhänge finden sich zwischen Krankheitsverlauf und Arbeitsrehabilitation?
- Welche therapeutischen Effekte der ambulanten Arbeitstherapie lassen sich belegen?
- Welche Zusammenhänge finden sich zwischen der psychischen Symptomatik und dem Verlauf der Arbeitsrehabilitation?
- Welche Zusammenhänge finden sich zwischen Wohn- und Arbeitsrehabilitation?

Anhand der Befunde zu diesen Fragenkomplexen soll die Funktion der ambulanten Arbeitstherapie in der psychiatrischen Arbeitsrehabilitation bestimmt werden.

4.3
Methode

Die Methodik, nämlich die Untersuchungsinstrumente und der Ablauf der Untersuchung, wurden ausführlich in Kapitel 2 dargestellt. Auf eine Wiederholung an dieser Stelle wird deshalb verzichtet. Von den ursprünglich 126 Patienten in ambulanter Arbeitstherapie konnten 14 (11%) nicht nachuntersucht werden. Bei dieser Darstellung wurden also nur die 112 Patienten berücksichtigt, von denen vollständige 3-Jahres-Verläufe vorliegen. Daraus ergibt sich für jeden Untersuchungszeitpunkt eine identische Stichprobe.

Von den 91 schizophrenen Patienten konnten 8 nicht über den gesamten Zeitraum der Studie nachuntersucht werden. Einer war nicht mehr auffindbar, fünf lehnten weitere Befragungen ab. Zwei Probanden verstarben vor der letzten Untersuchung; eine Patientin durch Suizid, ein Patient verstarb an einem Herzinfarkt. Von den 35 Patienten dieser Teilstichprobe, die nicht an schizophrenen Psychosen litten, konnten 6 nicht über den gesamten Zeitraum der Studie nachuntersucht werden. Vier Patienten lehnten weitere Gespräche ab, zwei Patienten verstarben an einem Karzinom.

4.4
Stichprobe

Im Anschluß an die ausführliche Beschreibung der Gesamtstichprobe der Patienten in ambulanter Arbeitstherapie im letzten Kapitel folgt hier eine Zusammenfassung der wichtigsten soziodemographischen und anamnestischen Daten der „Verlaufsgruppe". Es handelt sich um 83 Patienten, die an schizophrenen Störungen leiden und 29 Patienten mit anderen Diagnosen.

Tabelle 14: Psychiatrische Erstdiagnosen nach ICD 10 der 112 nachuntersuchten Patienten in ambulanter Arbeitstherapie

Diagnose (ICD 10)	Patienten (n=112)
schizophrene Störungen (F2)	n=83 (74,1%)
affektive Störungen (F3)	n= 8 (7,1%)
neurotische Störungen, Verhaltensauffälligkeiten mit körperlichen Störungen, Persönlichkeitsstörungen(F4-F6)	n= 8 (7,1%)
organisch bedingte Störungen (F0)	n= 5 (4,5%)
Suchterkrankungen (F1)	n= 4 (3,6%)
Intelligenzstörungen (F7)	n= 4 (3,6%)

Bei den 83 schizophrenen Patienten handelt es sich um 44 Männer und 39 Frauen, die im Mittel 35 Jahre (std±8.5) alt sind. Die überwiegende Mehrzahl (81%) ist ledig. Knapp zwei Drittel (n=50) haben einen höheren Schulabschluß als den Hauptschulabschluß. Dagegen verfügt nur etwas weniger als die Hälfte (n=39) der Untersuchten über eine abgeschlossene Berufsausbildung. Im Mittel erkrankten die Patienten vor 10,3 Jahren (std±8.5) und waren in dieser Zeit im Mittel mehr als dreimal (std±4.1) psychiatrisch hospitalisiert gewesen. Knapp die Hälfte der Untersuchten lebt in betreuten Wohnformen (48%), ein Viertel noch oder wieder bei den Eltern (24%) und 23 Patienten (28%) leben selbständig.

Bei den 29 Patienten, die nicht an schizophrenen Psychosen leiden, stellen Patienten mit affektiven Störungen bzw. Neurosen und Persönlichkeitsstörungen die größte Gruppe dar. Es handelt sich um 16 Männer und 13 Frauen, die im Mittel 38,7 Jahre (std±11.0, Spanne 22 bis 58 Jahre) alt sind. Mehr als 2/3 der Befragten sind ledig. Die Hälfte der Untersuchten verfügt über einen höheren Schulabschluß als die Hauptschule. Dagegen haben zwei Drittel keine abgeschlossene Berufsausbildung. Nur 10 Patienten wohnen selbständig. Mit zwei Ausnahmen waren alle Patienten in der Vorgeschichte schon mindestens einmal psychiatrisch hospitalisiert gewesen. Bei der Eingangsuntersuchung befanden sich 3/4 der Patienten in ambulanter psychiatrischer Behandlung.

4.5
Ergebnisse: schizophrene Patienten

4.5.1
Beschreibung der Rehabilitationsverläufe

Tabelle 15 auf der nächsten Seite zeigt eine Übersicht über den Verlauf der Arbeitsrehabilitation dieser 83 Patienten über drei Jahre. Aufgeführt sind die Verteilung der Arbeitsplätze in jährlichen Querschnitten und die Arten des Wechsels bzw. des Verbleibs. Mehrfache Wechsel des Arbeitsplatzes zwischen den Untersuchungszeitpunkten wurden hier nicht berücksichtigt.

Die Zahl der Patienten in der ambulanten Arbeitstherapie sinkt über die drei Jahre von 83 (100%) bei der Eingangsuntersuchung über 41 und 25 bis auf 19 Patienten (23%) zum Ende der Studie. Dabei verlangsamt sich das Tempo der Abnahme deutlich. Eine repetitive Nutzung der Maßnahme ist möglich. Fünf Patienten kehren in den drei Jahren in die ambulante Arbeitstherapie zurück - einmal nach einem gescheiterten Arbeitsversuch auf dem allgemeinen Arbeitsmarkt, einmal nach einem Arbeitsversuch in einer WfB und dreimal nach einer Unterbrechung der Arbeitstherapie wegen einer psychischen Krise.

Die Zahl der beschäftigungslos gewordenen Patienten steigt über die drei Jahre kontinuierlich von 15 über 19 auf 24 (29%) an. Es werden mehr Patienten arbeitslos, als Patienten aus der Arbeitslosigkeit heraus erneute Arbeitsversuche unternehmen. Der Anteil der Patienten, die arbeitslos bleiben, ist hoch und liegt bei knapp 2/3 im ersten und fast 90% im zweiten Jahr.

Demgegenüber bleibt die Zahl der Patienten auf dem allgemeinen Arbeitsmarkt relativ konstant zwischen 18 (22%) und 20 (24%). Etwa 3/4 der Untersuchten verbleiben pro Jahr auf dem allgemeinen Arbeitsmarkt. Die Patienten, die ihre Arbeit auf dem allgemeinen Arbeitsmarkt wieder verlieren und die Patienten, die eine Arbeit aufnahmen, halten sich in den drei Jahren ungefähr die Waage.

Die Zahl der Patienten in beschützten Arbeitsverhältnissen (Werkstätten für Behinderte und Selbsthilfe- bzw. Zuverdienstfirmen) steigt kontinuierlich an: n=9 im ersten Jahr, n=19 im zweiten und n=22 (27%) im dritten Jahr. Dies liegt daran, daß vor allem aus der Arbeitstherapie, in geringerem Maße aber auch vom allgemeinen Arbeitsmarkt und aus der Arbeitslosigkeit Patienten in die Firmen oder die Werkstätten wechseln und in der Regel dort verbleiben. Es finden mehr Wechsel in die Werkstätten als in die Firmen statt. Dies ist v.a. mit dem größeren Arbeitsplatzangebot der Werkstätten zu erklären.

Tabelle 15: Verlauf der Arbeitsrehabilitation über drei Jahre: 83 schizophrene Patienten der ambulanten Arbeitstherapie (jährliche Querschnitte und Wechsel des Arbeitsplatzes zwischen den Untersuchungszeitpunkten)

1991 (n=83)	1992 (n=83)	Verbleib/Wechsel im einzelnen		1993 (n=83)	Verbleib/Wechsel im einzelnen		1994 (n=83)	
AT n=83 (100%)	allg. AM n=18 (21,6%)	Verbleib auf allg. AM Wechsel in AT Wechsel in Beschlos	n=13 n=1 n=4	allg. AM n=20 (24,2%)	Verbleib auf allg. AM Wechsel in WfB Wechsel in Beschlos	n=15 n=1 n=4	allg. AM n=18 (21,6%)	
	Firmen n=3 (3,6%)	Verbleib in Firmen	n=3	Firmen n=9 (10,8%)	Verbleib in Firmen Verbleib in WfB Wechsel in Beschlos	n=7 n=1 n=1	Firmen n=7 (8,3%)	
	WfB n=6 (7,2%)	Verbleib in WfB	n=6	WfB n=10 (12,0%)	Verbleib in WfB Wechsel in AT	n=9 n=1	WfB n=15 (18,4%)	
	AT n=41 (49,5%)	Verbleib in AT Wechsel auf allg. AM Wechsel in Firmen Wechsel in WfB Wechsel in Beschlos	n=23 n=7 n=2 n=3 n=6	AT n=25 (30,1%)	Verbleib in AT Wechsel auf allg. AM Wechsel in WfB Wechsel in Beschlos	n=16 n=3 n=4 n=2	AT n=19 (22,8%)	
	Beschlos n=15 (18,1%)	Verbleib in Beschlos Wechsel in Firmen Wechsel in WfB Wechsel in AT	n=9 n=4 n=2 n=1	Beschlos n=19 (22,9%)	Verbleib in Beschlos Wechsel in AT	n=17 n=2	Beschlos n=24 (28,9%)	

allg. AM = allgemeiner Arbeitsmarkt, WfB = Werkstatt für Behinderte, AT = ambulante Arbeitstherapie, Firmen = Selbsthilfe- und Zuverdienstfirmen, Beschlos = Beschäftigungslos. Mehrfache Wechsel des Arbeitsplatzes zwischen den Untersuchungszeitpunkten wurden bei dieser Darstellung nicht berücksichtigt

4.5.2
Bewertungen des Rehabilitationsergebnisses

Die Bewertung des Rehabilitationserfolges hängt von den gewählten Erfolgskriterien ab. Hier werden die drei Maßstäbe zur Erfolgsbewertung angelegt, die im Kapitel 2 ausführlich beschrieben und begründet wurden. Zunächst wird die erreichte Arbeitsintegration nach drei Jahren zum Maßstab und als Erfolgskriterium genommen. Als zweites werden die relativen Veränderungen, also Verbesserungen bzw. Verschlechterungen der Arbeitssituation betrachtet und als drittes wird als Erfolgskriterium angelegt, inwieweit Patienten ihre selbstformulierten Ziele erreicht haben (goal attainment).

Läßt man die Einzelheiten des Verlaufes außer acht und betrachtet zunächst die Arbeitssituation der Patienten zum Ende der Untersuchung, lassen sich Rehabilitationserfolge direkt aus Tabelle 15 ablesen. Dabei kann man - ausgehend vom gemeinsamen Startpunkt der Patienten in der ambulanten Arbeitstherapie - den Erfolg einer Rehabilitation differenziert bewerten.

Eine Rehabilitation wird als *sehr erfolgreich* bezeichnet, wenn Patienten zum Ende des Untersuchungszeitraumes auf dem allgemeinen Arbeitsmarkt beschäftigt sind oder eine schulische Ausbildung, ein Studium, Maßnahmen in Berufsbildungs- bzw. Berufsförderungswerken oder in anderen Einrichtungen eine überbetrieblichen Ausbildung absolvieren. Nach drei Jahren sind in diesem Sinne n=18 Patienten (22%) sehr erfolgreich rehabilitiert. Die Erfolgsquote ist unabhängig vom Untersuchungszeitraum. Sie bleibt über die drei Jahre annähernd konstant. Nach einem unwesentlichen Anstieg nach zwei Jahren kehrt sie im dritten Jahr auf exakt den Wert des ersten Jahres zurück.

Eine Rehabilitation wird als *erfolgreich* bezeichnet, wenn Untersuchte nach drei Jahren einer bezahlten Beschäftigung in einem beschützten Arbeitsverhältnis nachgehen. Nach diesem Kriterium sind n=22 Patienten (27%) erfolgreich rehabilitiert. Diese Erfolgsquote steigt über die drei Jahre kontinuierlich an: 11% nach einem Jahr, 23% nach zwei und 27% nach drei Jahren.

Als *geringer Erfolg* einer Rehabilitation wird bewertet, wenn Patienten nach drei Jahren weiterhin in der ambulanten Arbeitstherapie beschäftigt sind, also zumindest einer regelmäßigen Beschäftigung außerhalb ihres Wohnsitzes nachgehen. Nach diesem Kriterium sind nach drei Jahren n=19 Patienten (23%) mit zumindest geringem Erfolg rehabilitiert. Diese Quote sinkt über die drei Jahre kontinuierlich ab: 50% nach einem Jahr, 30% nach zwei und 23% nach drei Jahren.

Bei den Patienten, die zum Ende unserer Untersuchung beschäftigungslos sind, ist die Rehabilitation eindeutig als *nicht erfolgreich* zu bewerten. Dies gilt für n=24 (29%) der Untersuchten dieser Stichprobe. Die Zahl der nicht erfolgreich rehabilitierten Patienten steigt in den drei Jahren kontinuierlich an.

4.5 Ergebnisse: schizophrene Patienten

Tabelle 16: Bewertung des Rehabilitationserfolges von 83 schizophrenen Patienten der ambulanten Arbeitstherapie nach drei Jahren

Erfolgsbeurteilung	Kriterium	Patienten (n=83)	Erfolge (kumulativ)
sehr erfolgreich	allgemeiner Arbeitsmarkt	n=18 (21,6%)	n=18 (21,6%)
erfolgreich	beschützter Arbeitsmarkt	n=22 (26,7%)	n=40 (48,3%)
geringer Erfolg	ambulante Arbeitstherapie	n=19 (22,8%)	n=59 (71,1%)
nicht erfolgreich	beschäftigungslos	n=24 (28,9%)	--

Fast die Hälfte der Patienten ist somit nach drei Jahren zumindest erfolgreich rehabilitiert, da sie einer bezahlten Arbeit außerhalb des psychiatrischen Krankenhauses nachgehen. Dagegen muß man bei gut einem Viertel der Untersuchten von einem Mißerfolg der Arbeitsrehabilitation sprechen.

Um die Veränderungen der Arbeitsintegration zwischen den beiden Untersuchungszeitpunkten in die Kategorien *Verbesserungen, Verschlechterungen* oder *unverändert* einzuordnen, gehen wir von der im Kapitel 2 erläuterten Rangreihe der fünf Stufen der Arbeitsintegration aus.

Vom Startpunkt der ambulanten Arbeitstherapie aus gibt es nur eine Möglichkeit der Verschlechterung (Wechsel in Beschäftigungs- bzw. Arbeitslosigkeit). Alle anderen Veränderungen stellen eine Verbesserung dar, wobei diese um eine, zwei oder drei Stufen erfolgen kann. Bei 40 Patienten (48%) hat sich die Arbeitsintegration nach drei Jahren verbessert, bei 24 (29%) verschlechtert und bei 19 (23%) ist sie unverändert geblieben. Von den 40 erfolgreichen Patienten verbesserte sich die Arbeitsintegration bei 20 um eine, bei 2 um zwei und bei 18 um drei Stufen. Abgesehen von dieser Differenzierung ergibt der zweite Maßstab keine wesentlichen neuen Aspekte. Dies hängt mit der Ausgangslage der Patienten in der Arbeitstherapie zusammen, von der aus es nur eine Möglichkeit der Verschlechterung gibt.

In Anlehnung an die in der Psychotherapieforschung verwendete Methode des „goal attainment" (Kirusek & Lund 1979, Lewis et al. 1987) wird bei diesem Ansatz der Erfolgsbewertung ausschließlich die Frage berücksichtigt, inwieweit die Untersuchten ihre selbstgesteckten Ziele erreichen. Dieses Kriterium trägt besonders der Tatsache Rechnung, daß gerade chronisch Kranke in vielen Fällen einen "Fortschritt" und eine Normalisierung ihrer Arbeitsverhältnisse, wie z.B. die Integration in den allgemeinen Arbeitsmarkt, überhaupt nicht (mehr) anstreben. Es werden die eingangs geäußerten beruflichen Zukunftserwartungen mit dem tatsächlichen Rehabilitationsergebnis nach drei Jahren verglichen. Dabei wird festgestellt, inwieweit die geäußerten Erwartungen erreicht, übertroffen oder enttäuscht (untertroffen) wurden.

Tabelle 17: Berufliche Zukunftserwartungen bei Eingangsuntersuchung und Rehabilitationsergebnis nach 3 Jahren von 78 schizophrenen Patienten der ambulanten Arbeitstherapie *

Erwartung war:	eingetroffen (n=34)	übertroffen (n=15)	enttäuscht / untertroffen (n=29)
allgemeiner Arbeitsmarkt (n=34)	n=12	--	n=22
beschütztes Arbeitsverhältnis (n= 8)	n= 7	n = 0	n= 1
Arbeitstherapie (n=34)	n=15	n =13	n= 6
beschäftigungslos (n= 2)	n= 0	n = 2	--

Fünf Patienten, die unklare Zukunftserwartungen geäußert hatten, wurden nicht berücksichtigt

Bei der Eingangsuntersuchung erwarteten 34 Patienten (41%) einen Wechsel auf den allgemeinen Arbeitsmarkt bzw. einen vergleichbaren rehabilitativen Fortschritt (Umschulungsmaßnahme, Ausbildung etc.). Ebenso viele erwarteten in der Arbeitstherapie zu verbleiben. Acht Patienten gingen von einem Wechsel in ein beschütztes Arbeitsverhältnis aus, 5 äußerten sich bzgl. der beruflicher Perspektive unbestimmt und nur 2 erwarteten beschäftigungslos zu werden. Nach drei Jahren hat knapp die Hälfte der Patienten, die eine klare Zukunftserwartung geäußert hatten (34 von 78), dieses Ziel erreicht. Ein Fünftel der Patienten hat diese Erwartungen sogar übertroffen. Somit wurden nach diesem Kriterium 49 Patienten, also beinahe zwei Drittel, erfolgreich rehabilitiert. Bei dem verbleibenden Drittel (29 Patienten) blieb das Rehabilitationsergebnis mehr oder weniger deutlich hinter den Erwartungen zurück. Dies betrifft in erster Linie die 22 Patienten, die eine Integration auf den allgemeinen Arbeitsmarkt nicht erreicht haben.

4.5.3
Verlaufstypen und kasuistische Darstellungen

Betrachtet man nicht nur die jährlichen Untersuchungszeitpunkte, sondern den Verlauf im gesamten dreijährigen Untersuchungszeitraum, lassen sich die individuellen Rehabilitationsverläufe der Patienten auf der Grundlage der monatlich erfaßten Arbeitssituation zu fünf Verlaufstypen zusammenfassen. Dabei bedeutet:

Verlaufstyp 1: Integration in den allgemeinen Arbeitsmarkt oder in weiterführende Maßnahmen der beruflichen Rehabilitation. Diese Patienten wechseln von der Arbeitstherapie in Arbeitsverhältnisse auf dem allgemeinen Arbeitsmarkt oder in weiterführende Rehabilitationsmaßnahmen (z.B. Berufsbildungs-, Berufsförderungswerke, überbetriebliche Ausbildung) und bleiben dort. Ihre positive Entwicklung verläuft gradlinig, in einigen Fällen über Zwischenschritte wie extramurale Praktika innerhalb der Arbeitstherapie.

Verlaufstyp 2: Gescheiterter Versuch einer Integration auf den allgemeinen Arbeitsmarkt, mehrfache Arbeitsplatzwechsel. Alle diese Patienten haben in den drei Jahren einen oder mehrere Arbeitsversuche auf dem allgemeinen Arbeitsmarkt unternommen. Sie erreichen jedoch keine dauerhafte berufliche Integration und sind zwischenzeitlich arbeitslos und/oder in verschiedenen beschützten Arbeitsverhältnissen beschäftigt gewesen. Zum Ende der Untersuchung ist der Rehabilitationsprozeß bei den meisten noch nicht zu einem stabilen Ergebnis gekommen. Die Patienten haben noch keinen ihren Fähigkeiten und Ansprüchen angemessenen Arbeitsplatz gefunden.

Verlaufstyp 3: Integration in beschützte Arbeitsverhältnisse. Diese Patienten wechseln von der Arbeitstherapie in Selbsthilfe- und Zuverdienstfirmen oder Werkstätten für Behinderte und bleiben dort. Die Arbeitsplätze sind außerhalb des psychiatrischen Krankenhauses. In aller Regel handelt es sich um bezahlte Arbeitsverhältnisse.

Verlaufstyp 4: Verbleib in der ambulanten Arbeitstherapie. Diese Patienten bleiben - allenfalls mit kurzen Unterbrechungen - in den drei Jahre in der ambulanten Arbeitstherapie.

Verlaufstyp 5: Wechsel in dauerhafte Beschäftigungslosigkeit. Diese Patienten scheiden aus der Arbeitstherapie aus und bleiben im Untersuchungszeitraum beschäftigungslos. Sie unternehmen keine weiteren Versuche einer Arbeitsrehabilitation.

Tabelle 18: Fünf Typen von Rehabilitationsverläufen über 3 Jahre von 83 schizophrenen Patienten der ambulanten Arbeitstherapie

Typ 1:	Integration in den allgemeinen Arbeitsmarkt	n = 16	(19,3%)
Typ 2:	Integration gescheitert, mehrfache Arbeitsplatzwechsel	n = 17	(20,5%)
Typ 3:	Integration in beschützte Arbeitsverhältnisse	n = 19	(22,9%)
Typ 4:	Verbleib in der ambulanten Arbeitstherapie	n = 18	(21,6%)
Typ 5:	Wechsel in dauerhafte Beschäftigungslosigkeit	n = 13	(15,7%)

Zwischen den beiden Arten der Darstellung - der jährlich erfaßten Arbeitssituation (Tabelle 15) und den Verlaufstypen (Tabelle 18) - ergeben sich aufgrund der unterschiedlichen Perspektive kleine Inkongruenzen, die im folgenden benannt und erläutert werden sollen. Drei Patienten, die dem Verlaufstyp 4 (Verbleib in der ambulanten Arbeitstherapie) zugeordnet wurden, stellen sich in der Querschnittsbetrachtung als Wechsler zwischen ambulanter Arbeitstherapie, Arbeitslosigkeit und erneuter ambulanter Arbeitstherapie dar. Bei kasuistischer Betrachtung wird deutlich, daß alle drei Patienten die Arbeitstherapie wegen einer psychischen Krise lediglich unterbrochen hatten. Zwei Patienten, die dem Verlaufstyp 3 (Integration in beschützte Arbeitsverhältnisse) zugeordnet wurden, waren zwischen der Arbeitstherapie und dem Beginn der Tätigkeit in einer Zuverdienstfirma kurze Zeit arbeitslos und erscheinen in der Tabelle 17 als Wechsler zwischen ambulanter Arbeitstherapie, Arbeitslosigkeit und Firmen.

Wie nicht anders zu erwarten, ergeben sich ungefähr die gleichen Zahlen wie bei der Erfolgsbewertung nach den ersten beiden Maßstäben. Es geht hier aber nicht um eine erneute Auszählung, sondern um eine andere Perspektive. Durch die Bildung von Verlaufstypen, die auf dem *Rehabilitationsverlauf* in den drei Jahren fußen, entstehen homogenere Patientengruppen als bei der Erfolgsbewertung, bei der nur der Endpunkt unserer Untersuchung berücksichtigt wurde.

Anhand von Daten zu den Rehabilitationsverläufen der einzelnen Typen und Kasuistiken sollen die fünf Verlaufstypen nun näher erläutert werden.

Verlaufstyp 1: Die 16 Patienten dieser Gruppe erreichen eine unterschiedliche Integration in das normale Arbeitsleben. Bei der Abschlußuntersuchung arbeiten 9 vollzeitig, 2 halbtags und 2 für 10 Std. pro Woche auf dem allgemeinen Arbeitsmarkt. Die übrigen 3 absolvieren vollzeitige Ausbildungs- bzw. Umschulungsmaßnahmen in Berufsförderungswerken oder überbetrieblichen Ausbildungszentren. Neun Arbeitsverhältnisse sind unbefristet, 13 sind sozialversicherungspflichtig. Zwölf Patienten bestreiten ihren Lebensunterhalt ganz oder überwiegend durch Lohn bzw. Gehalt. Kein Patient dieser Gruppe war in den drei Jahren arbeits- oder beschäftigungslos.

Die Patienten waren im Mittel für 21 Monate in der ambulanten Arbeitstherapie rehabilitiert worden, allerdings mit einer großen Spanne von 5 bis 64 Monaten. Die Hälfte nahm weniger als 12 Monate an der Maßnahme teil, je ein Viertel für maximal zwei Jahre bzw. länger. Fünf Patienten absolvierten im Rahmen der Arbeitstherapie extramurale Praktika.

Ein besonders günstiges Ergebnis einer sehr langen Rehabilitation in der ambulanten Arbeitstherapie soll das folgende Beispiel verdeutlichen. Im Einzelfall sind auch nach sehr langen Phasen scheinbaren Stillstandes noch erhebliche Entwicklungen möglich.

Herr T. (30 Jahre) erkrankte erstmals schizophren während seiner Lehre. Nach Abschluß der Ausbildung verlor er jedoch seine Arbeitsstelle und war lange arbeitslos. Seit einem Unfall (ohne Kopfverletzung) bezieht er Erwerbsunfähigkeitsrente. Nach der zweiten Krankheitswelle setzte er die während der stationären und tagesklinischen Behandlung begonnene Arbeitstherapie ambulant fort und nahm dafür eine tägliche Fahrtzeit von fast zwei Stunden in Kauf. Er arbeitete in einem Betrieb des Klinikums in seinem erlernten Beruf. Insgesamt blieb er von Anfang 1986 bis Ende 1991 fast 6 Jahre in der ambulanten Arbeitstherapie. Er war stolz darauf, einen quasi Mitarbeiterstatus in "seiner Abteilung" zu haben, ließ sich in die Dienstpläne eintragen, beantragte Urlaub etc. Die fehlende Bezahlung sah er als zweitrangig an gegenüber der Tatsache "etwas zu tun zu haben".

Nach fünf Jahren äußerte er erstmals Pläne, seinen Lebensunterhalt wieder selbst zu verdienen und die Rente auslaufen zu lassen. Da eine Übernahme in eine Planstelle nicht möglich war und eine Rückkehr in den alten Beruf ausschied, beantragte er in Absprache mit seinem Nervenarzt und der Arbeitstherapie eine Umschulungsmaßnahme zum Heizungsmonteur beim Arbeitsamt. Die Umschulung erfolgte in einem Berufsförderungswerk am Heimatort. Zum Ende dieser Untersuchung stand Herr T. kurz vor dem erfolgreichen Abschluß.

Die Patienten dieser Gruppe zeichnen sich durch ein hohes Maß an Motivation und Kooperationsbereitschaft aus. Alle sind sehr motiviert zu arbeiten. Dies gilt auch für die Patienten, die ihren Lebensunterhalt durch Rente hätten sichern können. Sie streben eine möglichst normale berufliche Integration an. Sie sind bereit,

4.5 Ergebnisse: schizophrene Patienten

dafür Hilfen in Anspruch zu nehmen und sich auf einen längerfristig geplanten Rehabilitationsprozeß einzulassen. Das bedeutet in der Praxis z.B. auch, unbezahlte Praktika zu absolvieren, zeitweise Arbeiten zu übernehmen, die als unterfordernd oder sogar langweilig empfunden werden, sich von Rückschlägen nicht entmutigen zu lassen, bürokratisch bedingte Wartezeiten (z.B. auf den Beginn von Maßnahmen) zu akzeptieren und die weiteren Rehabilitationsschritte gemeinsam mit den behandelnden Ärzten und psychosozialen Betreuern abzustimmen.

Die Hälfte der 16 Patienten unternahm den Schritt von der Arbeitstherapie auf den allgemeinen Arbeitsmarkt mit Unterstützung der Beratungsstellen zur beruflichen Eingliederung des Psychosozialen Fachdienstes (s. Kapitel 7). Bei drei anderen Patienten wurde dieser Schritt von den Mitarbeitern der Arbeitstherapie begleitet, in zwei Fällen waren Betreuer aus Übergangshäusern beteiligt und in einem Fall konnten Eltern ihren Einfluß geltend machen. Nur zwei Patienten suchten sich ihren neuen Arbeitsplatz ganz ohne Unterstützung anderer.

Im folgenden Beispiel soll die Zusammenarbeit zwischen der Arbeitstherapie und einem außerklinischen Dienst, einer Beratungsstelle zur beruflichen Eingliederung, beschrieben werden. Dabei wird eine typische Zusammenarbeit und Aufgabenverteilung deutlich.

Frau L, 28 Jahre. Frau L. hatte nach dem Abitur ein Studium begonnen. Um "ihren Eltern nicht auf der Tasche liegen zu müssen" jobbte sie regelmäßig in den Semesterferien und nahm später eine Stelle als studentische Hilfskraft an. Nach der ersten psychischen Krise kam sie im Studium nur noch langsam voran. Dies führte zu erheblichen Konflikten mit den sehr leistungs- und erfolgsorientierten Eltern. Nach einer Trennung traten erstmals psychotische Ängste, paranoides Erleben und Denkstörungen auf. Nach der 3. stationären Behandlung brach sie das Studium ab, in dem sie schon seit zwei Jahren keine Leistungsnachweise mehr hatte erbringen können. Durch die Exmatrikulation verlor sie auch die (schon auf die halbe Arbeitszeit reduzierte) Stelle als studentische Hilfskraft. Durch ihren Arzt wurde sie in die ambulante Arbeitstherapie überwiesen.

In der Arbeitstherapie war sie anfangs übermotiviert, drängte trotz ihrer erheblichen Konzentrationsstörungen und dem geringen Durchhaltevermögen auf eine Steigerung der Stundenzahl und der Anforderungen. Sie fühlte sich von seiten der Familie, von der sie jetzt finanziell vollständig abhängig war, unter erheblichem Druck, möglichst bald irgendeine bezahlte Arbeit anzunehmen. Sie fürchtete ansonsten ihre Wohnung zu verlieren und zur Familie zurückziehen zu müssen.

Nach 8 Monaten Arbeitstherapie, in der sie auch im Zusammenhang mit einer medikamentösen Umstellung erhebliche Fortschritte gemacht hatte, wurde von der Arbeitstherapie der Kontakt zur Beratungsstelle für berufliche Eingliederung (Psychosozialer Fachdienst) vermittelt. Abgesprochen wurde dort, zunächst einen geeigneten Arbeitsplatz im Bürobereich eines Betriebes zu finden, um dort befristet für ein Jahr zu arbeiten. Die Maßnahme sollte über das gemeinsame Förderprogramm der Hauptfürsorgestelle und des Landesarbeitsamtes "Aktion Integration" finanziert werden. Vor dem Hintergrund des sich zuspitzenden Konfliktes mit den Eltern und der prekären finanziellen Situation brach Frau L. die Arbeitstherapie ab, nachdem sie durch Zufall eine Teilzeitstelle (ohne Steuerkarte) gefunden hatte. Die unqualifizierte Tätigkeit, die ungewohnte körperliche Belastung und der Umgang mit den Kollegen verunsicherten Frau L. in den nächsten Wochen sehr. Sie klagte wieder über mehr Ängste, fühlte sich überfordert und überlegte sogar ihre Wohnung aufzugeben, nach Hause zurückzuziehen und keine weiteren Arbeitsversuche zu unternehmen. Letztlich durch glückliche Umstände gelang es in relativ kurzer Zeit einen geeigneten Arbeitsplatz zu finden und die Finanzierung durch das

Programm "Aktion Integration" abzusichern. Nach dem einjährigen Praktikum wurde Frau L. von dem Betrieb in ein Lehrverhältnis übernommen. Sie wird weiter von dem Mitarbeiter der Beratungsstelle betreut.

Entscheidend für den Erfolg der Arbeitsrehabilitation ist die Bereitschaft der Patienten, sich von alten (hohen) beruflichen Zielen zu trennen und neue, den veränderten Bedingungen angepaßte, Berufstätigkeiten zu akzeptieren. Dabei müssen die Betroffenen häufig einen beruflichen Abstieg in Kauf nehmen. Bezogen auf die letzte berufliche Tätigkeit bzw. die letzte Ausbildungssituation vor Beginn der Rehabilitation trifft dies für 10 der 16 Patienten zu. Im einzelnen sind es 4 Patienten, die ein Hochschulstudium abbrechen mußten und derzeit eine Berufsausbildung absolvieren und 6 Patienten mit abgeschlossener Berufsausbildung und/oder langjähriger Berufserfahrung, die weniger qualifizierte Tätigkeiten oder Teilzeitstellen akzeptieren mußten. Nur 3 Patienten arbeiten zum Ende der Untersuchung auf Arbeitsplätzen, die ihrer beruflichen Qualifikation und der zuletzt ausgeübten Tätigkeit in etwa entsprechen. Drei Patienten sind beruflich aufgestiegen. Dabei handelt es sich allerdings in zwei Fällen um junge Patienten, die nach dem Abitur erkrankten, keinen Einstieg in das Berufsleben fanden und jetzt eine Berufsausbildung absolvieren. Ihr Aufstieg ist bei genauer Betrachtung also ein Einstieg in das Berufsleben, der bedingt durch die Krankheit bisher nicht stattgefunden hatte. Nur ein Patient konnte seine berufliche Karriere als Verwaltungsangestellter erfolgreich fortsetzen.

Ein weiterer wesentlicher Faktor für den Rehabilitationserfolg ist die Toleranz und Unterstützung durch die Betriebe, in denen die Patienten nach der Arbeitstherapie beschäftigt waren. Ähnliches gilt in einigen Fällen für Kostenträger von Rehabilitationsmaßnahmen. Dabei muß man berücksichtigen, daß (mit Ausnahme der 2 Patienten, die ihren Arbeitsplatz selbständig gesucht hatten) allen Arbeitgebern die psychiatrische Vorgeschichte ihrer neuen Mitarbeiter bekannt war. Insofern handelt es sich bereits um eine Positivauswahl. Bei 11 der 16 Patienten lassen sich darüber hinaus besonders günstige betriebliche Bedingungen identifizieren: Bereitschaft zu Kontakten und Absprachen mit den betriebsfremden psychosozialen Betreuern, Toleranz gegenüber krankheitsbedingten Fehlzeiten gerade am Beginn einer Maßnahme, Bereitschaft, betriebliche Arrangements im Sinne der neuen Mitarbeiter zu modifizieren, Übernahme nach zeitlich befristeten Maßnahmen in Ausbildungs- oder unbefristete Arbeitsverhältnisse etc.

Am dritten Beispiel lassen sich die günstigen betrieblichen Bedingungen besonders gut verdeutlichen. Sie sind der wesentliche Grund dafür, daß die Patientin trotz eines Rezidivs ihre Berufsausbildung fortsetzten konnte.

Fr. M., 36 Jahre. Nach dem Abitur hatte Frau M. ihr Studium mit dem Staatsexamen abgeschlossen. Nach einem halben Jahr im Referendariat erkrankte sie erstmals. Es folgten zwei mißglückte Arbeitsversuche, die jeweils wegen Krankheitsrezidiven und langen stationären und tagesklinischen Behandlungen abgebrochen werden mußten. Bei der Eingangsuntersuchung war Fr. M. seit vier Monaten in der ambulanten Arbeitstherapie. Sie setzte die während der letzten stationären Behandlung begonnene Arbeitstherapie nach der Entlassung im Bürobereich fort. Im Rahmen einer Bewerbung zu einer Ausbildung dekompensierte sie erneut psychotisch und wurde wieder für 3 Monate stationär behandelt. Die Arbeitstherapie setzte sie an der gleichen Stelle während der stationären Behandlung fort. Nach der Entlassung fand sie mit Hilfe der Arbeitstherapie einen Praktikumsplatz in einem Industriebetrieb. Gemeinsam mit dem Arbeitsamt, der Arbeitstherapie und dem sehr kooperationsbereiten Arbeitgeber wurde eine zweijährige Umschulungsmaßnahme vereinbart, die sich direkt an das erfolgreich absolvierte Praktikum anschloß. Während Fr. M. die fachlichen Arbeitsanforderungen im Betrieb zunächst ohne große Mühen bewältigte, waren die sozialen Beziehungen zu den Kollegen und den viel jüngeren Mitschülern in der Berufsschule von Anfang an schwierig. Frau M. fühlte sich unsicher, war sehr still und zurückgezogen und sehr überrascht, als einige Kollegen dies als Überheblichkeit einer "Studierten" interpretierten. Ein halbes Jahr nach Beginn der Umschulung kam es zu einer erneuten psychotischen Krise und einer 6wöchigen stationären Behandlung. Trotz dieses Rückfalls war der Betrieb bereit, die Ausbildung fortzusetzen und stimmte auch einer längeren Wiedereingliederungszeit mit langsamer Steigerung der Arbeitszeit zu. Auch das Arbeitsamt zeigte sich kooperationsbereit und stimmte einer Verlängerung bzw. einem Neubeginn der Umschulungsmaßnahme zu. Der Betrieb stellte als einzige Bedingung für die Weiterbeschäftigung, daß Fr. M einen Ansprechpartner aus dem psychosozialen Bereich angeben sollte. Ein Mitarbeiter der Arbeitstherapie übernahm diese Aufgabe.

Dieses Beispiel verdeutlicht auch das Zusammenspiel der verschiedenen Faktoren. Ein Rückschlag wie eine erneute stationäre Behandlung kann nur dann kompensiert werden, wenn auf der anderen Seite besonders günstige Bedingungen bestehen - in diesem Fall die überdurchschnittliche Kooperationsbereitschaft des Arbeitgebers und des Arbeitsamtes. Eine weitere Voraussetzung für den günstigen Verlauf ist, daß die Patientin trotz der vorangegangenen Schwierigkeiten und der erneuten Krise sehr motiviert war, die Ausbildung fortzusetzen. Darüber hinaus spielt eine Rolle, daß dem Betrieb mit dem Mitarbeiter der Arbeitstherapie ein kompetenter und auch der Patientin gut bekannter Ansprechpartner zur Verfügung stand.

Verlaufstyp 2: Diese 17 Patienten stellen eine inhomogene Gruppe dar. Gemeinsam ist ihnen, daß sie im Untersuchungszeitraum einen oder mehrere Arbeitsversuche auf dem allgemeinen Arbeitsmarkt unternahmen, die jedoch scheiterten. Im übrigen aber waren Ausmaß und Dauer der beruflichen Integration auf dem allgemeinen Arbeitsmarkt sehr unterschiedlich. Die meisten von ihnen (n=10) unternahmen einen Arbeitsversuch, 3 Patienten hatten zwei, 3 Patienten sogar drei und ein Patient hatte sechs verschiedene Stellen auf dem allgemeinen Arbeitsmarkt. Die Beschäftigungszeiten in diesen Arbeitsverhältnissen lagen zwischen 2 und 23 Monaten. Es handelte sich neben unbefristeten, vollzeitigen Arbeitsverhältnissen um Praktika, Ausbildungsverhältnisse und befristete Teilzeitstellen. Zum Ende der Untersuchung waren 11 Patienten beschäftigungslos, 2 im Arbeitstrainingsbereich einer Werkstatt, je einer in einer Zuverdienstfirma bzw. in der ambulanten Arbeitstherapie und 2 seit kurzem wieder in Teilzeitstelle auf dem allgemeinen Arbeitsmarkt.

Die 17 Patienten blieben 4 bis 53 Monate, im Mittel für 18 Monate, in der ambulanten Arbeitstherapie. Etwa die Hälfte der Untersuchten war kürzer als ein Jahr in der Maßnahme und je ein Viertel bis zu zwei Jahren bzw. länger.

Zwölf der 17 Patienten waren mit ihrer Tätigkeit auf dem allgemeinen Arbeitsmarkt offensichtlich überfordert. Sie klagten über mehr Symptome, schlechteres Befinden und Überlastung. 11 Patienten mußten erneut stationär behandelt werden. In diesem Zusammenhang wurde in mehreren Fällen gekündigt, oder zeitlich befristete Maßnahmen wurden vorzeitig abgebrochen. Bei einigen dieser Patienten verläuft die Rehabilitation "kreisförmig": sie verbessern sich, sind den Anforderungen aber nicht dauerhaft gewachsen, scheitern (wieder) und nehmen einen neuen Anlauf. Das nächste Beispiel schildert einen derartigen Rehabilitationsverlauf.

Frau L. (40 J.) ist gelernte Arzthelferin. Nach dem Realschulabschluß absolvierte sie ihre Berufsausbildung und arbeitete 12 Jahre sehr engagiert und erfolgreich in ihrem Beruf. Im Rahmen einer Psychotherapiegruppe, an der sie wegen einiger "schlimmer Erfahrungen in der Kindheit" teilnahm, dekompensierte sie erstmals psychotisch und mußte für 2 Jahre stationär behandelt werden. Frau L. verlor ihren Arbeitsplatz, wurde berentet, traute sich überhaupt nichts mehr zu und lebte sehr zurückgezogen und isoliert. Im Anschluß an die zweite stationäre Behandlung (5 Monate) begann sie in der ambulanten Arbeitstherapie. Im Vordergrund der Beschwerden standen eine erhebliche Antriebsschwäche, Konzentrationsstörungen, geringe Belastbarkeit, depressive Verstimmung und eine große Ängstlichkeit und Unsicherheit. Darüber hinaus klagte Frau L. vor allem über ihre innere Gefühllosigkeit. Gleichwohl war sie hochmotiviert bzgl. einer beruflichen Wiedereingliederung und betrachtete die Arbeitstherapie als mittelfristige Trainingsmaßnahme.

Frau L. absolvierte ein sehr intensives Behandlungs- und Rehabilitationsprogramm. Darunter verbesserten sich ihr gesundheitlicher Zustand und ihre Leistungsfähigkeit erheblich. Sie steigerte ihre Arbeitszeit auf 15 Stunden pro Woche und übernahm neue Aufgaben. Die Symptomatik trat objektiv, vor allem aber in ihrem subjektiven Erleben mehr und mehr in den Hintergrund, die Medikamente konnten reduziert werden, Frau L. unternahm mehr in der Freizeit und fühlte sich besonders in einer Selbsthilfegruppe, aber auch bei früheren Bekannten sozial gut integriert.

Sie begann sich nach einer Zuverdienstmöglichkeit zu ihrer Rente außerhalb der Arbeitstherapie umzusehen. Eine Rückkehr in ihren alten Beruf schloß sie derzeit noch aus. Durch Hinweise von Bekannten wurde sie auf die Möglichkeit aufmerksam, stundenweise bei einer privaten Organisation zu arbeiten, die ambulante Pflege für ältere Menschen anbietet. Trotz wiederholt geäußerter Bedenken (Belastungen durch eine soziale Tätigkeit, viel Umgang mit Menschen etc.) entschied sich Frau L. für diese Arbeit, da sie in der Nähe ihrer Wohnung war, sie die Aufgabe reizvoll fand und eine flexible Stundenzahl und Einteilung der Arbeitszeit möglich war. Zunächst nahm sie diese Tätigkeit parallel zur Arbeitstherapie auf. Nach einem guten Start und ersten positiven Erfahrungen mit der neuen Tätigkeit schied sie aus der Arbeitstherapie aus. Subjektiv erlebte sie diesen Schritt als eine wesentliche Normalisierung ihrer Lebensumstände, war sehr stolz über das erste, wieder selbst verdiente Geld und überlegte, die Rente mittelfristig auslaufen zu lassen.

Im nächsten Jahr steigerte Frau L. ihre Arbeitszeit auf 20 Stunden pro Woche. Wegen des höheren Verdienstes fand sie eine Regelung mit dem Arbeitgeber. Die Medikamente wurden weiter reduziert. Als erste Krisenzeichen bemerkbar waren, lehnte Frau L. eine erneute Erhöhung ab. Sie beschäftigte sich in ihrer Freizeit wieder mehr mit religiösen Themen, ging nur noch unregelmäßig zu ihrer Gruppe und berichtete von "alten Ängsten", die sie psychotherapeutisch bearbeiten wollte. Obwohl ernsthafte Zeichen einer erneuten Krise sichtbar waren, gelang es nicht, eine erneute psychotische Welle abzuwenden. Frau L. wurde stationär aufgenommen und für fast ein Jahr behandelt. Nach der Entlassung will sie die Arbeitstherapie wiederaufnehmen.

Andere Patienten unternehmen wiederholte kurzfristige Arbeitsversuche an verschiedenen Stellen, die immer wieder abgebrochen werden. Die Entscheidung für einen Wechsel von der Arbeitstherapie auf den allgemeinen Arbeitsmarkt erscheint in einigen Fällen nicht das Ergebnis einer realistischen Abwägung zwischen den eigenen Interessen und Fähigkeiten und den Anforderungen des Arbeitsplatzes zu sein. Eher entspringt sie dem Wunsch, "irgend etwas zu tun", irgendeine Veränderung herbeizuführen. Die Patienten erleben die Beschäftigung in der ambulanten Arbeitstherapie ebenso wie die angebotene Unterstützung bei der Suche eines geeigneten Arbeitsplatzes als Kränkung. Die Entscheidung zu einem Arbeitsversuch erscheint in einigen Fällen mehr ein verzweifelter Autonomiebeweis zu sein. In drei Fällen war dieser Wechsel mit einer Unterbrechung der ärztlichen Behandlung oder dem Absetzen der Medikation verbunden. Das nächste Beispiel verdeutlicht diese Problematik.

Herr T., (27 Jahre) scheiterte nach dem Realschulabschluß in seiner Berufsausbildung. Anschließend arbeitete er in verschiedenen Jobs, AB-Maßnahmen und absolvierte verschiedene kurzfristige Qualifikationsmaßnahmen des Arbeitsamtes. Im Alter von 23 Jahren erkrankte Herr T. erstmals und wurde für 6 Monate stationär und tagesklinisch behandelt. Nach der Entlassung schaffte er das Abitur auf einem Abendgymnasium, scheiterte aber wieder in der darauf folgenden Lehre. Es folgten drei weitere kürzere stationäre Aufnahmen. Nach der letzten Entlassung blieb Herr T. weiter in der ambulanten Arbeitstherapie. Seine Leistungen, die Regelmäßigkeit der Teilnahme und seine Motivation schwankten erheblich. Zum Teil fühlte er sich durch die Arbeitstherapie unterfordert, gelangweilt, durch die "viel kränkeren" Mitpatienten gestört. Andererseits klagte er immer wieder über Konzentrationsstörungen bei der Arbeit, geringe Belastbarkeit, Ablenkbarkeit und innere Unruhe. Trotz der unregelmäßigen Teilnahme wurde ein Praktikum in einer Bibliothek vereinbart. Kurz vor Beginn der Maßnahme meldete sich Herr T. kurzfristig von der Arbeitstherapie ab. Er hatte eine Stelle im Betrieb eines Verwandten angeboten bekommen und kurzfristig zugesagt, obwohl ein Wohnortwechsel damit verbunden war. Nach vier Monaten brach er die Arbeit dort ab, zog zurück zu den Eltern und meldete sich nach einem halben Jahr wieder in der Arbeitstherapie. Zunächst war er froh, "unter Menschen zu kommen" und "wenigstens für ein paar Stunden etwas zu tun zu haben". Später stellten sich die gleichen Probleme erneut ein. Herr T. war allerdings in der Lage, seine Situation und Gefühle klarer zu benennen: in der Arbeitstherapie fühlte er sich zwar stabil und sicher, gleichzeitig aber deprimierte und kränkte ihn die Situation. Es wurde vereinbart, durch Steigerung der Anforderungen und der Normalität der Umgebung eine Situation zu finden, in der sich beide Pole etwa die Waage halten. Nachdem er einen früheren Mitschüler des Abendgymnasiums getroffen hatte, unterbrach Herr T. die Arbeitstherapie jedoch erneut, um ein Studium zu beginnen. Während er sich in den ersten Wochen des Semesters sehr gut fühlte und mit Elan das Studium aufnahm, zog er sich im weiteren Verlauf immer mehr zurück, da er das Gefühl hatte, "mit den anderen nicht mitzukommen". Nach einem Suizidversuch erfolgte eine erneute stationäre Aufnahme. Bei der Abschlußuntersuchung trafen wir Herrn T. in seinem Apartment an. Er berichtete, seit der Entlassung nur sehr wenig zu unternehmen und meist allein zu sein. Einer regelmäßigen Beschäftigung ging er nicht nach, war nur noch aus formalen Gründen immatrikuliert.

Die Belastungen am Arbeitsplatz und Rezidive waren nicht in allen Fällen der wichtigste Grund für die Beendigung des Arbeitsverhältnisses. Die Patienten beklagten vielmehr, daß durch die Arbeit und die damit verbundenen Anstrengungen zuwenig Zeit und Energie für andere wichtige Entscheidungen und Entwicklungen verbleibe. Im Vordergrund ihres Interesses standen die Veränderung der Wohnsituation, die Klärung von privaten Beziehungen oder eine sinnvolle Freizeitgestaltung. Die Arbeitssituation war aus der Sicht dieser Patienten in der jetzigen Lebensphase nicht das wichtigste Ziel.

In zwei Fällen waren andere, nicht berufliche Gründe für die Beendigung des Arbeitsverhältnisses ausschlaggebend: ein Patient ließ sich nach einem Arbeitsunfall (und einer damit in Zusammenhang stehenden psychischen Verschlechterung) zu einem Auflösungsvertrag seines unbefristeten Arbeitsverhältnisses überreden; eine Patientin mußte ihre Ausbildung zunächst abbrechen, um nach der Trennung von ihrem Ehemann die Betreuung ihres Kindes zu übernehmen.

Unter der Perspektive der „Rehabilitationsabklärung" ist das Scheitern in einem Arbeitsverhältnis auf dem allgemeinen Arbeitsmarkt nicht in jedem Fall nur als Mißerfolg zu bewerten. Durch die Arbeitsversuche auf verschiedenen Arbeitsplätzen konnten Patienten ihre Belastbarkeit testen und aufgrund dieser Erfahrungen eine gut begründete Entscheidung für ihre weitere berufliche Perspektive fällen. Das zeigt das nächste Beispiel. Die Patientin arbeitet in den drei Jahren auf verschiedenen Arbeitsplätze. Eine endgültige Entscheidung über die richtige Art der Arbeitsintegration ist aber auch am Ende unseres Untersuchungszeitraumes noch nicht gefallen.

Frau N. (38 Jahre) ist Sozialarbeiterin und hatte nach kurzer Berufstätigkeit ein zweites Studium an der Universität begonnen, in dessen Verlauf sie das erstmals erkrankte und stationär behandelt wurde. Ihre Arbeitsrehabilitation erfolgte aus einem Übergangshaus heraus. Nach 11 monatiger Arbeitstherapie begann sie ein Praktikum in einer Gärtnerei. Obwohl die Maßnahme lange vorbereitet war und Frau N. sehr auf den Beginn gedrängt hatte, brach sie die Maßnahme nach drei Monaten ab. Sie fühlte sich völlig überfordert, war enttäuscht und deprimiert an dieser nach ihren Kriterien einfachen Aufgabe gescheitert zu sein. Obwohl sie zunächst auf einen zweiten Arbeitsversuch drängte, stimmte sie dem Vorschlag zu, zunächst stundenweise in einer Selbsthilfefirma zu arbeiten. Nach dem Umzug in eine betreute Wohngemeinschaft wechselte sie den Arbeitsplatz und begann eine weitere Rehabilitationsmaßnahme im Arbeitstrainingsbereich einer Werkstatt für Behinderte. Nach Abschluß des Trainings in einem Jahr will sie entscheiden, ob sie sich einen erneuten Versuch auf dem allgemeinen Arbeitsmarkt zutraut oder in der Werkstatt bleibt.

Die Verläufe und die Rehabilitationsergebnisse dieser Patienten sind sehr unterschiedlich und gruppenstatistisch schwer zu bewerten. Die meisten Patienten haben noch keine Arbeitsstelle gefunden, die ihren Fähigkeiten und Bedürfnissen entspricht. Das Rehabilitationsergebnis am Ende des Untersuchungszeitraumes erscheint eher zufällig und nicht repräsentativ für den Verlauf. Bis auf drei Patienten erwarteten alle bei der Abschlußuntersuchung berufliche Veränderungen im nächsten Jahr. Die Unterschiede zu den Patienten des Verlaufstyps 1 sind trotz der in vielen Fällen vergleichbaren Ausgangsbedingungen (s.u.) erheblich. Sie betreffen die berufliche Belastbarkeit, den Krankheitsverlauf, die betrieblichen Bedingungen und die subjektiven Einstellungen: die Motivation, die Kooperationsbereitschaft mit den psychosozialen Betreuern und behandelnden Ärzten, sowie die Fähigkeit, sich auf einen langfristigen Rehabilitationsprozeß einzulassen.

Verlaufstyp 3: Von den 19 Patienten, die von der Arbeitstherapie in beschützte Arbeitsverhältnisse wechselten, sind am Ende der Untersuchung 13 in einer Werkstattabteilung und 6 in Selbsthilfe- oder Zuverdienstfirmen beschäftigt. Vor dem Wechsel waren die Patienten im Mittel fast zwei Jahre in der ambulanten Arbeitstherapie betreut worden (Spanne 2 bis 53 Monate). Diese Patienten bleiben

4.5 Ergebnisse: schizophrene Patienten

länger in der Arbeitstherapie als die Untersuchten, die mit unterschiedlichem Erfolg auf den allgemeinen Arbeitsmarkt gewechselt waren. Nur 1/4 der Kranken war kürzer als 12 Monate in der Arbeitstherapie beschäftigt gewesen, etwa 1/3 für ein bis zwei Jahre und 42% länger als zwei Jahre.

Für die Patienten der Arbeitstherapie bedeutet der Wechsel in ein beschütztes Arbeitsverhältnis einen echten Fortschritt. Ihre Einkünfte durch Arbeit stiegen im Mittel von DM 70 in der Arbeitstherapie bei der Eingangsuntersuchung auf DM 377 bei der Abschlußuntersuchung. Die wöchentliche Arbeitszeit stieg im Mittel von 22 Stunden auf 26 Stunden. Vier Patienten können ihren Lebensunterhalt jetzt aus dem Verdienst bestreiten.

Der Wechsel von der Arbeitstherapie in ein beschütztes Arbeitsverhältnis stellt für die Betroffenen aber nicht nur wegen der (insgesamt doch bescheidenen) finanziellen Verbesserungen einen Fortschritt dar. Viele Patienten sehen in dem Wechsel in ein Arbeitsverhältnis außerhalb der Klinik einen bedeutsamen Schritt in Richtung auf eine Normalisierung ihrer Lebens- und Arbeitsverhältnisse und einen erheblichen Zuwachs an Autonomie. Für den Wechsel in eine WfB ist zusätzliche Motivation, daß durch die sozialversicherungspflichtige Anstellung ein Rentenanspruch erworben wird, der nicht auf der Grundlage des Verdienstes berechnet wird.

Der Wechsel in ein beschütztes Arbeitsverhältnis entspricht den subjektiven Zielvorstellungen der meisten Patienten. 15 dieser 19 Befragten hatten bei der Eingangsuntersuchung den Verbleib in der Arbeitstherapie oder den Wechsel in ein beschütztes Arbeitsverhältnis erwartet, nur zwei Patienten dagegen einen Wechsel auf den allgemeinen Arbeitsmarkt (die übrigen beiden hatten uneindeutig votiert). Die Veränderungswünsche am Ende der Untersuchung beziehen sich in erster Linie auf konkrete Bedingungen des derzeitigen Arbeitsplatzes: höhere Bezahlung, interessantere Tätigkeiten, Steigerung der Arbeitsleistung, Änderungen der Arbeitszeit. Nur noch ein Patient äußert die konkrete Erwartung, im nächsten Jahr auf dem allgemeinen Arbeitsmarkt beschäftigt zu sein. Die übrigen 18 erwarten den Verbleib am derzeitigen Arbeitsplatz, wenngleich sie einige Veränderungen zu einem späteren Zeitpunkt nicht ausschließen. Dabei handelt es sich häufig auch um die resignative Einsicht, daß eine andere Arbeit nicht möglich ist.

Das folgende Beispiel verdeutlicht einen solchen Rehabilitationsverlauf. Oberflächlich betrachtet weist er wenig Fortschritte oder überhaupt Veränderungen auf und ist von scheinbarer residuärer Konstanz geprägt. Für den Patienten bedeutet er eine erhebliche Anpassungsleistung und Dynamik. Die weitgehende (resignative und/oder realistische) Reduktion der Ansprüche hat zu einer Stabilisierung im Krankheitsverlauf geführt, wenn auch auf einem niedrigen Niveau. Dafür hat Herr R. nach seinem dreimaligen Scheitern fast alle Autonomieansprüchen aufgegeben.

Herr R. (24 Jahre) schloß die Schule mit dem qualifizierten Hauptschulabschluß ab und begann eine Lehre als Automechaniker. Nach einem Jahr erkrankte er an einer paranoidhalluzinatorischen Psychose und mußte für 13 Monate stationär behandelt werden. Im Anschluß an die stationäre Behandlung setzte er die Arbeitstherapie fort. Er wollte sich stabilisieren, um die Lehre wieder aufnehmen zu können. Nach einem Jahr kam es zu einer erneuten Krise. Herr R. unternahm einen Suizidversuch mit einer großen Menge Tabletten. Er überlebte den Suizidversuch, aber wegen eines arteriellen Verschlusses mußte ein Arm amputiert werden. Die gesamte stationäre Behandlung erstreckte sich über 12 Monate.

Nach der Entlassung begann Herr R. wieder in der Arbeitstherapie. Seine weitere berufliche Perspektive war ihm zu diesem Zeitpunkt unklar, er traute sich kaum noch etwas zu, wünschte sich aber weiterhin, die Lehre fortzusetzen. Auf Anraten der Arbeitstherapeuten wechselte Herr R. in eine neu eröffnete Abteilung für psychisch Behinderte an der Werkstatt für Behinderte in seinem Heimatort. Dadurch entfiel die tägliche Anreise mit dem Zug.

Herr R. absolvierte zunächst eine einjährige Trainingsmaßnahme und wurde dann in den Arbeitsbereich übernommen. Psychisch ging es ihm die gesamte Zeit schlecht. Es besteht eine erhebliche, persistierende Symptomatik: Denkstörungen, Konzentrationsstörungen, wechselndes paranoides Erleben, Antriebsstörungen, Ängste, depressive Verstimmungen, geringe Belastbarkeit. Die weiterbestehende Hoffnung, eines Tages wieder eine Berufsausbildung zu beginnen, trat immer mehr in den Hintergrund. Nach einem Jahr zog Herr R. zu Hause aus und wohnte ein halbes Jahr in einer WG. Das Zusammenleben im Alltag war in vielen Dingen nicht unproblematisch. Im Rückblick bewertet Herr R. diese Zeit jedoch als sehr schön. Die Wohngemeinschaft scheiterte. Herr R. zog daraufhin zu seinen Eltern zurück. Nach diesem Erlebnis des erneuten Scheiterns änderten sich die Ansprüche und Maßstäbe von Herrn R. In den letzten beiden Interviews äußert er sehr deutlich, dauerhaft in der WfB bleiben zu wollen. Ebenso will er bei den Eltern wohnen bleiben, "so lange es geht". In den Vordergrund seiner Bilanz stellt er nun die Tatsache, seit 2,5 Jahren nicht mehr im Krankenhaus gewesen zu sein, eine vertrauensvolle Beziehung zu seinem Nervenarzt zu haben und trotz seiner erheblichen Krankheitssymptome weiter zu arbeiten: "Ich bin hier einer der Schwächsten, aber ich bin nicht neidisch auf die Kollegen, die 800 oder 1000 Mark verdienen. Für mich ist das schon eine Leistung, überhaupt zu kommen und etwas zu schaffen."

Bedeutsam für die Wechsel erweisen sich auch institutionelle Gesichtspunkte. Im Untersuchungszeitraum hat sich das außerklinische Angebot an beschützten Arbeitsverhältnissen in den meisten Regionen quantitativ vergrößert und inhaltlich differenziert. Der Wechsel von Patienten aus der ambulanten Arbeitstherapie in beschützte Arbeitsverhältnisse außerhalb des Krankenhauses wurde in einigen Fällen erst dadurch möglich, daß geeignete Angebote in der Region entstanden. In einer Klinik war die Zahl der ambulanten Patienten in der Arbeitstherapie so groß geworden, daß der Krankenhausträger (berechtigte) Sorgen wegen der arbeitstherapeutischen Betreuung der stationären Patienten hatte. Dies führte zu verstärkten Bemühungen, die Patienten in andere Einrichtungen zu vermitteln.

Verlaufstyp 4: Bei diesen 18 Patienten, die in der Arbeitstherapie verblieben, finden sich wenig Veränderungen der Arbeitssituation. Am Ende des Untersuchungszeitraumes haben vier Patienten die Arbeitszeit geringfügig gesteigert, sieben dagegen reduziert. Im Mittelwertvergleich finden sich hier wie bei dem Verdienst keine signifikanten Veränderungen. Acht Patienten sind berentet (zwei mehr als bei der Eingangsuntersuchung), weitere 8 leben von Sozialhilfe und 2 werden finanziell privat unterstützt. Drei Patienten hatten die ambulante Arbeitstherapie wegen Krisen und Rehospitalisierungen zwischenzeitlich unterbrochen.

Am Ende des Untersuchungszeitraumes waren die Patienten schon sehr lange in der ambulanten Arbeitstherapie, im Mittel für 71 Monate (Spanne 38 bis 228 Monate). Trotz dieser langen Zeit sehen nicht alle die Arbeitstherapie als Dauerstellung an. Zwei Patienten äußerten bei der letzten Befragung konkrete Erwartungen auf einen Wechsel auf den allgemeinen Arbeitsmarkt, immerhin 5 äußerten

4.5 Ergebnisse: schizophrene Patienten

sich unsicher bezüglich der näheren beruflichen Zukunft. Die Mehrzahl der Befragten ging allerdings davon aus, längerfristig in der ambulanten Arbeitstherapie zu bleiben. Dabei kann die subjektive Bewertung dieser Perspektive sehr unterschiedlich sein. Einige Patienten äußern sich sehr zufrieden mit diesem Umstand. Bei anderen schwingt deutliche Resignation mit. Sie sehen für sich keine Alternative oder fürchten an einem Wechsel zu scheitern. Einige Patienten sehen die Arbeitstherapie als eine sehr langfristige Rehabilitationsmaßnahme an, wobei sie realistische Ziele ansteuern und konkrete Schritte dorthin benennen können. Ein Beispiel für eine lange Rehabilitation in der Arbeitstherapie, die trotzdem keine Dauerbeschäftigung für die Patientin bedeutet, ist Frau M. In ihrem Fall wird auch noch einmal die Wichtigkeit subjektiver Faktoren deutlich.

Frau M, 34 Jahre absolvierte nach dem Abitur erfolgreich ein Studium der Zahnmedizin und arbeitete als Assistenzärztin in einer Klinik. Nach der Ersterkrankung fand sie beruflich keinen Wiedereinstieg in ihren Beruf. Nach längerer Beschäftigungslosigkeit und Berentung wurde sie in die ambulante Arbeitstherapie überwiesen. Nach zehnmonatiger Vorbereitung scheiterte ein Praktikum in einem zahntechnischen Labor, das auf Wunsch der Patientin als Praktikumsplatz ausgesucht worden war. Sie scheiterte aus ihrer Sicht weniger an den fachlichen als an den sozialen Anforderungen, konnte mit den Kollegen nicht umgehen, fühlte sich schnell verunsichert. Kurzzeitig traten wieder Beziehungsideen auf. Nach diesen Erfahrungen schloß sie eine Rückkehr in ihren Beruf grundsätzlich aus. Mehr aus tagesstrukturierenden Gründen nahm sie weiter - wenn auch unregelmäßig - an der Arbeitstherapie teil. Gespräche über berufliche Perspektiven lehnte sie ab. Nach einigen positiven Veränderungen im privaten Bereich trat eine langsame Veränderung ein. Frau M. wirkte weniger apathisch, kontaktfreudiger und etwas optimistischer. Zum Ende der Untersuchung absolvierte sie im Rahmen der Arbeitstherapie ein Praktikum in einer Gärtnerei. Nach einem erfolgreichen Abschluß will sie über eine neue Berufsausbildung nachdenken.

Verlaufstyp 5: Sieben dieser 13 Patienten schieden im ersten Jahr der Untersuchung aus der Arbeitstherapie aus, 4 im zweiten und 2 im letzten Jahr. Sie waren in den 3 Jahren im Mittel für 23 Monate beschäftigungslos (std±11.4). Nach dem Ausscheiden aus der Arbeitstherapie unternahmen sie keine erneuten Arbeitsversuche. Neun leben von ihrer Rente und 4 beziehen Sozialhilfe. Die Beschäftigungsdauer in der Arbeitstherapie lag im Mittel bei 18 Monaten (Spanne 5 bis 29 Monate). Immerhin fünf Patienten hatten bei der Eingangsuntersuchung als Ziel der Rehabilitation einen Wechsel auf den allgemeinen Arbeitsmarkt angegeben.

Bei kasuistischer Betrachtung finden sich zwei Konstellationen. Zum einen handelt es sich um Patienten, die wegen der Schwere ihrer Erkrankung, des Ausmaßes der psychischen Beeinträchtigung und damit verbundenen häufigen stationären Aufenthalten selbst den geringen Anforderungen in der ambulanten Arbeitstherapie nicht gewachsen waren. Für einige dieser Patienten war mit der Entscheidung, die Arbeitstherapie abzubrechen, gleichzeitig auch die Entscheidung gefallen, das Thema Arbeit ganz "abzuschließen". Fünf Patienten erklärten dies dezidiert bei der letzten Befragung. Subjektiv fühlten sie sich dadurch erheblich entlastet.

Bei anderen Patienten steht der Widerspruch zwischen den hohen Erwartungen und den diesen Erwartungen nicht entsprechenden Fähigkeiten und Möglichkeiten im Vordergrund. Sie scheiden meist ohne erkennbaren äußeren Anlaß aus der

Arbeitstherapie aus, weil sie über ihre geringen Fortschritte enttäuscht sind. Diese Problematik verdeutlicht das nächste Beispiel.

Herr S. (33 Jahre) lebt sehr zurückgezogen mit seiner hochbetagten Mutter zusammen. Nach frühem Krankheitsbeginn schaffte er mit Mühe eine Ausbildung und arbeitete mit vielen krankheitsbedingten Unterbrechungen an verschiedenen Stellen. Vor drei Jahren wurde er berentet. Herr S. klagt über immer wieder auftretende innere Unruhe und Ängste, die er manchmal mit Alkohol bekämpft. Es besteht ein erhebliches Antriebsdefizit.

In der Arbeitstherapie kann Herr S. für etwa eine Stunde konzentriert am Computer arbeiten. Er möchte seine Leistungsfähigkeit soweit steigern, daß er neben seiner Rente ein paar Stunden im Bürobereich arbeiten kann. Neben dem finanziellen Aspekt verspricht er sich vor allem davon, Kontakte zu bekommen und nicht so viel freie Zeit zu haben, in der er ziellos durch die Stadt läuft. In der Arbeitstherapie zeigt sich nur ein sehr langsamer Fortschritt. Phasen von besserer Befindlichkeit und größerem Leistungsvermögen wechseln mit Phasen, in denen er vermehrt über Beschwerden klagt, nicht zur Arbeitstherapie erscheint oder kaum etwas schafft. Immer wieder spricht er davon, die Arbeitstherapie zu beenden und sich endlich eine "590 Marks Stelle" zu suchen. Andererseits lehnt er ein Praktikum mit dem Hinweis auf seine schwankende Befindlichkeit ab. Nach 18 Monaten meldet er sich aus der Arbeitstherapie ab. Bei den Nachbefragungen äußert er weiterhin seine Pläne bzgl. der Arbeitssuche.

4.5.4
Ausgangsbedingungen und Verlauf bzw. Ergebnis der Arbeitsrehabilitation

Diese fünf Verlaufstypen bilden die Grundlage für die folgenden Analysen, da sie mit Ausnahme des Typ 2 besonders homogene Gruppen darstellen. Vergleicht man die fünf Verlaufstypen bezüglich der Ausgangsbedingungen der Patienten zu Beginn der Untersuchung finden sich einige, auch statistisch signifikante Unterschiede.

Die Patienten, die in der Arbeitstherapie bleiben (Verlaufstyp 4), waren auch schon bei der Eingangsuntersuchung am längsten dort beschäftigt gewesen. Ähnlich wie bei den Patienten, die arbeitslos werden (Verlaufstyp 5) und denen, die in beschützte Arbeitsverhältnisse wechseln (Verlaufstyp 3), begann ihre Rehabilitation in der Arbeitstherapie spät - im Mittel erst mehr als 6 Jahre nach dem Verlust des letzten Arbeitsplatzes auf dem allgemeinen Arbeitsmarkt. Die Patienten dieser drei Gruppen sind darüber hinaus älter, demzufolge (bei annähernd gleichem Ersterkrankungsalter) länger krank, bisher häufiger und länger in stationärer Behandlung gewesen und leben häufiger in betreuten Wohnformen. Die Patienten der Gruppe 5 waren in der Vorgeschichte signifikant häufiger stationär psychiatrisch behandelt worden, wenn auch in der Summe nicht länger.

Demgegenüber zeigen die Daten der Patienten der Gruppe 1 (Integration auf den allgemeinen Arbeitsmarkt) und Gruppe 2 (Integration auf den allgemeinen Arbeitsmarkt versucht aber gescheitert, mehrfache Wechsel) die günstigeren Voraussetzungen für eine erfolgreiche Rehabilitation an: jüngeres Lebensalter, früher Beginn der Rehabilitation, kürzere Beschäftigungsdauer in der Arbeitstherapie, kürzere Krankheitsdauer, seltenere und v.a. kürzere Hospitalisierungen.

4.5 Ergebnisse: schizophrene Patienten

Tabelle 19: Ausgangsbedingungen der Patienten und Verlaufstypen der Arbeitsrehabilitation; 83 schizophrenen Patienten der ambulanten Arbeitstherapie (Mittelwerte)

Variable	Gesamt (n=83)	Typ 1 (n=16)	Typ 2 (n=17)	Typ 3 (n=19)	Typ 4 (n=18)	Typ 5 (n=13)
Beschäftigungsdauer in der ambulanten Arbeitstherapie (Monate)	x=15	x=10	x=9	x=11	x=36*	x=6
bisherige Berufserfahrung auf dem allgemeinen Arbeitsmarkt (Monate)	x=71	x=88	x=37	x=75	x=76	x=79
Zeit zwischen Ende des letzten Arbeitsverhältnisses u. Beginn der Arbeitstherapie (Monate)	x=64	x=26*	x=41	x=93	x=86	x=73
Lebensalter (Jahre)	x=35	x=32	x=31	x=36	x=39	x=37
Krankheitsdauer (Jahre)	x=10	x=7**	x=7**	x=11	x=13	x=15
Anzahl bisheriger Hospitalisierungen	x=3,5	x=2,0	x=3,0	x=2,6	x=3,1	x=8,4**
Gesamtdauer bisheriger Hospitalisierungen (Monate)	x=44	x=17**	x=15**	x=60	x=70	x=60
GAS-Score	x=55	x=62**	x=56	x=52	x=52	x=54

Varianzanalyse/Duncan Range Test (zur Prüfung zwischen den 5 Verlaufsgruppen); * p <0.05; ** p <0.01. Die mit */** gekennzeichneten Werte unterscheiden sich signifikant von den übrigen

Weitere positive Voraussetzungen dieser Patienten sind: höhere Schulbildung und ein höheres Maß an sozialer Integration und Normalität (leben seltener in betreuten Wohnformen, besitzen häufiger einen Führerschein, geben häufiger an, das politische Tagesgeschehen zu verfolgen). Das soziale Funktionsniveau (GAS) lag bei der Eingangsuntersuchung im Mittel bei 55 Skalenpunkten, also in der Mitte des Bereiches, der durch "mäßig ausgeprägte Symptome" oder "es besteht eine eingeschränkte Arbeitsfähigkeit" charakterisiert ist. Hier unterschieden sich die Patienten des Verlaufstyp 1 signifikant von allen anderen. Für diese Gruppe liegt der Mittelwert bei 62 Skalenpunkten, bei den anderen Gruppen zwischen 52 und 56.

Entgegen der Erwartung finden sich wenige statistisch signifikante Unterschiede zwischen den 5 Verlaufstypen in bezug auf die berufliche Vorgeschichte. Das quantitative Ausmaß der beruflichen Vorerfahrungen (Anzahl und Dauer von Beschäftigungsverhältnissen auf dem allgemeinen Arbeitsmarkt in der Summe) und die Zeiten bisheriger Arbeitslosigkeit trennen gruppenstatistisch nicht zwischen den fünf Verlaufstypen. Allerdings verfügen die Patienten der Gruppe 1 über die längste berufliche Erfahrung, im Mittel über 89 Monate. Bei den Gruppen 3, 4 und 5 liegen die Mittelwerte zwischen 76 und 80 Monaten. Die Patienten der Gruppe 2 verfügen dagegen über die geringsten beruflichen Vorerfahrungen. Sie waren im Mittel nur für 38 Monate auf dem allgemeinen Arbeitsmarkt beschäftigt gewesen. Vergleicht man nur die ersten beiden Gruppen, wird dieser

Unterschied auch teststatistisch signifikant (t-test, Kruskal-Wallis Test p < 0.05). Die berufliche Bildung hat keinen nachweisbaren Einfluß auf den Verlauf. Etwa die Hälfte der Untersuchten in jeder Verlaufsgruppe hat eine abgeschlossene Berufsausbildung.

Tabelle 20: Ausgangsbedingungen der Patienten und Verlaufstypen der Arbeitsrehabilitation; 83 schizophrenen Patienten der ambulanten Arbeitstherapie (% Werte)

Variable	Gesamt (n=83)	Typ 1 (n=16)	Typ 2 (n=17)	Typ 3 (n=19)	Typ 4 (n=18)	Typ 5 (n=13)
Schulabschluß oberhalb der Hauptschule	n=50 (60%)	n=15 (94%)	n=13 (77%)	n=9 (47%)	n=9 (50%)	n=4 (31%)
verfolgt das politische Tagesgeschehen	n=60 (72%)	n=14 (88%)	n=14 (82%)	n=10 (53%)	n=9 (50%)	n=13 (100%)
besitzt Führerschein	n=44 (53%)	n=14 (88%)	n=12 (71%)	n=6 (32%)	n=6 (33%)	n=6 (46%)
betreute Wohnform	n=40 (48%)	n=5 (31%)	n=6 (35%)	n=13 (68%)	n=8 (44%)	n=8 (61%)

Auffällig ist die hohe Übereinstimmung zwischen den bei der Eingangsuntersuchung geäußerten beruflichen Zukunftserwartungen und dem tatsächlichen Verlauf der Arbeitsrehabilitation über die drei Jahre (Tabelle 21).

Tabelle 21: Berufliche Zukunftserwartungen bei der Eingangsuntersuchung und tatsächlicher Verlauf der Arbeitsrehabilitation (Verlaufstypen) über 3 Jahre von 83 schizophrenen Patienten der ambulanten Arbeitstherapie

Erwartung eingangs:	Typ 1 (n=16)	Typ 2 (n=17)	Typ 3 (n=19)	Typ 4 (n=18)	Typ 5 (n=13)
Wechsel auf den allgemeinen. Arbeitsmarkt (n=34)	n=11 (32,4%)	n=13 (38,2%)	n=2 (5,9%)	n=3 (8,8%)	n=5 (14,7%)
Wechsel auf den beschützten Arbeitsmarkt oder Verbleib in ambulanter Arbeitstherapie (n=42)	n=3 (7,1%)	n=3 (7,1%)	n=15 (35,7%)	n=15 (35,7%)	n=6 (14,4%)
beschäftigungslos oder unklare Erwartungen (n=7)	n=2 (28,6%)	n=1 (14,3%)	n=2 (28,6%)	n=0 (0%)	n=2 (28,6%)

Die Patienten der Gruppen 1 und 2 äußerten bei der Eingangsuntersuchung mehrheitlich hohe Erwartungen, nämlich einen Wechsel auf den allgemeinen Arbeits-

4.5 Ergebnisse: schizophrene Patienten

markt. Ähnliches gilt allerdings auch für die später beschäftigungslos gewordenen Patienten (Typ 5), von denen mehr als ein Drittel einen Wechsel auf den allgemeinen Arbeitsmarkt annahmen. Dagegen äußerten sich die Patienten der Gruppe 3 und 4 deutlich zurückhaltender und waren mehrheitlich auf den Verbleib in der Arbeitstherapie oder einen Wechsel in ein beschütztes Arbeitsverhältnis eingestellt.

Bei der Eingangsuntersuchung fanden wir im psychischen Befund nach dem AMDP die bei dieser Stichprobe zu erwartende Prädominanz apathischer und depressiver Syndromanteile. Demgegenüber spielten manische, hostile, paranoid-halluzinatorische und sog. "psychoorganische" Syndromanteile eine untergeordnete Rolle. In parametrischen und nonparametrischen Testverfahren finden sich weder bei den einzelnen Syndromen noch beim Summenscore statistisch signifikante Unterschiede zwischen den fünf Verlaufstypen der Arbeitsrehabilitation (Varianzanalyse Oneway, Kruskal-Wallis Test). Auch das Geschlecht und ebenso Variablen, die unterschiedliche Formen der sozialen Unterstützung abbilden, sind zwischen den einzelnen Verlaufstypen nicht überzufällig verteilt. Dies gilt für den Familienstand, bei dem sich ohnehin nur eine geringe Varianz findet, die Anzahl der bei der Eingangsuntersuchung angegebenen Vertrauenspersonen und die Zahl aller Personen, die die Patienten regelmäßig behandeln oder betreuen.

Mehr als 90% der Untersuchten befanden sich zum jeweiligen Untersuchungszeitpunkt in regelmäßiger (fach-)ärztlicher Behandlung und wurden in aller Regel auch pharmakotherapeutisch behandelt. Aus diesem Grund finden sich keine Unterschiede bezüglich dieses Items zwischen den Verlaufstypen. Die ärztliche Behandlung und die pharmakotherapeutische Rezidivprophylaxe sind notwendige Voraussetzung und Grundlage einer Arbeitsrehabilitation.

Zusammengefaßt haben die Patienten der Gruppen 1 und 2 - also diejenigen, die im Verlauf der Untersuchung mit unterschiedlichem Erfolg auf den allgemeinen Arbeitsmarkt wechseln - die günstigeren Voraussetzungen. Vergleicht man nur diese beiden Gruppen untereinander, so finden sich zwei Merkmale, die statistisch signifikant unterschiedlich verteilt sind. Die Patienten der Gruppe 1 verfügen über deutlich mehr Berufserfahrung (im Mittel 89 Monate versus 38 Monate). Darüber hinaus wurden sie von den Untersuchern bei der Eingangsuntersuchung als leistungsfähiger und sozial besser angepaßt eingeschätzt (GAS-Score im Mittel 62 versus 56). Die Patienten der Gruppe 2 haben somit bei ähnlich hohen beruflichen Erwartungen, vergleichbarer Lebenssituation und ähnlicher Krankheitsvorgeschichte in diesen beiden wichtigen Punkten die schlechteren Ausgangsbedingungen.

Ebenso lassen sich die Patienten der Gruppen 3, 4 und 5 zusammenfassen. Die Patienten, die in der Arbeitstherapie bleiben, in beschützte Arbeitsverhältnisse wechseln oder arbeitslos werden, haben verglichen mit den vorher genannten schlechtere Ausgangsbedingungen. Allerdings hatten gerade die Patienten, deren Rehabilitation besonders ungünstig verläuft (Wechsel in Beschäftigungslosigkeit, Typ 5) eingangs häufiger hohe Erwartungen geäußert. Ansonsten unterscheiden sich die Patienten dieser drei Gruppen untereinander nur geringfügig.

4.5.5
Prädiktoren

Nachdem bisher einzelne Faktoren analysiert wurden, die den Verlauf der Arbeitsrehabilitation beeinflussen, sollen nun in einer multivariaten Regressionsanalyse Prädiktoren für das Rehabilitationsergebnis bzw. den Verlauf der Arbeitsrehabilitation untersucht werden. Zu fragen ist, inwieweit die Bedingungen und Voraussetzungen der Patienten, wie sie bei der Eingangsuntersuchung erhoben wurden, den Erfolg oder den Verlauf der Arbeitsrehabilitation prädizieren können.

Der *Erfolg der Arbeitsrehabilitation* nach drei Jahren wird durch die Ausgangsbedingungen nur geringfügig prädiziert. Dichotomisiert man das Rehabilitationsergebnis nach drei Jahren und vergleicht die 18 sehr erfolgreichen Patienten, die zu diesem Zeitpunkt auf dem allgemeinen Arbeitsmarkt beschäftigt sind, mit den übrigen 65, findet sich in einer schrittweisen multiplen Regression lediglich eine hohe Schulbildung (Schulabschluß oberhalb der Hauptschule) als signifikanter Prädiktor für einen (nach diesem Kriterium) definierten Erfolg der Arbeitsrehabilitation. Dieser Faktor klärt 14% der Varianz auf.

Dagegen wird der *Verlauf der Arbeitsrehabilitation* und besonders die *Verlaufsrichtung* durch die Ausgangsbedingungen in erheblichem Maße prädiziert. Faßt man die Verlaufstypen 1 und 2 zusammen, also diejenigen Patienten, die mit unterschiedlichem Erfolg auf den allgemeinen Arbeitsmarkt wechselten, und vergleicht sie mit den Patienten, die in der Arbeitstherapie blieben, in beschützte Arbeitsverhältnisse wechselten oder beschäftigungslos wurden (Verlaufstypen 3, 4 und 5), finden sich in einer schrittweisen multiplen Regressionsanalyse 6 Prädiktoren, die zusammen 58% der Varianz aufklären.

Tabelle 22: Prädiktoren des Rehabilitationsverlaufes: Patienten, die einen Arbeitsversuch auf dem allgemeinen Arbeitsmarkt unternehmen (Verlaufstypen 1 und 2) versus Patienten, die in ambulanter Arbeitstherapie verbleiben, in beschützte Arbeitsverhältnisse wechseln oder beschäftigungslos werden (Verlaufstypen 3, 4 und 5). Ergebnisse einer schrittweisen multiplen Regressionsanalyse

Variable	Beta	Signifikanz p
Zukunftserwartungen	.53077	.0000
Zeitraum seit letzter Hospitalisierung	-.49328	.0013
Zahl bisheriger Hospitalisierungen	-.44662	.0002
Verfolgt das politische Tagesgeschehen (1=ja, 2=nein)	-.33265	.0028
Hostiles Syndrom (AMDP)	.30399	.0308
Schulabschluß	.24345	.0316

Als prädiktiv für den Verlauf der Rehabilitation in Richtung auf den allgemeinen Arbeitsmarkt erweisen sich nach dieser Analyse die Erwartung, auf dem allge-

4.5 Ergebnisse: schizophrene Patienten

meinen Arbeitsmarkt zu arbeiten, eine kurze Zeitspanne seit der Entlassung aus der letzten stationären Behandlung, seltene psychiatrische Hospitalisierungen in der Vorgeschichte, Interesse am politischen Tagesgeschehen, ein hoher Score im hostilen Syndrom des AMDP sowie eine hohe Schulbildung. Subjektive, soziale und krankheitsbezogene Variablen prädizieren demzufolge den Verlauf der Arbeitsrehabilitation.

Die Zukunftserwartungen oder, anders formuliert, die Motivation der Patienten, eine normale berufliche Integration zu erlangen, ist ein wesentlicher Prädiktor. Ein günstiger und kürzerer Krankheitsverlauf (weniger Hospitalisierungen in der Vorgeschichte) erweist sich erwartungsgemäß als Prädiktor für einen Verlauf in Richtung einer normalen beruflichen Integration. Dabei ist es günstig, wenn die Rehabilitation in der Arbeitstherapie früh beginnt und sich einer stationären Behandlung möglichst nahtlos anschließt. Die häufige Angabe dieser Patienten, das politische Tagesgeschehen in den Medien zu verfolgen, kann als ein Hinweis auf ihre soziale Integration und „Normalität" interpretiert werden. Der Befund, daß ein höherer Score des hostilen Syndroms, also Symptome wie Mißtrauen, Ablehnung der Behandlung etc., ein Prädiktor für einen Verlauf in Richtung allgemeiner Arbeitsmarkt darstellt, ist schwieriger zu interpretieren. Denkbar sind zwei Erklärungen. Patienten, die sich in der Arbeitstherapie kritisch distanziert, teilweise sogar mißtrauisch und ablehnend zeigen, laufen weniger Gefahr sich resignativ und passiv anzupassen und deshalb in der beschützten Atmosphäre der Arbeitstherapie zu verbleiben. Wahrscheinlicher erscheint jedoch, daß dieser Befund wesentlich durch die Patienten des Verlaufstyp 2 bedingt ist, die in vielen Fällen die Rehabilitation in der Arbeitstherapie frühzeitig abbrechen, sich nicht auf eine langfristige Betreuung einlassen können und im weiteren Verlauf auf dem allgemeinen Arbeitsmarkt scheitern. Als günstige Voraussetzung erweist sich schließlich eine hohe Schulbildung, obwohl diese gerade bei den jüngeren Patienten häufig mit geringerer beruflicher Vorerfahrung assoziiert ist.

Die Ausgangsbedingungen prädizieren also in hohem Maße die *Richtung*, in die die Rehabilitation verläuft, also, ob Patienten den Versuch einer Arbeitsaufnahme auf dem allgemeinen Arbeitsmarkt unternehmen. Dafür sind sowohl objektive Faktoren als auch subjektive Ansprüche und Zielvorstellungen der Patienten von Bedeutung. Patienten mit besseren Ausgangsbedingungen und höheren Ansprüchen erreichen zumindest zeitweise eine Integration in den allgemeinen Arbeitsmarkt.

Der mittelfristige *Erfolg* dieser Arbeitsversuche wird durch die Ausgangsbedingungen jedoch nur geringfügig vorhergesagt. Lediglich eine hohe Schulbildung erweist sich hierfür als Prädiktor. Dieses Ergebnis ist nicht verwunderlich, da die kasuistischen Beispiele die Vielzahl der Einflußfaktoren auf den Erfolg einer Arbeitsrehabilitation verdeutlicht haben. Neben den - in dieser Untersuchung nicht systematisch erfaßten - betrieblichen Faktoren spielen hierbei vor allem die weitere Betreuung und der Krankheitsverlauf eine entscheidende Rolle.

4.5.6
Rehospitalisierungen und Verlauf der Arbeitsrehabilitation

Pro Jahr wurde ein Viertel bis ein Drittel der 83 schizophrenen Patienten mindestens einmal stationär psychiatrisch behandelt. Im ersten Jahr der Untersuchung waren es n=20 (24,1%), im zweiten Jahr n=26 (31,3%) und im dritten Jahr n=27 (32,5%). Betrachtet man den gesamten dreijährigen Untersuchungszeitraum, sinkt die Zahl der Patienten ohne stationäre Wiederaufnahmen kontinuierlich ab. Nach drei Jahren ist nur noch die Hälfte der Patienten nicht rehospitalisiert worden. Die Häufigkeit tagesklinischer Behandlungen ist demgegenüber deutlich geringer. Zwischen 5 und 9 Patienten (6%-11%) werden pro Jahr teilstationär behandelt, im Drei-Jahres Zeitraum sind es insgesamt 14 Patienten (17%).

Bezogen auf die fünf Verlaufstypen der Arbeitsrehabilitation liegen die Rehospitalisierungsraten zwischen 22% und 77% (Tabelle 23). Nur 4 der 18 Patienten, die über die drei Jahre in der Arbeitstherapie verblieben, wurden stationär behandelt. Von den erfolgreich rehabilitierten Patienten des Verlaufstyps 1 waren es 5 von 16. Gut die Hälfte der Patienten, die in ein beschütztes Arbeitsverhältnis wechselten, wurde mindestens einmal im Krankenhaus behandelt. Dagegen waren es in der zweiten Gruppe 2/3 und in der fünften Gruppe mehr als 3/4. Teststatistisch unterscheidet sich der Anteil rehospitalisierter Patienten in den Gruppen 1 und 4 signifikant von dem der anderen drei Gruppen (Chi^2 Test p < 0.01).

Tabelle 23: Verlauf der Arbeitsrehabilitation und Rehospitalisierungen in drei Jahren von 83 schizophrenen Patienten der ambulanten Arbeitstherapie.

Verlaufstyp	Zahl hospitalisierter Patienten	Zahl der Hospitalisierungen	Dauer der Hospitalisierungen (Wochen)
Typ 1 (n=16):	n= 5 (31,3%)	x = 0,6 (std ± 1.1)	x = 6 (std ± 12.5)
Typ 2 (n=17):	n= 11 (64,7%)	x = 1,7 (std ± 1.8)	x = 14 (std ± 17.1)
Typ 3 (n=19):	n= 11 (57,9%)	x = 1,0 (std ± 1.1)	x = 10 (std ± 16.8)
Typ 4 (n=18):	n= 4 (22,2%)	x = 0,4 (std ± 0.9)	x = 5 (std ± 9.9)
Typ 5 (n=13):	n= 10 (76,9%)	x = 2,2 (std ± 2.2)	x = 36 (std ± 38.2)

Die Mittelwerte der Zahl und der Dauer der stationären Aufenthalte (in Wochen) weisen in die gleiche Richtung. Am seltensten und am kürzesten wurden die Patienten der Gruppen 4 und 1 rehospitalisiert, am häufigsten und am längsten die der Gruppen 5 und 2. Die Patienten, die in ein beschütztes Arbeitsverhältnis wechselten, liegen auch hier in der Mitte. Alle Mittelwertvergleiche sind auf dem 1% Niveau signifikant (Varianzanalyse Oneway, Kruskal-Wallis Test). Die Häufigkeiten und die Dauer tagesklinischer Behandlungen im Untersuchungszeitraum weisen in die gleiche Richtung, wie schon erwähnt allerdings mit deutlich kleineren absoluten Zahlen.

In Covarianzanalysen bestätigt sich, daß die Zahl der Hospitalisierungen im Untersuchungszeitraum tatsächlich am stärksten mit dem Verlauf der Arbeitsrehabilitation zusammenhängt. Entgegen der Erwartung findet sich dagegen kein signifikanter Zusammenhang mit der Anzahl von stationären Krankenhausaufenthalten vor Untersuchungsbeginn (Anova mit Covarianzanalyse: main effekt Verlauf: $F=0.014$, Covariate bisherige Hospitalisierungen: $F=0.281$). Dies ist so zu interpretieren, daß die häufigen Rehospitalisierungen im Untersuchungszeitraum bei den Patienten der Gruppe 5 eher mit dem ungünstigen Verlauf ihrer Arbeitsrehabilitation als mit den häufigen stationären Aufnahmen in der Vorgeschichte zusammenhängen. In gleicher Weise gilt dies für die Dauer der Hospitalisierungen im Untersuchungszeitraum. Sie hängt signifikant mit dem Verlauf der Arbeitsrehabilitation zusammen und nicht mit der Dauer der früheren Hospitalisierungen. Ebenfalls ist die Zahl der stationären Wiederaufnahmen im Untersuchungszeitraum unabhängig vom Geschlecht und vom Ausmaß der psychischen Symptomatik bei der Eingangsuntersuchung (AMDP-Syndrome und Summenscore). Dagegen erweist sich das Lebensalter als signifikante Covariate. Jüngere Patienten werden unabhängig vom Verlauf der Arbeitsrehabilitation häufiger rehospitalisiert (Covarianz Alter $F=0.039$).

Die bisherigen Analysen weisen darauf hin, daß Krankheits- und Rehabilitationsverlauf miteinander verbunden sind und sich gegenseitig beeinflussen. Kausalitäten und eindeutig gerichtete Ursache- Wirkungsbeziehungen lassen sich aus den Befunden aber nicht ablesen bzw. interpretieren, auch wenn man geneigt ist anzunehmen, daß Arbeit mehr von Gesundheit abhängig ist als umgekehrt. Einfache kausale Modelle sind der Komplexität der Zusammenhänge allerdings auch nicht angemessen. Aber auch der Krankheitsverlauf bestimmt das Ergebnis der Rehabilitation nicht allein. Gemessen an dem Kriterium der Rehospitalisierungen haben zwei in ihrem Rehabilitationsverlauf sehr unterschiedliche Gruppen (Verlaufstypen 1 und 4) einen gleichermaßen günstigen Krankheitsverlauf mit keinen oder wenigen Rezidiven. Dagegen findet sich bei den Patienten, die beschäftigungslos werden, ein deutlicher Zusammenhang zwischen ungünstigem Krankheits- und Rehabilitationsverlauf.

4.5.7
Rehospitalisierungen vor und nach Beginn der Arbeitstherapie

Aus einer anderen Perspektive ergibt sich eine Fragestellung, die praktisch relevant und im Rahmen unserer Untersuchung methodisch lösbar ist. Besteht eine Beziehung zwischen der Teilnahme an der ambulanten Arbeitstherapie und der Rehospitalisierungsrate? Werden Patienten, die an ambulanter Arbeitstherapie teilnehmen seltener und kürzer psychiatrisch hospitalisiert? Diese Frage kann nicht in einem Kontrollgruppenvergleich, aber individuell anhand einer Spiegeluntersuchung geklärt werden.

Spiegelzeitraum sind die drei Jahre vor der Eingangsuntersuchung. Zahl und Gesamtdauer der psychiatrischen Hospitalisierungen in diesen drei Jahren werden mit den entsprechenden Daten des dreijährigen Untersuchungszeitraumes verglichen. Um die Ergebnisse nicht durch eine lange Teilnahme einiger Patienten an der ambulanten Arbeitstherapie vor der Eingangsuntersuchung zu verfälschen, beziehen wir uns bei dem Vergleich nur auf diejenigen 57 Patienten, die zum Beginn unserer Untersuchung weniger als 12 Monate in der ambulanten Arbeitstherapie rehabilitiert wurden. Im Mittel waren sie bei der Eingangsuntersuchung seit 3,5 Monaten (std±2.8) in der Maßnahme: 22 Patienten seit einem Monat, 26 seit zwei bis sechs Monaten und 9 zwischen sieben und zehn Monaten. Mit diesen geringen Abweichungen ist der Zeitpunkt der Eingangsuntersuchung also mit dem Beginn der ambulanten Arbeitstherapie gleichzusetzen.

Tabelle 24 zeigt Zahl und Dauer der psychiatrischen Hospitalisierungen in den drei Jahren vor der Eingangsuntersuchung, also vor dem Beginn der Arbeitstherapie (linke Spalte) bzw. drei Jahre nach dem Beginn der Maßnahme (rechte Spalte). In den drei Jahren vor dem Beginn der Arbeitstherapie waren nur 6 Patienten nicht in stationärer psychiatrischer Behandlung gewesen, 40% dagegen zweimal oder häufiger. Fast zwei Drittel der Behandlungen dauerten in der Summe länger als vier Monate. Bei zwei Patienten ließen sich Zahl und Dauer der stationären Behandlungen nicht exakt eruieren, sie waren jedoch sicher im Spiegelzeitraum hospitalisiert gewesen.

In den drei Jahren unserer Untersuchung, also nach Beginn der Rehabilitation in der Arbeitstherapie, wurde dagegen fast die Hälfte der Patienten nicht im psychiatrische Krankenhaus behandelt. In der Summe längere Behandlungszeiten als vier Monate finden sich nur noch bei gut einem Viertel der Patienten.

Tabelle 24: Zahl und Dauer psychiatrischer Rehospitalisierungen von 57 schizophrenen Patienten in drei Jahren vor versus drei Jahre nach Beginn der ambulanten Arbeitstherapie

Merkmal	3 Jahre vor Beginn der ambulanten AT (n=57 Patienten)	3 Jahre nach Beginn der ambulanten AT (n=57 Patienten)
Zahl der Hospitalisierungen		
keinmal	n= 6 (10,5%)	n=27 (47,4%)
einmal	n=26 (45,6%)	n=11 (19,3%)
zweimal	n=15 (26,3%)	n= 9 (15,8%)
> zweimal	n= 8 (14,1%)	n=10 (17,5%)
unklar *	n= 2 (3,5%)	--
Dauer der Hospitalisierungen		
0 Wochen	n= 6 (10,5%)	n=27 (47,5%)
1-16 Wochen	n=14 (24,6%)	n=15 (26,3%)
17-36 Wochen	n=15 (26,3%)	n= 5 (8,7%)
> 36 Wochen	n=20 (35,1%)	n=10 (17,5%)
unklar*	n= 2 (3,5%)	--

* Zahl und Dauer unklar, aber sicher mindestens einmal hospitalisiert gewesen

4.5 Ergebnisse: schizophrene Patienten

Die Patienten werden nach bzw. während der Arbeitstherapie seltener und v.a. kürzer psychiatrisch hospitalisiert als in dem vergleichbaren Zeitraum vor Beginn der Maßnahme (Tabelle 25). Im arithmetischen Mittel waren die Patienten in den drei Jahren vor Beginn der Arbeitstherapie 1,5mal für 35 Wochen hospitalisiert gewesen. In den drei Jahren unserer Untersuchung sanken diese Mittelwerte für die Zahl auf x=1,2 und für die Dauer auf x=15,6 Wochen. Teststatistisch (Wilcoxon Test für verbundene Stichproben) sind diese Unterschiede für die Anzahl auf dem 5% Niveau und für die Dauer auf dem 1% Niveau signifikant. Den 51 Patienten, die in den drei Jahren vor dem Beginn der ambulanten Arbeitstherapie mindestens einmal stationär behandelt wurden, stehen 30 Patienten gegenüber, die nach oder während der ambulanten Arbeitstherapie stationär psychiatrisch behandelt werden mußten. Dieser Unterschied ist ebenfalls signifikant (Chi^2: p<0.001).

Tabelle 25: Rehospitalisierungen von 57 schizophrenen Patienten 3 Jahre vor bzw. nach Beginn der ambulanten Arbeitstherapie

	Spiegelzeitraum (3 Jahre vor Beginn der ambulanten AT)	Untersuchungszeitraum (3 Jahre nach Beginn der ambulanten AT)
Zahl hospitalisierter Patienten	n=51 (89,5%)	n=30 (52,6%)**
Zahl der Hospitalisierungen	x=1,5 (std±1.0)	x=1,2 (std±1.6) *
Dauer der Hospitalisierungen	x=35 Wochen (std±29.7)	x=15,6 Wochen (std±24.9) **

*Chi^2 bzw. Wilcoxon Test für verbundene Stichproben: * p < 0.05, ** p < 0.01*

Dabei spielt die Dauer der Teilnahme an der Maßnahme eine Rolle. Für eine Teilstichprobe von 27 Patienten, die insgesamt weniger als ein Jahr an der ambulanten Arbeitstherapie teilnahmen, zeigt sich noch kein signifikanter Unterschied. Erst ab einer Rehabilitationsdauer von mehr als einem Jahr läßt sich die geringere Zahl und Dauer psychiatrischer Hospitalisierungen teststatistisch sichern. Der Effekt ist aber nicht von der dauerhaften Teilnahme an der ambulanten Arbeitstherapie abhängig. Die selteneren und kürzeren psychiatrischen Krankenhausbehandlungen sind auch für die Patienten nachweisbar, die nicht die überwiegende oder gesamte Zeit der Untersuchung in der Arbeitstherapie blieben. Das Ergebnis bleibt selbst dann unverändert, wenn man nur Patienten betrachtet, die die Arbeitstherapie nach der Hälfte des Untersuchungszeitraumes verließen.

Das Ergebnis beruht nicht auf einem Stichprobenartefakt. Die Verlaufstypen verteilen sich bei diesen 57 Patienten ähnlich wie in der Gesamtstichprobe. Die Gruppe der Patienten, die dauerhaft in der Arbeitstherapie bleiben (Typ 4) und nach den oben referierten Analysen seltener hospitalisiert werden, ist eher unterrepräsentiert (14% versus 21,6% in der Gesamtstichprobe). Dagegen sind die häufig rehospitalisierten Patienten des Typ 5 eher überrepräsentiert (19% versus 16% der Gesamtstichprobe). Zudem sind die 57 Patienten, die für diese Untersuchung ausgewählt wurden, jünger als die übrigen 26 Patienten und - dem Ergebnis der oben berichteten Covarianzanalyse folgend - von daher eher rezidivgefährdet. Die wesentlichen methodischen Einschränkungen sind darin zusehen, daß andere relevante Faktoren wie die ärztliche Behandlung, die neuroleptische Medikation etc. nicht ausreichend kontrolliert werden konnten. Dies wird abschließend zu diskutieren sein.

4.5.8
Psychische Symptomatik und Verlauf der Arbeitsrehabilitation

Die psychische Symptomatik wurde bei der Eingangs- und den jährlichen Nachuntersuchungen mit dem AMDP-System (1981) dokumentiert. Bezugszeitraum waren jeweils die letzten vier Wochen vor der Untersuchung. Bei der Bewertung der im folgenden referierten Befunde ist zweierlei zu berücksichtigen. Bezogen auf den gesamten Rehabilitationsprozeß über die drei Jahre stellen diese vier Untersuchungen letztlich zufällige Momentaufnahmen der psychischen Befindlichkeit der Patienten dar. Die im jährlichen Abstand erhobenen Befunde können bei den bekannten Schwankungen der psychische Symptomatik gerade bei schizophrenen Patienten natürlich nicht als repräsentativ für ein ganzes Jahr gelten. Methodenkritisch ist trotz der klinischen Ausrichtung des gewählten Instrumentes ferner zu bedenken, daß die Sensitivität eines solchen standardisierten Verfahrens der klinischen Sicht und Beurteilung unterlegen ist.

Für die gesamte Stichprobe fanden wir im Vergleich zwischen Eingangs- und Abschlußuntersuchung im Summenscore des AMDP keine signifikanten Änderungen (Wilcoxon Test für verbundene Stichproben $p>0.1$). Bezogen auf die einzelnen Syndrome zeigt sich eine Zunahme depressiver Syndromanteile ($p<0.01$) sowie eine Reduktion der sog. psychoorganischen Symptome ($p<0.05$). Weniger Patienten klagten bei der Abschlußuntersuchung über Konzentrations-, Merkfähigkeits-, oder Auffassungsstörungen. Bei den übrigen Syndromen halten sich Verbesserungen und Verschlechterungen die Waage. Insgesamt ist also von der weitgehenden Konstanz einer klinisch belangvollen psychischen Symptomatik auszugehen.

Betrachtet man die Verlaufstypen der Arbeitsrehabilitation im einzelnen, finden sich bei den 16 Patienten der Gruppe 1 im Vergleich zwischen Eingangs- und Abschlußuntersuchung bei den einzelnen Syndromen und dem Summenscore des AMDP keine teststatistisch signifikanten Veränderungen. In der Tendenz haben diese Patienten zum Ende der Untersuchung mehr depressive Symptome und weniger apathische Syndromanteile. Die größeren beruflichen Belastungen führen somit gruppenstatistisch betrachtet nicht zu vermehrten Beschwerden und Symptomen. Die verbesserte Arbeitsfähigkeit ist die wesentliche Ursache dafür, daß der Mittelwert des GAS Scores signifikant angestiegen ist.

Bei die Patienten der Gruppen 2, 3 und 4 finden sich im Vergleich der Querschnitte zwar einzelne Veränderungen, es lassen sich jedoch keine systematischen

4.5 Ergebnisse: schizophrene Patienten

Unterschiede oder Tendenzen feststellen. Die psychische Symptomatik bleibt in den drei Jahren konstant.

Dagegen findet sich bei den Patienten der Gruppe 5 in den drei Jahren eine Zunahme des Summenscores, die gerade ein statistisch signifikantes Niveau erreicht. Sie ist im wesentlichen durch eine Zunahme apathischer Syndromanteile bedingt. Die erfolglose Arbeitsrehabilitation dieser Patienten geht also einher mit einer Verschlechterung der psychischen Symptomatik und mit häufigeren Hospitalisierungen. Allerdings müssen die Kausalitäten und die Richtung des Zusammenhanges offen bleiben.

4.5.9
Wohnform und Verlauf der Arbeitsrehabilitation

Im folgenden sollen Zusammenhänge zwischen dem Verlauf der Arbeitsrehabilitation und den Veränderungen der Wohnform (Wohnrehabilitation) dargestellt werden. Tabelle 26 zeigt die Veränderungen der Wohnform zwischen Eingangs- und Abschlußuntersuchung. Zum Ende der Untersuchung haben drei Patienten keinen Wohnsitz außerhalb des Krankenhauses. Die Zahl der Patienten in Übergangshäusern ist entsprechend dem Konzept dieser Einrichtungen (das Wohnen ist dort auf ein bis zwei Jahre begrenzt) in den drei Jahren von 14 auf 3 gesunken. Acht Patienten wechseln vom Übergangshaus in eine betreute Wohngemeinschaft, zwei in eine eigene Wohnung. Die Zahl der Patienten in betreuten Wohnformen steigt von 26 auf 33. Während am Ende der Untersuchung weniger Patienten bei den Eltern leben, ist die Zahl von selbständig Wohnenden gestiegen.

Tabelle 26: Wohnform bei Eingangs- und Abschlußuntersuchung von 83 schizophrenen Patienten der ambulanten Arbeitstherapie.

Wohnform	Eingangsuntersuchung (n = 83)	Abschlußuntersuchung (n = 83)
Krankenhaus	n = 0	n = 3
Übergangshaus	n = 14	n = 3
Eltern	n = 20	n = 16
Betreute Wohngemeinschaften	n = 26	n = 33
selbständig	n = 23	n = 28

Bei 54 Patienten (65%) hat sich die Wohnform zwischen Eingangs- und Abschlußuntersuchung nicht geändert. Dies sind am häufigsten die Patienten, die in betreuten Wohngemeinschaften (n=21) oder selbständig (n=18) leben. Folgt man der von Eikelmann (1991) vorgeschlagenen Rangreihe der Wohnformen (Klinik - Übergangshaus - Eltern - Betreute Wohngemeinschaften - selbständige Wohnfor-

men) wohnen 21 Patienten am Ende der Untersuchung selbständiger als zu Beginn. Nur bei 8 Untersuchten findet sich ein Abstieg, am deutlichsten bei den drei dauerhospitalisierten Patienten. Dichotomisiert man die Wohnformen in *abhängige* (Krankenhaus, Übergangshaus, Eltern) und *unabhängige* Wohnformen (betreutes Wohnen, selbständige Wohnformen) zeigt sich in den drei Jahren eine signifikante Zunahme selbständiger Wohnformen (Chi^2, $p< 0.05$).

Bei den Patienten des Verlaufstyps 1 überwiegt die Stabilität unabhängiger Wohnformen. 11 Patienten bei der Eingangsuntersuchung und 13 bei der Abschlußuntersuchung leben ganz selbständig oder in betreuten Wohngemeinschaften. Nur ein Patient verschlechtert sich.

Bei den 17 Patienten des Verlaufstyps 2 zeigt sich eine signifikante Zunahme unabhängiger Wohnformen. Die Zahl der selbständig Wohnenden steigt von 3 auf 7, die in betreuten Wohngemeinschaften von 2 auf 5. Nur ein Patient verschlechterte sich und wurde dauerhospitalisiert. Fünf Patienten zogen im Untersuchungszeitraum zu Hause aus. Der (noch) nicht erfolgreichen Arbeitsrehabilitation steht somit ein deutlicher Zuwachs an persönlicher Autonomie und Selbständigkeit im Wohnbereich gegenüber.

Bei den Patienten, die in beschützte Arbeitsverhältnisse wechseln bzw. in der Arbeitstherapie bleiben überwiegt die Konstanz der Wohnformen. Die wenigen Verbesserungen und Verschlechterungen halten sich die Waage. Allerdings lebt nur knapp 1/4 dieser Untersuchten in selbständigen Wohnformen.

Bei den 13 beschäftigungslos gewordenen Patienten (Verlaufstyp 5) besteht eine (nicht signifikante) Tendenz zu Wechseln in abhängigeren Wohnformen: zwei Patienten werden dauerhospitalisiert, zwei ziehen zurück zu den Eltern.

Es finden sich wenige Zusammenhänge zwischen dem Verlauf der Arbeits- und Wohnrehabilitation. Patienten leben häufiger selbständig (auch schon zu Beginn unserer Untersuchung), als daß sie auf dem freien Arbeitsmarkt beschäftigt sind. Viele erreichen eine Teilautonomie, also entweder eine selbständige Wohnform oder Arbeit auf dem allgemeinen Arbeitsmarkt. Bei den Patienten des Verlaufstyps 2 scheitert zwar die Arbeitsintegration auf den freien Arbeitsmarkt, dafür erreichen die meisten dieser Gruppe aber selbständige oder weitgehend autonome Wohnformen.

4.6
Ergebnisse: Patienten mit anderen Diagnosen

Die Ergebnisse für die 29 Patienten mit anderen Diagnosen werden im folgenden zusammengefaßt. Aufgrund der kleinen Fallzahl und der diagnostischen Heterogenität verbieten sich weiter differenzierende gruppenstatistische Analysen. Tabelle 27 zeigt die Übersicht über den Verlauf der Arbeitsrehabilitation dieser 29 Patienten der ambulanten Arbeitstherapie über drei Jahre.

4.6 Ergebnisse: Patienten mit anderen Diagnosen

Tabelle 27: Verlauf der Arbeitsrehabilitation über 3 Jahre: 29 Patienten mit anderen Diagnosen (als Schizophrenie): Arbeitssituation in jährlichen Querschnitte

1991 (n=29)	1992 (n=29)	1993 (n=29)	1994 (n=29)
	allg. AM n = 6 (20,7%)	allg. AM n = 7 (24,1%)	allg. AM n = 8 (27,6%)
	Firmen n = 0 (0%)	Firmen n = 1 (3,4%)	Firmen n = 1 (3,4%)
AT n=29 (100%)	WfB n = 2 (6,9%)	WfB n = 5 (17,2%)	WfB n = 5 (17,1%)
	AT n = 18 (62,1%)	AT n = 12 (41,5%)	AT n = 9 (31,0%)
	Beschlos n = 3 (10,3%)	Beschlos n = 4 (13,8%)	Beschlos n = 6 (20,8%)

allg. AM = allgemeiner Arbeitsmarkt, WfB = Werkstatt für Behinderte, AT = ambulante Arbeitstherapie, Firmen = Selbsthilfe- und Zuverdienstfirmen, Beschlos = Beschäftigungslos.

Der Verlauf ist ähnlich wie bei den schizophrenen Patienten. Es finden sich lediglich graduelle (statistisch nicht signifikante) Unterschiede. Die Zahl der Patienten auf dem allgemeinen Arbeitsmarkt steigt kontinuierlich an und liegt am Ende etwas höher als bei den schizophrenen Patienten (28% versus 22%). In der ambulanten Arbeitstherapie verbleiben mehr Patienten (30% versus 23% bei den schizophrenen Patienten) und es werden etwas weniger Patienten beschäftigungslos (21% versus 29% bei den schizophrenen Patienten). Bei keinem der drei im vorigen Abschnitt verwandten Kriterien für die Erfolgsbewertung der Arbeitsrehabilitation findet sich ein signifikanter Unterschied zu den schizophrenen Patienten.

Entsprechend verteilen sich auch die Verlaufstypen etwas anders als bei den schizophrenen Patienten. Es verbleiben mehr Patienten dauerhaft in der Arbeitstherapie (Typ 4), während weniger Patienten einen schlechten Verlauf haben und beschäftigungslos werden (Typ 5).

Tabelle 28: Fünf Typen von Rehabilitationsverläufen von 29 Patienten der ambulanten Arbeitstherapie mit anderen Diagnosen über 3 Jahre

Typ 1: Integration in den allgemeinen Arbeitsmarkt	n = 7 (24,1%)
Typ 2: Integration gescheitert, mehrfache Arbeitsplatzwechsel	n = 6 (20,7%)
Typ 3: Integration in beschützte Arbeitsverhältnisse	n = 6 (20,7%)
Typ 4: Verbleib in der ambulanten Arbeitstherapie	n = 8 (27,6%)
Typ 5: Wechsel in Beschäftigungslosigkeit	n = 2 (6,9%)

Die 8 Patienten mit neurotischen oder Persönlichkeitsstörungen haben gegenüber den 21 anderen einen günstigeren Verlauf. Fünf von ihnen gehören zum Verlaufstyp 1 und arbeiten am Ende des Untersuchungszeitraumes auf dem allgemeinen Arbeitsmarkt. Trotz der kleinen Zahlen ist dieser Unterschied auch teststatistisch signifikant (Chi^2 p<0.05).

Zusammenfassend betrachtet finden sich nur graduelle Unterschiede im Verlauf der Arbeitsrehabilitation zwischen den schizophrenen Patienten und den Patienten mit anderen Diagnosen. Bei den Patienten mit neurotischen Störungen verläuft die Arbeitsrehabilitation relativ erfolgreich. Wegen der kleinen Patientenzahl ist dieser Befund aber nur mit Einschränkungen zu werten.

4.7
Diskussion und Kapitelzusammenfassung

Es wurden die Ergebnisse einer dreijährigen prospektiven Untersuchung von 112 Patienten (davon 83 mit schizophrenen Psychosen und 29 mit anderen Diagnosen) der ambulanten Arbeitstherapie dargestellt. Die Diskussion soll unter zwei Perspektiven erfolgen. Zum einen geht es um die Krankheits- und Rehabilitationsverläufe der chronisch kranken Patienten. Darüber hinaus ist es das Ziel der Untersuchung, die klinisch allgemein anerkannte, wissenschaftlich aber nur unzureichend evaluierte Behandlungsmethode (ambulante) Arbeitstherapie auf ihre therapeutischen Wirkungen und ihre Effektivität hin zu untersuchen. Auch in Hinblick auf die derzeit noch unbefriedigenden Regelungen der Kostenträgerschaft sind diese Fragen relevant.

Die methodischen Ansprüche mußten reduziert werden, um die reale Behandlungs-, Versorgungs- und Lebenssituation für eine große Gruppe von Patienten untersuchen zu können. So konnten nur die Betroffenen selbst befragt werden. Eine systematische Erfassung von Angaben relevanter Dritter, z.B. von Arbeitstherapeuten, behandelnden Ärzten oder aus dem betrieblichen Umfeld war nicht möglich. Für diese mehrjährige prospektive Untersuchung ließ sich aus praktischen und ethischen Gründen keine Kontrollgruppe bilden. Andererseits ist die Untersuchung multizentrisch und von einem unabhängigen Forschungsteam durchgeführt worden. Die Stichprobe ist groß und für die Region Westfalen-Lippe repräsentativ. Darüber hinaus lassen sich einzelne Effekte „herauspartialisieren" oder durch andere Methoden (z.B. Spiegeluntersuchungen) näher beschreiben und belegen.

Arbeitstherapie ist eine klinisch anerkannte und bewährte Behandlungsmethode in der Psychiatrie mit einer langen Tradition. Ihre Sinnhaftigkeit im Rahmen einer mehrdimensionalen Behandlung steht außer Frage. In seiner berühmten Monographie schreibt Bleuler: „Am meisten wird die Arbeitstherapie allen Anforderungen gerecht. Sie übt die normalen Funktionen der Psyche, gibt unaufhörlich Gelegenheit zu aktivem und passivem Kontakt mit der Wirklichkeit, übt die Anpassungsfähigkeit, zwingt dem Patienten den Gedanken ans normale Leben draußen auf" (Bleuler 1911). Auch wenn ihr klinischer Wert unbestritten ist, macht eine wissenschaftliche Evaluation Sinn, wenn sie den Stellenwert des Verfahrens, Indikationen, Prädiktoren und therapeutische Effekte unter modernen Versorgungsbedingungen genauer beschreiben kann.

Rehabilitationsverläufe. Die Rehabilitationsverläufe der Patienten lassen sich zu fünf Verlaufstypen zusammenfassen. 20% aller Untersuchten erreichen eine stabile Integration in den allgemeinen Arbeitsmarkt. Bei einem weiteren Fünftel zeigt sich ein wechselnder Rehabilitationsverlauf. Sie scheitern auf dem allgemeinen Arbeitsmarkt und wechseln anschließend mehrfach den Arbeitsplatz ohne eine stabile Arbeitsintegration zu erreichen. Eine dauerhafte Integration in beschützte Arbeitsverhältnisse gelingt 22% der Probanden. Gut ein Fünftel der Patienten verbleibt in der ambulanten Arbeitstherapie und 15% geraten nach Beendigung der Arbeitstherapie in dauerhafte Beschäftigungslosigkeit.

Erfolgsbewertung. Nach drei Jahren sind 23% aller Untersuchten sehr erfolgreich rehabilitiert und auf dem ersten Arbeitsmarkt beschäftigt. Unter einem weiter gefaßten Erfolgskriterium sind 47% erfolgreich rehabilitiert, weil sie zum Ende des Untersuchungszeitraumes in einem bezahlten Arbeitsverhältnis außerhalb der Klinik beschäftigt sind (allgemeiner oder beschützter Arbeitsmarkt). Dagegen ist die Rehabilitation bei einem Viertel der Patienten nicht erfolgreich. Sie sind nach drei Jahren ohne Beschäftigung. Die Zahl der Rehabilitationserfolge vor allem in Hinblick auf eine berufliche Integration in den ersten Arbeitsmarkt mag gering erscheinen, muß aber vor dem Hintergrund des Krankheitsgrades, der Arbeitsmarktsituation und der Literatur als zufriedenstellend bewertet werden (Bond & Boyer 1988, Rudas 1990, Bond 1991, Wehman et al. 1991). Bei der Bewertung der Ergebnisse ist ferner zu bedenken, daß nicht für alle chronisch Kranken die berufliche Wiedereingliederung ein realistisches oder subjektiv auch nur angestrebtes Ziel ist. Bezieht man sich bei der Erfolgsbewertung nur auf die subjektiven Ziele der Betroffenen, so haben nach drei Jahren zwei Drittel aller Befragten ihr gestecktes Ziel erreicht und sind in diesem Sinne erfolgreich rehabilitiert.

Unterschiede zwischen diagnostischen Gruppen. Zwischen den schizophrenen und den Patienten mit anderen Diagnosen finden sich bezüglich des Verlaufes und des Ergebnisses der Rehabilitation keine signifikanten Unterschiede. Dies entspricht Ergebnissen der amerikanischen Literatur (Solberg & Raschmann 1980, Anthony 1980, Anthony & Jansen 1984, Trotter et al. 1988), in der der psychiatrischen Diagnose für den Erfolg oder Mißerfolg der Rehabilitation keine Bedeutung beigemessen wird. Anderslautende Ergebnisse mit zum Teil erheblichen Unterschieden zwischen diagnostischen Gruppen haben dagegen Muntaner et al. (1993) und Beiser et al. (1994) vorgelegt. Bei der Bewertung unserer Ergebnisse ist besonders zu berücksichtigen, daß es sich um chronisch kranke Patienten mit ungünstigen Krankheitsverläufen handelt. In anderen Studien, die von klinischen Populationen oder erstaufgenommenen Patienten berichten, finden sich regelmäßig Unterschiede zwischen den diagnostischen Gruppen. Ungünstigere Verläufe und Rehabilitationsergebnisse schizophrener Patienten fanden im Vergleich mit Sucht- und Neurosekranken Cole & Shupe (1970), Stein & Schmitt (1982), Vogel et al. (1988) Bell et al. (1990); im Vergleich mit affektiv Erkrankten Beiser et al. (1994) bzw. im Vergleich mit allen anderen diagnostischen Gruppen Bosch (1971). Die

Diagnose hat also nicht „keinen Einfluß" auf den Verlauf und Erfolg der Arbeitsrehabilitation (Dion & Anthony 1987), sie verliert ihre Bedeutung (für die Arbeitsrehabilitation) aber zunehmend bei langen und ungünstigen Krankheitsverläufen, wenn sich von der Grunderkrankung relativ unabhängige psychische Behinderungen herausbilden. Mit anderen Worten finden wir in der Arbeitstherapie Patienten mit erheblicher psychischer Symptomatik und funktionellen Leistungsdefiziten, deren Verläufe sich ähnlich sind, auch wenn die Diagnosen verschieden sind.

Krankheits- und Rehabilitationsverlauf sind bei den schizophrenen Patienten nicht unabhängig von einander. Dies wird am deutlichsten bei den Patienten, bei denen die erfolglose Arbeitsrehabilitation mit dem Verbleiben in weitgehend abhängigen Wohnformen und mit einem durch viele Hospitalisierungen und Zunahme der psychischen Symptomatik geprägten ungünstigen Krankheitsverlauf assoziiert ist. Mit umgekehrten Vorzeichen (sehr erfolgreiche Arbeitsintegration, Verbleib oder Wechsel in unabhängige Wohnformen und günstiger Krankheitsverlauf) finden sich die Zusammenhänge bei den besonders erfolgreich rehabilitierten Patienten des Verlaufstyps 1. Bei anderen Patienten finden sich dagegen widersprüchliche Entwicklungen: gescheiterte Arbeitsintegration auf dem allgemeinen Arbeitsmarkt, ungünstiger Krankheitsverlauf aber erheblicher Autonomiezuwachs im Wohnbereich (Verlaufstyp 2) oder Stagnation im Arbeits- und Wohnbereich bei günstigem Krankheitsverlauf (Verlaufstyp 4). Am besten (wenn auch letztlich ungenau) beschreibt der von Strauss & Carpenter (1972, 1974) geprägte Begriff der „open linked systems" die Verhältnisse. Die klinischen Konsequenzen aus diesen Befunden sind nur scheinbar selbstverständlich und banal: die individuellen Gegebenheiten jedes Patienten müssen beachtet werden, die Zielvorstellungen der Betroffenen sind die Richtschnur für die Rehabilitation, Maßnahmen müssen praktisch erprobt werden, um über Erfolg oder Mißerfolg zu entscheiden.

Prädiktoren. Der Erfolg der Arbeitsrehabilitation nach drei Jahren wird durch die Ausgangsbedingungen der Patienten nur in geringem Maße prädiziert. Lediglich eine hohe Schulbildung erweist sich bei den schizophrenen Patienten als ein Prädiktor für einen Rehabilitationserfolg, wobei nur ein geringer Varianzanteil (14%) aufgeklärt wird. Die in der Literatur am häufigsten genannten Erfolgsprädiktoren wie Zukunftserwartungen (Ciompi et al. 1979), Ausmaß der beruflichen Vorerfahrungen (Buell & Anthony 1973, Ciompi und Müller 1976, Watts & Bennett 1977) oder die berufliche Qualifikation (Hodel, Schärer, & Steiner 1979, Kunow & Kuhnt 1986) trennen nicht zwischen den nach drei Jahren auf dem allgemeinen Arbeitsmarkt Beschäftigten und den anderen Patienten. Dies ist zu erklären: Bei den Zukunftserwartungen lassen sich realistisch hohe Erwartungen (Erfolgsprädiktor) nicht von den unrealistischen, überzogenen Erwartungen und Motivationen trennen, die eher ein Prädiktor für ein Scheitern der Rehabilitation sind (Bosch 1971, Lee & Romney 1990). In unserer Untersuchung zeigte sich dies bei einem Teil der Patienten, die erfolglose Arbeitsversuche auf dem allgemeinen Arbeitsmarkt unternahmen oder ganz aus Arbeit und Beschäftigung herausfielen

4.7 Diskussion und Kapitelzusammenfassung

(Verlaufstypen 2 und 5). Die beruflichen Vorerfahrungen unserer chronisch kranken Patienten liegen zumeist lange zurück und sind mit hohem Lebensalter, langem Krankheitsverlauf und Erfahrungen des beruflichen Scheiterns korreliert. Von daher verwundert es nicht, daß die prämorbide berufliche Integration und die beruflichen Vorerfahrungen keine prädiktive Bedeutung für den Rehabilitationserfolg haben. Das Gleiche gilt für die abgeschlossene Berufsausbildung. Die chronisch kranken Patienten kehren nämlich in aller Regel nicht in ihre alten Berufe zurück, sondern erleiden selbst im günstigsten Fall der gelungenen Reintegration einen erheblichen beruflichen Abstieg (Bosch 1971) und sind mit wenig qualifizierten Arbeiten betraut. Unter methodischen Gesichtspunkten ist zu ergänzen, daß die Befunde zu den Prädiktoren des Erfolges der Arbeitsrehabilitation ohnehin widersprüchlich und sehr von den Stichproben und dem Zeitpunkt der Untersuchung abhängen (Weis 1990).

Dagegen prädizieren sowohl die objektiven Voraussetzungen als auch subjektiven Einstellungen und Motivationen die Richtung, in die der Rehabilitationsprozeß geht. Günstige gesundheitliche und soziale Voraussetzungen, hohe Ansprüche bzw. die Motivation zu einer möglichst normalen Arbeitsintegration und ein früher Beginn der Rehabilitationsmaßnahmen prädizieren in hohem Maße den Versuch einer Arbeitsaufnahme auf dem freien Arbeitsmarkt. Im weiteren entscheiden dann eine Vielzahl von Faktoren über den Erfolg oder Mißerfolg der einzelner Patienten. In unserer Studie ließen sich als günstige Faktoren (Unterschiede zwischen auf dem allgemeinen Arbeitsmarkt erfolgreichen bzw. gescheiterten Patienten, Verlaufstypen 1 und 2) identifizieren: größere berufliche Erfahrung, höhere soziale Kompetenz und Leistungsfähigkeit, stabilere Motivation, größere Kooperationsbereitschaft, intensive psychosoziale Unterstützung und günstige betriebliche Bedingungen. Der Befund, daß gute Voraussetzungen und Bedingungen gute Ergebnisse nach sich ziehen, ist allerdings nicht nur für die Arbeitsrehabilitation, sondern allgemein für die Verlaufsforschung psychischer Krankheiten und die Evaluation unterschiedlicher Therapiemethoden und Strategien typisch (Gmür 1986, Watts & Bennett 1977). Von besonderer praktischer Bedeutung ist der Befund, daß ein möglichst frühzeitiger Beginn der Arbeitsrehabilitation ein Prädiktor für einen günstigen Verlauf ist. Auf weitere Faktoren, die für eine erfolgreiche berufliche Eingliederung relevant sind, wird noch einmal im Kapitel 7, bei den Beratungsstellen zur beruflichen Eingliederung, zurückzukommen sein.

Diese Befunde zu den Prädiktoren und ihr Vergleich mit der Literatur führen zu einer weiteren Überlegung. Die gleichen Eigenschaften und Voraussetzungen der Patienten, die in Studien aus den 60er und 70er Jahren den Erfolg der Arbeitsrehabilitation prädizieren konnten, erweisen sich unter den Bedingungen der 90er Jahre lediglich als Prädiktoren für die Verlaufsrichtung, also den *Versuch* der Patienten, einen Arbeitsplatz auf dem allgemeinen Arbeitsmarkt zu bekommen. Den *Erfolg* dieser Bemühungen können sie dagegen nicht mehr prädizieren. Eine zugegebenermaßen spekulative Erklärung hierfür könnte darin bestehen, daß unter den veränderten Bedingungen des Arbeitsmarktes, den verschärften Anforderungen an Produktivität und Verwertbarkeit des einzelnen Arbeitnehmers die Bedeutung individueller Eigenschaften der Patienten geringer geworden ist. Dagegen spielen betriebliche und arbeitsmarktpolitische Faktoren sowie psychosoziale Unterstützungsmaßnahmen eine größere Rolle. Diese Überlegung hätte Konsequenzen sowohl für die Praxis der Arbeitsrehabilitation als auch für das Design zukünftiger Studien in diesem Bereich.

Wohnrehabilitation. Der Befund, daß die Wohnrehabilitation im Ergebnis besser gelingt als die Arbeitsrehabilitation (Uchtenhagen 1980, Steinhart & Bosch 1990, Eikelmann 1991) konnte erneut repliziert werden. In der Gesamtbewertung der Ergebnisse und Verläufe schließen wir uns der Einschätzung der genannten Autoren an, daß auch die erfolgreichen Patienten meist nur eine Teilautonomie in einzelnen Lebensbereichen erreichen (z.B. selbständige Arbeit oder selbständiges Wohnen). Dabei bleiben die Ergebnisse der Arbeitsrehabilitation in vielen Fällen hinter dem prämorbiden Niveau zurück (Bosch 1971). Die gegenwärtigen Rehabilitationsbemühungen führen dagegen nicht zu einer nachweisbaren Verbesserung der psychischen Symptomatik der chronisch kranken Patienten - im günstigen Fall zu ihrer Stabilisierung (Wing 1960). Sie erreichen eine Verbesserung der sozialen Integration und der Lebensumstände. Die Abhängigkeit vom psychiatrischen Versorgungssystem verringert sich dagegen nur geringfügig.

Im Hinblick auf den weiteren Verlauf hat die ambulante Arbeitstherapie in der psychiatrischen Arbeitsrehabilitation die Funktion des Startpunktes und des Verteilers. Sie ist die erste Schnittstelle zwischen Klinik und Arbeitswelt. Sie ermöglicht einen frühen Beginn der Rehabilitation, nämlich direkt im Anschluß an die Entlassung aus der stationären Behandlung. Von der Arbeitstherapie aus finden im Vergleich zu allen anderen Einrichtungen die meisten Veränderungen statt. Verbesserungen der Arbeitsintegration sind dabei sehr viel häufiger als Verschlechterungen.

Aus einer anderen Perspektive lassen sich aus den berichteten Befunden vier *therapeutische Effekte* der ambulanten Arbeitstherapie beschreiben:

Arbeitstherapie trägt zu einer *Steigerung der Arbeits- und Leistungsfähigkeit* bei. Dies bildet sich in den ausführlich beschriebenen Verbesserungen der Arbeitsintegration bei der Hälfte der Untersuchten ab.

Als zweiter Effekt der Teilnahme an der Arbeitstherapie findet sich bei den schizophrenen Patienten weitgehend unabhängig vom Verlauf der Rehabilitation eine signifikante Reduktion weiterer Hospitalisierungen. Dieser Befund läßt sich in unserer Studie methodisch zwar nicht durch einen Kontrollgruppenvergleich beweisen, jedoch durch eine Spiegeluntersuchung, weitere differenzierende statistische Verfahren und die Bestimmung eines Schwellenwertes für den Effekt (Teilnahme für mindestens 1 Jahr) sichern. Durch die Teilnahme an der Arbeitstherapie bekommt der Krankheitsverlauf der chronisch kranken Patienten eine positive Wendung. Rezidive und stationäre Behandlungen werden seltener und vor allem kürzer. Wie ist dieser Befund zu erklären? Zunächst müssen mögliche Einschränkungen diskutiert werden. Ein Stichprobenartefakt konnte ebenso ausgeschlossen werden wie eine zufällige Covarianz mit anderen Variablen. Die Daten für die Hospitalisierungen im Spiegelzeitraum ließen sich mit ausreichender Sicherheit und Genauigkeit ermitteln. Mit der Eingrenzung auf die Teilstichprobe von 57 schizophrenen Patienten, die bei der Eingangsuntersuchung ihre Rehabilitation in der ambulanten Arbeitstherapie gerade erst begonnen hatten, wurden

4.7 Diskussion und Kapitelzusammenfassung

mögliche Verfälschungen durch lange Vorläufe eliminiert. Dagegen lassen sich andere wichtige Faktoren in diesem Design nicht kontrollieren. Die Einzelheiten der ärztlichen und medikamentösen Behandlung im Spiegelzeitraum müssen ebenso offen bleiben wie Effekte anderer psychosozialer Betreuungsmaßnahmen oder besonderer Lebensereignisse. Wenngleich diese Faktoren aus der kasuistischen Kenntnis der Patienten als ursächliche Faktoren wenig wahrscheinlich sind, schränken sie unter wissenschaftlichen Gesichtspunkten die Aussagekraft des Befundes ein. Andererseits lassen sich auch Argumente finden, die den Befund erklären und damit stützen können. Die Patienten nehmen in der ambulanten Arbeitstherapie an einer langfristigen, täglich mehrstündigen und intensiv betreuten Rehabilitationsmaßnahme teil. Sie erfahren eine Tagesstruktur und haben über die Arbeitstherapie Kontakte außerhalb der Familie oder anderer enger Bezugspersonen. Zudem sind durch die Nähe zur Klinik ein schnelleres Erkennen krisenhafter Veränderungen und entsprechende Interventionen möglich. Das mögliche Gegenargument, daß wahrscheinlich jede so geartete Maßnahme positive Effekte auf den Krankheitsverlauf haben dürfte, kann auch anders herum formuliert werden: nur durch Arbeit als die in unserer Gesellschaft normalste Betätigung Erwachsener, ist es denkbar eine Maßnahme, derart langfristig und zeitlich ausgedehnt zu füllen.

Ein rezidivprophylaktischer Effekt arbeitstherapeutischer Maßnahmen ist weiterhin durch kontrollierte Studien belegt. Bell & Ryan (1984) fanden bei arbeitstherapeutisch behandelten Patienten gegenüber zwei Vergleichsgruppen (psychoanalytisch orientierte Therapieprogramme) deutlich geringere Rehospitalisierungsraten. In einer weiteren kontrollierten Studie mit randomisierter Zuteilung (Bell et al. 1996), die weiter unter noch einmal ausführlicher zitiert wird, fanden die Autoren signifikant geringere Rehopitalisierungsraten bei Patienten, die regelmäßig an der Arbeitstherapie teilgenommen hatten im Vergleich zu den Nichtteilnehmern. In einer Übersicht zu dieser Thematik berichtet Bond (1991), daß mehr als die Hälfte der 17 einbezogenen kontrollierten Studien einen positiven Einfluß der arbeitsrehabilitativen Programme auf die Rehospitalisierungsraten fanden.

Als dritter Effekt der Arbeitstherapie läßt sich die Stabilisierung der psychischen Symptomatik anführen. Psychoorganische Syndromanteile werden sogar reduziert. Diesen Befund haben auch Lewandowski et al. (1992) beschrieben. Lysaker und Bell (1995) berichten ebenfalls in einem unkontrollierten Design von einer signifikanten Verbesserung der Krankheitseinsicht (PANSS Item: lack of judgement and insight) von arbeitstherapeutisch behandelten schizophrenen Patienten, die eingangs zumindest einen mittleren Score in diesem Punkt aufwiesen. Ohne Kontrollgruppe sind diese Befunde allerdings nicht sicher zu bewerten. Eine Reduktion gerade sog. psychorganischer Syndromanteile im AMDP, also von Symptomen wie Konzentrations-, Merk- und Auffassungsstörungen, durch das Training in der Arbeitstherapie erscheint aus klinischer Sicht nachvollziehbar und einsichtig. Unter wissenschaftlichen Kriterien überwiegen jedoch die methodischen Zweifel.

Zum Einfluß arbeitstherapeutischer Maßnahmen auf die psychische Symptomatik liegen widersprüchliche Befunde vor, wobei die Zahl der kontrollierten Studien klein ist. Ältere Untersuchungen fanden bei den arbeitstherapeutisch behandelten Patienten gegenüber den Kontrollgruppen keine signifikante Verbesserung der psychischen Symptomatik in der Summe (Wing 1960, Wing et al. 1972, Stevens 1973, Marx et al. 1973). Eine eindeutige Reduktion der psychischen Symptomatik (gemessen mit der PANSS) bei arbeitstherapeutisch behandelten schizophrenen Patienten wird aus der derzeit methodisch besten Studie zur Arbeitstherapie von Bell et al. (1996) berichtet. In einem double-target Design wurden die Hypothesen verifiziert, daß eine Bezahlung zu einer regelmäßigen Teilnahme an der Arbeitstherapie führt und daß diese im Vergleich mit den Nichtteilnehmern zu 1. einer klinisch relevanten Reduktion der psychischen Symptomatik (PANSS Summenscore, Positivsymptome, Affektstörungen), 2. zu signifikant geringeren und in der Tendenz kürzeren Rehospitalisierungen und 3. zu höherer Produktivität und Arbeitsleistung führt. Die übrigen Behandlungsparameter im Rahmen der fünfmonatigen Therapiephase konnten konstant gehalten werden bzw. wurden im Hinblick auf das Behandlungsergebnis kontrolliert, so daß die beschriebenen Veränderungen als Effekte der Arbeitstherapie zu werten sind. Auch sechs Monate nach Beendigung des Programms ließ sich der positive Einfluß auf die psychische Symptomatik in allerdings abgeschwächter Form noch nachweisen (Bell u. Lysaker 1997).

Ein vierter Effekt ist ein subjektiver, aber deswegen keineswegs weniger wichtig. Die von den Patienten genannten Motive zur Teilnahme an der Arbeitstherapie, die konstant hohe Arbeitszufriedenheit und die oft lange Teilnahme an der Maßnahme belegen über den klinischen Eindruck und die Aussagen der Patienten hinaus, daß durch die Arbeitstherapie die Patienten eine Verbesserung des Wohlbefindens und der Lebensqualität erfahren.

Zur *Erklärung der genannten therapeutischen Effekte* können noch folgende Überlegungen zur Wirkungsweise der Maßnahme herangezogen werden. Die ambulante Arbeitstherapie bietet neben den instrumentellen Lernmöglichkeiten vor allem ein soziales Lern- und Experimentierfeld (Cummings & Cummings 1979, Reker 1996). Ohne die Stringenz und Strukturiertheit der lerntheoretisch fundierten social skills Trainingsprogramme zu haben (Liberman & Evans 1985, Liberman 1988, Roderer et al. 1988), für die positive Effekte auf die soziale Kompetenz und den Krankheitsverlauf gut belegt sind (Anthony & Liberman 1986, Liberman 1988, Liberman 1991), ist die Praxis der ambulanten Arbeitstherapie in vielen Punkten vergleichbar. Die Bewältigung der Arbeitsaufgaben, extramurale Praktika, die Kontakte mit den Mitpatienten und Arbeitstherapeuten, die durch die Atmosphäre unterstützte Auseinandersetzung mit Fragen der beruflichen Zukunft stellen für die Patienten soziale Lernsituationen dar (Brücher 1988), in denen für die Arbeitsintegration relevante Fähigkeiten erlernt und erprobt werden können. Schließlich haben Harlfinger (1968) und Wing (1966) auf gruppendynamische Faktoren in der Arbeitstherapie aufmerksam gemacht. Die arbeitsmäßig organisierte Umgebung mobilisiert Restfähigkeiten, unter den Teilnehmern

4.7 Diskussion und Kapitelzusammenfassung

entsteht die Gruppennorm, möglichst gut zu arbeiten, man orientiert sich vor allem an den stärkeren Mitpatienten. Als therapeutische Effekte dieses Gruppenprozesses beschreibt Wing (1966) bei zwei Dritteln der Patienten eine realistische Zunahme des Selbstvertrauens, die Reduktion von Ängstlichkeit und Depressivität und als wichtigsten Punkt die Steigerung von „Zuversicht".

Welche *praktischen Empfehlungen* für die ambulante Arbeitstherapie ergeben sich? Sie sollte grundsätzlich allen Patienten ohne weitergehende Vorbedingungen offenstehen. Eine aktive Motivation durch den behandelnden Arzt kann den möglichst frühen Beginn der Maßnahme unterstützten. Dabei ist das breite Indikationsspektrum zu beachten, das für den einzelnen Patienten konkretisiert werden muß. Das gilt schon für die Motivation zur Arbeitstherapie während der stationären Behandlung. Bei der Vorbereitung der Entlassung aus dem Krankenhaus sollten neben der weiteren ambulanten Behandlung und der Wohnsituation auch die Fragen der beruflichen Perspektive und/oder der sinnvollen Tagesstrukturierung bedacht werden. Hierbei kann die ambulante Arbeitstherapie eine wichtige Rolle übernehmen. Grundsätzlich sollte wie bei allen Angeboten für chronisch Kranke eine repetitive Nutzung möglich sein. Die Dauer der Maßnahme ist zunächst unbefristet, spätestens aber nach 2 bis 3 Jahren sollten gemeinsam mit dem Patienten Überlegungen zu einem Wechsel in ein beschütztes Arbeitsverhältnis angestellt werden. Extramurale Praktika, im Rahmen der Arbeitstherapie organisiert und begleitet, aber an Arbeitsplätzen außerhalb der Klinik durchgeführt, sind ein wichtiger Zwischenschritt und bieten den Patienten Möglichkeiten für eine Belastungserprobung unter realistischen Bedingungen.

Im Kontrast zu ihrer zentralen Rolle in der psychiatrischen Arbeitsrehabilitation steht die mangelhafte organisatorische und finanzielle Absicherung. Die notwendigen Schritte zur Konsolidierung müssen aber die vielfältigen Möglichkeiten erhalten und dürfen nicht zu einer Ausgrenzung bestimmter Patienten oder engen zeitlichen Limitierungen führen. Die Ergebnisse legen auch nahe, wie wichtig eine organisierte Zusammenarbeit und Orientierung der Arbeitstherapieabteilungen über den Rahmen des Krankenhauses hinaus ist. Notwendig ist eine verstärkte Kooperation mit anderen Einrichtungen und Diensten, wie dem Arbeitsamt, dem Psychosozialen Fachdienst, anderen Einrichtungen des beschützten Arbeitsmarktes, aber auch mit Firmen und öffentlichen Arbeitgebern, um mehr extramurale Arbeitsplätze zu akquirieren. Für diese vielfältigen Aufgaben ist eine personelle Stärkung der Abteilungen erforderlich. Eine weitere Entwicklungsmöglichkeit der ambulanten Arbeitstherapie erscheint die räumliche Trennung vom psychiatrischen Krankenhaus, denn sie ist auch im Rahmen von Tageskliniken, Tagesstätten oder von in der Stadt gelegenen Arbeitstherapieabteilungen denkbar. Arbeitstherapeutische Hilfen können darüber hinaus auch direkt am Arbeitsplatz eingesetzt werden.

5 Verlauf der Arbeitsrehabilitation der Beschäftigten in Werkstätten für Behinderte über drei Jahre

5.1 Einleitung

In diesem Kapitel wird der Verlauf der Arbeitsrehabilitation der Beschäftigten in Werkstätten für psychisch Behinderte (WfB) über 3 Jahre dargestellt. Wie im vorherigen Kapitel werden zunächst die Ergebnisse für die Beschäftigten mit schizophrenen Psychosen ausführlich beschrieben. Die Ergebnisse für die Untersuchten mit anderen Diagnosen werden im zweiten Teil zusammengefaßt.

Die Werkstätten bieten traditionell Arbeitsmöglichkeiten für geistig und körperlich Behinderte. Lediglich 5-10% der Belegschaft von traditionellen Werkstätten leiden an psychischen Behinderungen (Scheibner 1988, Badelt 1992). Die speziellen Abteilungen für psychisch Behinderte sind eine relativ neue Entwicklung, die in Westfalen-Lippe Mitte der 80er Jahre begann (Wedekind 1987, 1987a). In den folgenden Jahren expandierten diese Abteilungen sehr rasch. Die praktische Realisierung ist unterschiedlich. In einigen Fällen wurden räumlich, personell und verwaltungstechnisch eigenständige Zweigwerkstätten geschaffen, die häufig auch unter eigenem Namen firmieren und dabei den Begriff „Werkstatt" bewußt vermeiden. In anderen Fällen beschränkt sich die Spezialisierung auf eine mehr oder weniger konsequente interne Differenzierung innerhalb der Großwerkstatt.

Diese Abteilungen an den Werkstätten für Behinderte stellen heute das bei weitem größte Angebot an beschützten Arbeitsplätzen für psychisch Behinderte. In Westfalen-Lippe fanden wir 1990 23 Abteilungen mit insgesamt 940 Arbeitsplätzen (Reker, Mues & Eikelmann 1990). Zudem ist das Angebot anders als bei z.B. den Firmen für psychisch Kranke nahezu flächendeckend. Der gesicherte gesetzliche und finanzielle Status der WfB ist für diese rasche Expansion entscheidend gewesen. Dabei gab es durchaus auch Widerstände gegen diese Entwicklung. Von einzelnen Trägern wurde die Notwendigkeit der Differenzierung bestritten und mehr das Konzept einer einheitlichen Werkstatt für alle Behinderten favorisiert. Weiterhin bestanden vielerorts Ressentiments gegenüber psychisch Behinderten wegen ihrer schwankenden Leistungsfähigkeit und der Schwierigkeiten im sozialen Umgang. Diese Probleme werden heute durch spezielle Fort-

und Weiterbildungsangebote für die Mitarbeiter der neuen Abteilungen angegangen.

Von der Fachöffentlichkeit wurde v.a. kritisiert, daß Konzepte und Strukturen, die für geistig und körperlich behinderte Beschäftigte entwickelt wurden, ohne wesentliche Änderungen auf die Abteilungen für psychisch Behinderte übertragen wurden (Junge & Okonek 1988). Dabei akzentuieren sich Probleme, die auch für die traditionellen Werkstätten bestehen: Fragen des arbeitsrechtlichen Status der Beschäftigten, Entlohnung, Größe der Einrichtungen, unflexible Arbeitszeitregelungen, gesetzlicher Rehabilitationsauftrag versus Dauerarbeitsplätze (Holl 1987, Schmock 1987, Kalteier 1987, Lösener 1990, Hautop & Swoboda 1993).

5.2
Fragestellungen

Die folgenden Ergebnisse beziehen sich auf Beschäftigte in speziellen Abteilungen für psychisch Behinderte. Sie sind demzufolge nicht auf psychisch Behinderte in den traditionellen Werkstätten zu übertragen. Unseres Wissens gibt es bisher keine Studie der Rehabilitationsverläufe in diesen neuen Einrichtungen. Die wenigen empirischen Untersuchungen, die publiziert wurden, beziehen sich auf Aspekte der Arbeitszufriedenheit (Weis 1993) oder der Arbeitsplatzgestaltung und Arbeitssituation (Sonnentag 1991, 1992). Diese Untersuchung befaßt sich mit folgenden Fragestellungen:

– Wie verläuft die Arbeitsrehabilitation der untersuchten Beschäftigten in den folgenden drei Jahren?
– Wie sind diese Rehabilitationsergebnisse zu bewerten?
– Gibt es typische Verläufe?
– Welche Zusammenhänge finden sich zwischen Krankheitsverlauf und Arbeitsrehabilitation?
– Welche Zusammenhänge finden sich zwischen Wohnrehabilitation und Arbeitsrehabilitation?

Aus den Befunden zu diesen Fragenkomplexen soll die Rolle und Funktion der Abteilungen für psychisch Behinderte an den Werkstätten für Behinderte in der psychiatrischen Arbeitsrehabilitation bestimmt werden.

5.3.
Methode

Die Methodik, nämlich der Ablauf der Untersuchung und die Untersuchungsinstrumente wurden ausführlich im Kapitel 2 dargestellt worden. Wie in unseren anderen Verlaufsuntersuchungen werden auch hier nur diejenigen Patienten berücksichtigt, von denen vollständige Verläufe über drei Jahre vorliegen. Daraus ergibt sich zu jedem Untersuchungszeitpunkt eine identische Stichprobe. Allerdings waren es hier lediglich 9 der anfänglich 268 Beschäftigten in Werkstätten für Behinderte, die wir nicht über die 3 Jahre nachuntersuchen konnten.

Sieben Beschäftigte waren zu weiteren Interviews nicht bereit, 1 Proband war nicht mehr auffindbar, ein weiterer verstarb im Untersuchungszeitraum an einem Karzinom. Bei den nicht nachuntersuchbaren Patienten handelt es sich um 5 Männer und 4 Frauen. Fünf dieser 9 Probanden litten an schizophrenen Psychosen.

5.4 Stichprobe

Bei der geringen drop-out-Rate erübrigt sich eine teststatistische Überprüfung auf systematische Stichprobenfehler. Da die Stichprobe bereits im Kapitel 3 ausführlich beschrieben wurde, erfolgt an dieser Stelle nur eine kurze Zusammenfassung, wobei zwischen den schizophrenen Patienten und Patienten mit anderen Diagnosen unterschieden wird. Tabelle 29 zeigt die Verteilung der Diagnosen im einzelnen.

Tabelle 29: Psychiatrische Erstdiagnose nach ICD 10 der 259 Beschäftigten in Werkstätten für Behinderte

Diagnose (ICD 10)	Patienten (n = 259)
schizophrene Störungen (F2)	n=142 (54,8%)
organisch bedingte Störungen (F0)	n= 22 (8,5%)
Suchterkrankungen (F1)	n= 10 (3,9%)
affektive Störungen (F3)	n= 17 (6,6%)
neurotische Störungen, Verhaltensauffälligkeiten mit körperlichen Störungen, Persönlichkeitsstörungen (F4-F6)	n= 33 (12,7%)
Intelligenzstörungen (F7)	n= 33 (12,7%)
kindlicher Autismus (F8)	n= 2 (0,8%)

Von den 142 schizophrenen Beschäftigten sind 95 Männer und 47 Frauen, die im Mittel 36 Jahre (Spanne 19-60 Jahre) alt sind. Nur 5 Untersuchte sind verheiratet, die allermeisten (85%) sind ledig. Mehr als die Hälfte der Befragten (59%) lebt in betreuten Wohnformen, knapp ein Drittel noch oder wieder bei den Eltern und nur 13% wohnen selbständig. Weniger als ein Drittel der Befragten hat einen höheren Schulabschluß als die Hauptschule und weniger als die Hälfte (42%) konnte eine berufliche Ausbildung abschließen. Bei der Eingangsuntersuchung waren 49 Befragte im Arbeitstrainingsbereich der Werkstatt beschäftigt, die übrigen waren bereits in den Arbeitsbereich übernommen worden. Die Untersuchten erkrankten im Mittel vor 12 Jahren (std±7.7) und waren im bisherigen Krankheitsverlauf im Mittel viermal und in der Summe für 38 Monate stationär psychiatrisch behandelt worden. Bei einem Drittel der Beschäftigten bestehen Comorbiditäten, am häufigsten Intelligenzstörungen und Suchtprobleme.

Bei den 117 Untersuchten mit anderen Diagnosen handelt es sich um 26 Männer und 41 Frauen, die im Mittel 36,6 Jahre alt sind (Spanne 18-56 Jahre). Die meisten Patienten leiden an neurotischen und Persönlichkeitsstörungen bzw. Intelligenzstörungen. An dritter Stelle der Häufigkeit stehen organisch bedingte Störungen, gefolgt von affektiven Störungen und Suchterkrankungen. Bei 2 Patienten handelt es sich um älter gewordene Autisten. Bei 40% der Untersuchten wurde eine zweite psychiatrische Diagnose gestellt, am häufigsten Intelligenzstörungen und Suchtprobleme.

Auch diese Patienten sind lange psychisch erkrankt, im Mittel seit 13,5 Jahren (std±9.2). Die Zahl psychiatrischer Hospitalisierungen sowie die Gesamtdauer der stationären Behandlungen ist niedriger als bei den schizophrenen Patienten. Auch hier sind die meisten Untersuchten ledig (83%) und nur 20% wohnen selbständig. Die schulischen und beruflichen Ausbildungsvoraussetzungen sind schlecht. Lediglich 13% der Befragten haben eine Schulqualifikation oberhalb der Hauptschule, etwas mehr als ein Viertel konnte eine Berufsausbildung abschließen.

5.5.
Ergebnisse: Beschäftigte mit schizophrenen Psychosen

5.5.1
Beschreibung der Rehabilitationsverläufe

Tabelle 30 auf der nächsten Seite zeigt die Übersicht über den Verlauf der Arbeitsrehabilitation dieser 142 Beschäftigten über 3 Jahre. Aufgeführt sind die Verteilung der Arbeitsplätze in jährlichen Querschnitten, die Arten des Wechsels bzw. des Verbleibes. Mehrfache Wechsel des Arbeitsplatzes zwischen den Untersuchungszeitpunkten wurden bei dieser Darstellung nicht berücksichtigt.

Die Zahl der Beschäftigten, die wir bei den jeweiligen Nachuntersuchungen weiterhin in der Werkstatt antrafen, sinkt über die drei Jahre nur langsam ab. Bei der Abschlußuntersuchung sind 80% aller Patienten noch in einer Werkstatt für Behinderte beschäftigt. Zwei Patienten, die die Werkstatt zwischenzeitlich verlassen hatten, kehrten zurück, einmal nach einem Wechsel auf den allgemeinen Arbeitsmarkt, im anderen Fall nach einer Phase von Beschäftigungslosigkeit. Wechsel aus der Werkstatt heraus in Firmen für psychisch Kranke oder in ambulante Arbeitstherapie finden bis auf 3 Ausnahmen nicht statt.

Dagegen steigt die Zahl der beschäftigungslos gewordenen Patienten kontinuierlich von n=6 im ersten, n=10 im zweiten auf n=19 (13,4%) im dritten Jahr an. Nur 3 Patienten, die die Werkstatt verließen und beschäftigungslos wurden, finden

Tabelle 30: Verlauf der Arbeitsrehabilitation über drei Jahre: 142 Beschäftigte in Werkstätten für Behinderte mit schizophrenen Psychosen (jährliche Querschnitte und Wechsel des Arbeitsplatzes zwischen den Untersuchungszeitpunkten)

1991 (n=142)	1992 (n=142)	Verbleib/Wechsel im einzelnen	1993 (n=142)	Verbleib/Wechsel im einzelnen	1994 (n=142)
	allg. AM n=3 (2,1%)	Verbleib auf allg. AM n= 3	allg. AM n=9 (6,3%)	Verbleib auf allg. AM n= 5 Wechsel in WfB n= 1 Wechsel in Beschlos n= 3	allg. AM n=8 (5,6%)
	Firmen n=0 (0%)	Verbleib in Firmen	Firmen n=1 (0,7%)	Wechsel in Beschlos n= 1	Firmen n=1 (0,7%)
WfB n=142 (100%)	WfB n=133 (93,7%)	Verbleib in WfB n=122 Wechsel auf allg. AM n= 5 Wechsel in Firma n= 1 Wechsel in Beschlos n= 5	WfB n=122 (86,0%)	Verbleib in WfB n=111 Wechsel auf allg. AM n= 2 Wechsel in Firma n= 1 Wechsel in AT n= 1 Wechsel in Beschlos n= 7	WfB n=113 (79,6%)
	AT n=0 (0%)		AT n=0 (0%)		AT n=1 (0,7%)
	Beschlos n=6 (4,2%)	Verbleib in Beschlos n= 5 Wechsel auf allg. AM n= 1	Beschlos n=10 (7,0%)	Verbleib in Beschlos n= 8 Wechsel auf allg. AM n= 1 Wechsel in WfB n= 1	Beschlos n=19 (13,4%)

allg. AM = allgemeiner Arbeitsmarkt, WfB = Werkstatt für Behinderte, AT = ambulante Arbeitstherapie, Firmen = Selbsthilfe- und Zuverdienstfirmen, Beschlos = Beschäftigungslos. Mehrfache Wechsel des Arbeitsplatzes zwischen den Untersuchungszeitpunkten wurden bei dieser Darstellung nicht berücksichtigt einen Wiedereinstieg in ein anderes Arbeitsverhältnis. Die Zahl der Patienten auf dem allgemeinen Arbeitsmarkt bleibt klein. Sie erreicht im zweiten Jahr mit 9 Patienten (6,3%) ihren Höhepunkt und bleibt auch im dritten Jahr etwa auf diesem Niveau.

Innerhalb der Werkstätten nimmt der *Arbeitstrainingsbereich* eine besondere Stellung ein. Er ist als zeitlich befristete Maßnahme der beruflichen Rehabilitation konzipiert (1 bis 2 Jahre) und soll ein intensives Training (Betreuungsschlüssel von 1:6) beruflicher Fähigkeiten bieten. Aus diesem Grunde werden die Patienten im Arbeitstrainingsbereich der Werkstätten hier noch einmal getrennt aufgeführt. Tabelle 31 zeigt die Wechsel, die die 49 Beschäftigten mit schizophrenen Psychosen aus dem Arbeitstrainingsbereich der Werkstatt heraus vollzogen. Nach zwei Jahren sind erwartungsgemäß alle Patienten aus dem Trainingsbereich entlassen. Die meisten, nämlich 40 (82%) sind in den Arbeitsbereich der Werkstatt übernommen worden. Drei Patienten wechselten auf den allgemeinen Arbeitsmarkt und 6 sind nach Abschluß oder Abbruch der Maßnahme beschäftigungslos. Der Trainingsbereich wird seiner konzipierten besonderen rehabilitativen Funktion nicht gerecht. Er dient faktisch als Vorbereitung auf den Arbeitsbereich. Nur einzelne Patienten erreichen weitergehende Rehabilitationsziele.

Tabelle 31: Wechsel aus dem Arbeitstrainingsbereich von 49 Beschäftigten mit schizophrenen Psychosen

Eingangsuntersuchung	Wechsel auf / in:	
Arbeitstrainingsbereich der Werkstätten n = 49	allgemeiner Arbeitsmarkt	n= 3 (6%)
	Arbeitsbereich der Werkstätten	n=40 (82%)
	Beschäftigungslosigkeit	n=6 (12%)

Dies wird auch bei einem Vergleich der Rehabilitationsergebnisse der 49 Beschäftigten im Arbeitstrainingsbereich mit denen der 93 Beschäftigten im Arbeitsbereich nach drei Jahren deutlich. Die Untersuchten, die wir eingangs im Arbeitstrainingsbereich antrafen, sind nach drei Jahren nicht häufiger auf den allgemeinen Arbeitsmarkt gewechselt. Vielmehr trafen wir sie überzufällig häufig beschäftigungslos an (Chi^2< 0.05).

Die Werkstattabteilungen bieten Dauerarbeitsplätze für psychisch Behinderte. Veränderungen sind selten und wenn, meist Abbrüche und Wechsel in Beschäftigungslosigkeit. Auch der Arbeitstrainingsbereich macht davon keine Ausnahme. Er dient praktisch und nur mit der Alternative der Beschäftigungslosigkeit als Vorbereitung auf den Arbeitsbereich in der Werkstatt.

5.5.2
Bewertungen des Rehabilitationsergebnisses

Angesichts des geringen Ausmaßes von Veränderungen der Arbeitssituation hängt die Bewertung des Rehabilitationsergebnisses im wesentlichen davon ab, wie der Verbleib in der Werkstatt eingeschätzt wird. Dabei müssen die ungünstigen Ausgangsbedingungen der Beschäftigten berücksichtigt werden. Im folgenden werden die drei im Kapitel 2 erläuterten Bewertungsmaßstäbe (erreichte Integration in das Arbeitsleben nach drei Jahren, relative Veränderungen der Arbeitsintegration nach drei Jahren, Erreichen subjektiver Ziele / goal attainment) dargestellt.

Nach 3 Jahren sind 8 Patienten (5,6%) *sehr erfolgreich* rehabilitiert, da sie in Arbeitsverhältnissen auf dem allgemeinen Arbeitsmarkt beschäftigt sind. Dieses Ergebnis ist schon nach 2 Jahren erreicht und ändert sich im dritten Jahr nur noch marginal (s. Tabelle 30). Bei 114 Patienten (80,3%) kann die Rehabilitation in dem Sinne als *erfolgreich* bezeichnet werden, daß die Patienten weiterhin in einem bezahlten Arbeitsverhältnis außerhalb der Klinik beschäftigt sind. Diese Quote nimmt über die drei Jahre langsam ab. Bei einem Untersuchten ist die Rehabilitation mit *geringem Erfolg* verlaufen, da er nach drei Jahren in der ambulanten Arbeitstherapie beschäftigt ist. Demgegenüber ist bei 19 Patienten (13,4%) die Rehabilitation als *nicht erfolgreich* zu bezeichnen, da diese Patienten ganz aus Arbeit und Beschäftigung herausgefallen sind. Die Zahl der Mißerfolge nimmt über die drei Jahre kontinuierlich zu.

Aufgrund der geringen Veränderungen überhaupt bringt die Bewertung nach dem zweiten Maßstab keine wesentlichen neuen Aspekte. Neun Patienten (6,3%) haben sich zwischen den beiden Untersuchungszeitpunkten verbessert. Neben den 8 Untersuchten, die auf den allgemeinen Arbeitsmarkt wechselten und sich damit um zwei Stufen verbesserten, ist ein weiterer jetzt in einem sozialversicherungspflichtigen Arbeitsverhältnis in einer Firma für psychisch Kranke beschäftigt (Verbesserung um eine Stufe). Bei der überwiegenden Mehrzahl (113 Patienten, 79,6%) ist die Arbeitsintegration unverändert geblieben. Verschlechtert haben sich 20 Patienten (14,1%), davon 19 um zwei Stufen (beschäftigungslos) und einer um eine Stufe (ambulante Arbeitstherapie).

Nimmt man die subjektiven Erwartungen, die die Patienten bei der Eingangsuntersuchung geäußert hatten, zum Maßstab der Erfolgsbewertung, zeigt sich, daß sich die am häufigsten geäußerte Erwartung, in der Werkstatt zu bleiben, für 94 Patienten (86%) erfüllt hat (Tabelle 31). Vier Patienten übertrafen ihre eingangs geäußerten Erwartungen sogar, während sie sich bei 11 Untersuchten nicht erfüllte. Demgegenüber wurden die allermeisten Patienten, die eine Integration auf den allgemeinen Arbeitsmarkt erwartet hatten, enttäuscht. Nur 4 der 24 Untersuchten, die sich bei der Eingangsuntersuchung derart optimistisch über ihre berufliche Perspektive geäußert hatten, konnten dieses Ziel auch erreichen. Demgegenüber scheiterten 20 (84%) an diesem Ziel.

5 Verlauf der Arbeitsrehabilitation der Beschäftigten in Werkstätten

Tabelle 31: Berufliche Zukunftserwartungen bei der Eingangsuntersuchung und tatsächliches Rehabilitationsergebnis nach drei Jahren von 137 Beschäftigten[*] mit schizophrenen Psychosen aus Werkstätten für Behinderte

Erwartung war	eingetroffen (n=98)	übertroffen (n=8)	enttäuscht (untertroffen) (n=31)
allgemeiner Arbeitsmarkt (n=24)	n= 4	--	n=20
Verbleib in der WfB (n=109)	n=94	n=4	n=11
beschäftigungslos/At (n=4)	--	n=4	--

[*] *Fünf Beschäftigte, die unklare Zukunftserwartungen geäußert hatten, wurden nicht berücksichtigt.*

5.5.3
Verlaufstypen

Betrachtet man nicht nur die jährlichen Wechsel des Arbeitsplatzes, sondern den gesamten Verlauf über die drei Jahre, lassen sich wieder die fünf Verlaufstypen unterscheiden. Da auch hier mehrfache Wechsel des Arbeitsplatzes zwischen den Untersuchungszeitpunkten vorkamen, ergeben sich kleine Inkongruenzen zur Tabelle 30. Es dominiert eindeutig der Verlaufstyp 4, Verbleib in der Werkstatt, während es kaum Untersuchte gibt, die in andere beschützte Arbeitsverhältnisse wechseln (Verlaufstyp 3).

Tabelle 32: Fünf Typen von Rehabilitationsverläufen von 142 Beschäftigten aus Werkstätten für Behinderte mit schizophrenen Psychosen

Verlaufstyp	Beschäftigte (n=142)
Typ 1: Integration auf den allg. Arbeitsmarkt	n= 7 (4,9%)
Typ 2: Integration gescheitert, mehrfache Arbeitsplatzwechsel	n= 9 (6,3%)
Typ 3: Wechsel in andere beschützte Arbeitsverhältnisse	n= 2 (1,4%)
Typ 4: Verbleib in der Werkstatt	n=111 (78,2%)
Typ 5: Wechsel in dauerhafte Beschäftigungslosigkeit	n= 13 (9,2%)

Verlaufstyp 1: Die 7 Patienten dieser Gruppe wechseln von der Werkstatt auf den allgemeinen Arbeitsmarkt und bleiben im Untersuchungszeitraum dort. Allerdings ist die erreichte Arbeitsintegration von bescheidenem Ausmaß. Nur ein Patient arbeitet vollzeitig, ein weiterer absolviert eine überbetriebliche Ausbildungsmaßnahme, die übrigen 5 arbeiten teilzeitig. Nur 4 Arbeitsverhältnisse sind unbefri-

5.5 Ergebnisse: Beschäftigte mit schizophrenen Psychosen

stet. In zwei Fällen handelt es sich um nicht sozialversicherungspflichtige, sog. geringfügige Beschäftigungsverhältnisse. Entsprechend können auch nur 4 Patienten von ihrem Gehalt leben, zwei weitere beziehen Rente, eine Patientin ist weiterhin auf die Sozialhilfe angewiesen.

Verlaufstyp 2: Diese 9 Patienten unternahmen Arbeitsversuche auf dem allgemeinen Arbeitsmarkt, an denen sie scheiterten. Zum Ende der Untersuchung waren 6 Patienten arbeitslos, 2 waren in die Werkstatt zurückgekehrt und 1 Patient hatte nach einer längeren Phase von Arbeitslosigkeit gerade einen neuen Versuch einer Berufsausbildung in einem Berufsförderungszentrum unternommen.

Verlaufstyp 3: In zwei Fällen wechselten Patienten aus der Werkstatt in ein anderes beschütztes Arbeitsverhältnis und blieben dort. In beiden Fällen spielten persönliche Gründe die wesentliche Rolle.

Verlaufstyp 4: Diese 111 Patienten blieben in den drei Jahren unserer Untersuchung allenfalls mit kurzen Unterbrechungen in der Werkstatt. Da sie die zahlenmäßig bei weitem größte Gruppe darstellen, soll etwas ausführlicher über sie berichtet werden.

Es lassen sich geringfügige Veränderungen der Arbeitssituation belegen. Im Vergleich zwischen Eingangs- und Abschlußuntersuchung stieg das Nettogehalt im Arbeitsbereich von im Mittel 231 DM auf 264 DM pro Monat an. Allerdings verdienen zum Ende des Untersuchungszeitraumes nur 11 Patienten netto mehr als 600 DM, lediglich acht (6%) können von dem Entgelt ihren Lebensunterhalt selbständig oder zumindest weitgehend selbständig bestreiten. Dagegen verdienen 37% der Untersuchten weniger als 150 DM. In den drei Jahren läßt sich eine Tendenz zur Flexibilisierung der Arbeitszeiten feststellen. Die mittlere Arbeitszeit sank geringfügig von 32 auf 30 Stunden. Während bei der Eingangsuntersuchung nur 8 Patienten im Arbeitsbereich die Möglichkeit hatten, teilzeitig zu arbeiten, waren dies bei der Abschlußuntersuchung immerhin schon 14.

Zum Abschluß unserer Untersuchung arbeiten die Beschäftigten im Mittel seit 75 Monaten (Spanne 37 - 216 Monate) in der Werkstatt. Der Median liegt bei 60 Monaten. Ein Viertel der Befragten ist schon länger als 8 Jahre in der WfB. Vor diesem Hintergrund ist es nicht verwunderlich, daß 84% auf einen weiteren Verbleib in der Werkstatt eingestellt sind. Dagegen äußerten nur noch 12 Patienten (11%) bei der Abschlußuntersuchung die Erwartung, auf den allgemeinen Arbeitsmarkt zu wechseln.

Subjektiv bewerten die Befragten den Verlauf ihrer Arbeitsrehabilitation unterschiedlich. Fast die Hälfte dieser 111 Untersuchten ist der Meinung, sich im Vergleich zu vor drei Jahren in der Arbeitssituation verbessert zu haben. Als Begründung wird dafür häufig genannt, die Arbeit jetzt besser zu schaffen, etwas mehr zu verdienen oder interessantere Aufgaben zu haben. Gut ein Drittel schätzt die eigene Situation als im wesentlichen unverändert ein, lediglich 10% sind der Meinung, sich verschlechtert zu haben, die übrigen votierten uneindeutig. Die Arbeitszufriedenheit hat sich in der zusammenfassenden Beurteilung (ABB Item 10 allgemeine Arbeitszufriedenheit) zwischen Eingangs- und Abschlußuntersuchung nicht verändert. In der Zufriedenheit mit der Bezahlung (ABB Item 7) findet sich eine signifikante Zunahme (Wilcoxon Test: p < 0.05). Auch schätzen jetzt noch mehr Befragte ihren Arbeitsplatz als sicher ein (ABB Item 9). In keinem Punkt findet sich eine geringere Arbeitszufriedenheit als bei der Eingangsuntersuchung.

Verlaufstyp 5: Diese 13 Untersuchten verließen die Werkstatt und unternahmen im weiteren Verlauf der Untersuchung keine erneuten Versuche einer Arbeitsaufnahme. Im Mittel waren diese Patienten für 14 Monate beschäftigungslos. Der Median liegt bei 13 Monaten. Bei 10 Patienten lagen die Gründe für den Abbruch in der gesundheitlichen Situation. Sie fühlten sich überfordert und durch die Arbeit zu stark belastet. Zwei Befragte gaben an, nicht mehr arbeiten zu wollen, der Dritte schied wegen langandauernden Konflikten mit Kollegen aus.

5.5.4
Krankheitsverlauf und Verlauf der Arbeitsrehabilitation

Rehospitalisierungen: Im Verlauf der drei Jahre wurden 63 Patienten (44%) mindestens einmal stationär psychiatrisch behandelt. Pro Jahr liegt die Rehospitalisierungsrate zwischen 30% im ersten und 21% im dritten Jahr. Im Mittel wurden die 63 Patienten zweimal (std±1.2, Spanne 1 bis 6mal) stationär behandelt. Die Dauer betrug im arithmetischen Mittel 24 Wochen (std±33.1, Spanne 1 bis 156 Wochen).

Die sehr unterschiedliche Verteilung der Verlaufstypen läßt differenziertere Auswertungen zu möglichen Zusammenhängen zwischen Verlauf der Arbeitsrehabilitation und Krankheitsverlauf nur sehr begrenzt zu. Vergleicht man die 111 Patienten, die dauerhaft in der Werkstatt blieben mit den übrigen 31, bei denen die Arbeitsrehabilitation einen anderen Verlauf nahm, finden sich bezüglich Zahl und Dauer keine signifikanten Unterschiede. Soweit unter diesen methodischen Einschränkungen eine Aussage möglich ist, erweisen sich Rehospitalisierungen und Rehabilitationsverlauf bei diesen Patienten als unabhängig voneinander. Es findet sich vielmehr eine signifikante Korrelation zwischen der Zahl und vor allem der Dauer psychiatrischer Hospitalisierungen in der Vorgeschichte und den entsprechenden Häufigkeiten im Untersuchungszeitraum (Zahl: $r=0.26$, $p<0.01$, Dauer: $r=0.29$, $p<0.001$). Krankheitsrezidive und die Häufigkeit psychiatrischer Krankenhausbehandlungen werden - anders als in der ambulanten Arbeitstherapie - durch die Beschäftigung in der Werkstatt offenbar nicht beeinflußt.

Psychische Symptomatik: Für die gesamte Stichprobe finden sich im Vergleich zwischen Eingangs- und Abschlußuntersuchung im Summenscore des AMDP und in den einzelnen Syndromen mit einer Ausnahme keine Veränderungen, die ein signifikantes Niveau erreichen. Einzig beim sog. „psychoorganischen" Syndrom, also bei Symptomen wie Konzentrations-, Merkfähigkeits- oder Aufmerksamkeitsstörungen findet sich eine signifikante Reduktion (Wilcoxon Test $p<0.05$). Dieser Befund läßt sich auch für die 111 Patienten zeigen, die dauerhaft in der Werkstatt blieben. Die kleinen Fallzahlen bei den anderen Verlaufstypen lassen keine Vergleiche zu.

Ärztliche Behandlung: Wie zu Beginn der Untersuchung befinden sich nach drei Jahren 90% der Patienten in fachpsychiatrischer Behandlung. Lediglich 9 Beschäftigte gaben bei der Abschlußbefragung an, zur Zeit überhaupt keinen Arzt zu konsultieren, die übrigen fünf wurden von ihren Hausärzten behandelt. Zusammenhänge mit dem Verlauf der Arbeitsrehabilitation lassen sich bei dieser geringen Varianz nicht untersuchen. Vielmehr muß die hohe Konstanz der fachärztlichen Behandlung als Hinweis auf die andauernde erhebliche Krankheitssymptomatik bewertet werden.

5.5.5
Wohnform und Verlauf der Arbeitsrehabilitation

Tabelle 33 zeigt die Wohnform bei der Eingangs- und Abschlußuntersuchung. Bei 104 (70%) Patienten hat sich die Wohnform in den 3 Jahren nicht verändert, am häufigsten bei den Heimbewohnern (n=36) und den Untersuchten, die bei ihren Eltern wohnen (n=33). Sieben der eingangs dauerhospitalisierten Patienten sind nach drei Jahren enthospitalisiert und leben in Übergangshäusern oder betreuten Wohngemeinschaften. Kein Proband wurde im Untersuchungszeitraum erneut dauerhospitalisiert. Die Zahl der bei den Eltern lebenden Patienten sinkt. Insgesamt wohnen zum Ende des Untersuchungszeitraumes mehr Befragte selbständig oder weitgehend selbständig in betreuten Wohnformen. Bewertet man die 38 Veränderungen der Wohnform im Hinblick auf Zu- oder Abnahme der Autonomie, finden sich 31 Verbesserungen gegenüber nur 7 Verschlechterungen. Die Wohnrehabilitation gelingt besser als die Arbeitsrehabilitation. Der Anteil der selbständig bzw. weitgehend selbständig Wohnenden steigt in den drei Jahre von 30% (n=43) auf 43% (n=61) an. Systematische Zusammenhänge mit dem Verlauf der Arbeitsrehabilitation finden sich nicht.

Tabelle 33: Wohnform bei der Eingangs- und Abschlußuntersuchung von 142 Beschäftigten mit schizophrenen Psychosen aus Werkstätten für Behinderte

Wohnform	bei Eingangsuntersuchung (n=142)	bei Abschlußuntersuchung (n=142)
Klinik	n = 10	n = 3
Heim/Ü-Haus	n = 48	n = 44
Eltern	n = 41	n = 34
betreutes Wohnen	n = 25	n = 32
selbständig	n = 18	n = 29

5.6
Ergebnisse: Beschäftigte mit anderen Diagnosen

Die Ergebnisse für die 117 Beschäftigten mit anderen Diagnosen werden im folgenden zusammengefaßt. Tabelle 34 zeigt die Übersicht über den Verlauf der Arbeitsrehabilitation dieser Patienten über drei Jahre. Die Verläufe sind noch mehr als bei den schizophrenen Patienten von Konstanz und dem Verbleib in den Werkstätten geprägt. Zum Ende unserer Untersuchung sind 85% der Beschäftigten noch - oder in sieben Fällen wieder - in einer Werkstattabteilung beschäftigt. Wechsel in andere beschützte Arbeitsverhältnisse kommen nur in Einzelfällen vor.

Tabelle 34: Verlauf der Arbeitsrehabilitation über 3 Jahre: 117 Beschäftigte in Werkstätten für Behinderte mit anderen Diagnosen (als Schizophrenie): Arbeitssituation in jährlichen Querschnitten

1991 (n=117)	1992 (n=117)	1993 (n=117)	1994 (n=117)
	allg. AM n = 2 (1,7%)	allg. AM n = 5 (4,3%)	allg. AM n = 4 (3,4%)
	Firmen n = 2 (1,7%)	Firmen n = 2 (1,7%)	Firmen n = 2 (1,7%)
WfB n=117 (100%)	WfB n = 100 (85,5%)	WfB n = 102 (87,2%)	WfB n = 99 (84,6%)
	AT n = 0 (0%)	AT n = 0 (0%)	AT n = 1 (0,9%)
	Beschlos n = 13 (11,1%)	Beschlos n =8 (6,8%)	Beschlos n = 11 (9,4%)

allg. AM = allgemeiner Arbeitsmarkt, WfB = Werkstatt für Behinderte, AT = ambulante Arbeitstherapie, Firmen = Selbsthilfe- und Zuverdienstfirmen, Beschlos = Beschäftigungslos.

Im Vergleich zu den schizophrenen Patienten sind weniger Untersuchte nach drei Jahren auf dem allgemeinen Arbeitsmarkt oder beschäftigungslos. Insgesamt finden in den drei Jahren überhaupt nur 36 Wechsel des Arbeitsplatzes statt. Dabei sind Wechsel in die Beschäftigungslosigkeit (19mal) oder zurück in die Werkstatt (7mal) die häufigsten. In den drei Jahren verlassen 25 Patienten (21%) einmal die Werkstatt. Wie bei den schizophrenen Patienten findet ein systematischer Wechsel vom Arbeitstrainingsbereich der Werkstatt in den Arbeitsbereich statt. Von den 31 Untersuchten, die wir bei der Eingangsbefragung im Trainingsbereich antrafen, wechseln 23 (75%) in den Arbeitsbereich. Die übrigen acht waren bei der Abschlußuntersuchung beschäftigungslos.

Bei keinem der im vorigen Abschnitt verwandten Kriterien für die Erfolgsbewertung der Arbeitsrehabilitation findet sich ein statistisch signifikanter Unterschied zu den schizophrenen Patienten.

Die Verlaufstypen verteilen sich ähnlich wie bei den schizophrenen Patienten, allerdings ist die Dominanz des Typs 4 (Verbleib in der Werkstatt) noch ausgeprägter.

Tabelle 35: Fünf Typen von Rehabilitationsverläufen von 117 nicht-schizophrenen Beschäftigten in Werkstätten für Behinderte

Verlaufstyp		Beschäftigte (n=117)
Typ 1:	Integration auf den allgemeinen Arbeitsmarkt	n = 4 (3,4%)
Typ 2:	Integration gescheitert, mehrfache Arbeitsplatzwechsel	n = 3 (2,6%)
Typ 3:	Wechsel in andere beschützte Arbeitsverhältnisse	n = 3 (2,6%)
Typ 4:	Verbleib in der Werkstatt	n = 98 (83,8%)
Typ 5:	Wechsel in dauerhafte Beschäftigungslosigkeit	n = 9 (7,7%)

Die materielle Situation der 98 Patienten, die in der Werkstatt bleiben (Verlaufstyp 4) ist besser als bei den Beschäftigten mit schizophrenen Psychosen. Sie verdienen im Arbeitsbereich sowohl bei der Eingangs- als auch bei der Abschlußuntersuchung signifikant mehr. Ihr mittleres Nettogehalt stieg in den drei Jahren von 312 DM auf 350 DM. Bei der Abschlußuntersuchung verdienen 19 Befragte mehr als 600 DM. Immerhin 11%, fast doppelt so viele wie bei den schizophrenen Patienten, können ihren Lebensunterhalt durch den Verdienst im wesentlichen selbst bestreiten. Dagegen verdienen nur 19% weniger als 150 DM. Am meisten verdienen Patienten mit Suchtkrankheiten und mit neurotischen Störungen.

Subjektiv fällt die Bewertung des Verlaufes der letzten drei Jahre bei diesen Patienten etwas verhaltener aus, ohne daß sich signifikante Unterschiede ergeben. Knapp 40% der Befragten sehen eine Verbesserung ihrer Situation in der Arbeit, 16% eher eine Verschlechterung und etwas mehr als 40% sehen keine wesentlichen Veränderungen. Immerhin 16% der Beschäftigten erwarten für die nähere Zukunft einen rehabilitativen Fortschritt, also den Wechsel auf den allgemeinen Arbeitsmarkt oder vergleichbare Entwicklungen.

Krankheitsverläufe: Die nicht schizophrenen Patienten werden etwas seltener psychiatrisch hospitalisiert. In den drei Jahren wurden insgesamt 44 Patienten (38%) mindestens einmal stationär psychiatrisch behandelt. Besonders selten wurden Patienten mit primären Intelligenzstörungen und neurotischen Krankheitsbildern rehospitalisiert. Dagegen wurden die 17 Patienten mit affektiven Störungen (im wesentlichen bipolaren Affektpsychosen) am häufigsten stationär behandelt. Im Mittel waren es bei diesen Patienten x=2,4 (std±1.8, Spanne 1-7) stationäre Aufenthalte. Damit liegt die Zahl der Krankenhausbehandlungen für diese Gruppe signifikant höher als bei den schizophrenen Patienten (t-Test p < 0.05). Anders als bei den schizophrenen Patienten, aber ohne wesentliche Änderung zur Eingangsuntersuchung ist zum Ende der Befragung nur die Hälfte der Untersuchten in fachärztlicher psychiatrischer Behandlung.

Wohnrehabilitation: Wie bei den Arbeitsverläufen dominiert auch bei den Wohnformen die Konstanz. Nach drei Jahren wohnen 83 Untersuchte (71%) noch in der gleichen Wohnform wie bei der Eingangsuntersuchung. Am häufigsten sind dies Patienten, die noch bei ihren Eltern oder in betreuten Wohngemeinschaften wohnen. Bei den wenigen Veränderungen halten sich Verbesserungen (n=20) und Verschlechterungen (n=14) fast die Waage. Schon bei der Eingangsuntersuchung lebten etwas mehr Befragte dieser Teilstichprobe als bei den schizophrenen Patienten in selbständigen oder weitgehend autonomen Wohnformen (37% versus 30%). Allerdings findet sich nicht der bei den schizophrenen Beschäftigten nachweisbare Anstieg selbständiger Wohnformen. Dagegen geben auch diese Patienten am Ende der Untersuchung mehr professionelle Betreuer als enge Bezugspersonen an.

Zusammengefaßt finden sich einige graduelle Unterschiede zu den schizophrenen Patienten. Die Konstanz der Arbeits- und Lebensumstände ist noch ausgeprägter. Die Arbeitsleistung ist bei diesen Beschäftigten höher, ihre Entlohnung besser. Die Krankheitsverläufe sind, mit Ausnahme der Patienten mit Affektpsychosen, von weniger stationären Krankenhausbehandlungen geprägt. Es ist zu vermuten, daß hierin ein wesentlicher Grund für die noch größere Konstanz der Arbeits- und Lebensverhältnisse liegt, v.a. wenn man bedenkt, daß bei den schizophrenen Patienten Veränderungen häufiger Verschlechterungen bedeuten als Fortschritte.

5.7
Diskussion und Kapitelzusammenfassung

Es wurden die Ergebnisse einer dreijährigen prospektiven Evaluation einer repräsentativen Stichprobe von 259 Beschäftigten aus 13 Werkstattabteilungen für psychisch Behinderte berichtet. Ziel der Untersuchung war es, den Verlauf der Arbeitsrehabilitation der Patienten zu dokumentieren. Damit liegen erstmalig prospektiv ermittelte Daten über diese Einrichtungen vor, die - obwohl erst Mitte der 80er Jahre in dieser Form entstanden - heute das größte und regional am weitesten ausgebaute Angebot an beschützten Arbeitsplätzen für psychisch Kranke und Behinderte bieten.

Die Rehabilitationsverläufe sind überwiegend von Konstanz und Verbleib in der Werkstatt geprägt. Nur wenige Patienten verlassen die Werkstätten und dann meist in Richtung Beschäftigungslosigkeit. Davon macht auch der Arbeitstrainingsbereich keine Ausnahme. Er wird seiner besonderen Förderfunktion nicht

5.7 Diskussion und Kapitelzusammenfassung

gerecht und dient faktisch als Vorbereitung auf den Arbeitsbereich. Die Funktion der Werkstätten ist eindeutig zu bestimmen. Sie bieten den Betroffenen sichere Dauerarbeitsplätze unter besonderen Bedingungen. Damit beteiligen sich die Werkstätten an der umfassenden psychosozialen Unterstützung chronisch Kranker, deren Ziel die Stabilisierung dieser Patienten außerhalb des Krankenhauses ist. Aufgrund der gesicherten gesetzlichen und finanziellen Rahmenbedingungen sind die Werkstätten derzeit als einzige Einrichtung in der Lage, dieses Angebot in quantitativ großem Maße zu realisieren. Ihre Bedeutung in der psychiatrischen (Arbeits-)rehabilitation ist von daher nicht zu unterschätzen.

Die Tatsache, daß nach drei Jahren insgesamt nur 12 der 259 Untersuchten (4,6%) eine meist auch nur bescheidene Integration in den ersten Arbeitsmarkt erreicht haben, ist auf den ersten Blick erschreckend und vermittelt das Bild einer „rehabilitativen Sackgasse". Diese Bewertung muß allerdings - neben dem Verweis auf die Arbeitsmarktsituation - durch weitere Argumente relativiert werden. Zunächst sind die im Kapitel 3 ausführlich beschriebenen besonders ungünstigen Voraussetzungen der Beschäftigten zu berücksichtigen. Es handelt sich um schwer kranke Patienten mit vielfachen Behinderungen. Darüber hinaus haben viele vor der Aufnahme in die Werkstatt schon gescheiterte Rehabilitationsversuche hinter sich gebracht und sind mit dem dezidierten Ziel in die WfB gekommen, hier dauerhaft zu bleiben. Gemessen an diesen Zielvorstellungen der Betroffenen ist die Effektivität der Werkstätten positiver zu beurteilen. Die von drei Vierteln der Befragten geäußerte Erwartung, in der Werkstatt zu bleiben, hat sich für fast 90% erfüllt. Vor dem Hintergrund dieser realistisch und/oder resignativ reduzierten Ansprüche wird auch verständlich, daß die Beschäftigten die Sicherheit ihres Arbeitsplatzes besonders schätzen und ihre Arbeitszufriedenheit konstant (hoch) bleibt. Sie bewerten die Entwicklung der letzten drei Jahre trotz der wenigen Veränderungen mehrheitlich als positiv und nur selten als Verschlechterung. Kleine Veränderungen (z.B. die bescheidene Lohnentwicklung) werden durchaus geschätzt. Andererseits bleibt festzuhalten, daß die weitergehenden Rehabilitationserwartungen, die 43 Befragte geäußert hatten, in lediglich 12% der Fälle realisiert werden konnten. Selbst wenn man einige unrealistische Erwartungen in Rechnung stellt, ist dieses Verhältnis unbefriedigend.

Die Bewertung der Werkstätten für psychisch Behinderte muß sich mehr an den Alternativen, die mit wenigen Ausnahmen Beschäftigungslosigkeit heißt, als an den „Erfolgsquoten" einer Integration auf den allgemeinen Arbeitsmarkt orientieren. Berufliche Reintegration ist nur ein Teilaspekt der psychiatrischen Arbeitsrehabilitation. Für den Großteil der schwer und chronisch Kranken kommt ein solches Ziel selten in Betracht. Uchtenhagen (1973) hat den Sachverhalt treffend formuliert: „Für einen bedeutet Rehabilitation eine zeitlich befristete Übergangshilfe, für den anderen ein langfristiges Angebot von Lebenshilfen, die ihm seine Selbstbehauptung mit einem Minimum von Einschränkungen ermöglicht". Ferner ist bei der Bewertung zu bedenken, daß der aus makroskopischer Perspektive dominierenden Konstanz der Lebens- und Arbeitsverhältnisse bei genauer Betrachtung erhebliche dynamische Anpassungsleistungen dieser chronisch Kranken zugrunde liegen. Sie müssen sich auf neue Arbeitsaufgaben einstellen, Fluktuationen beim Personal und den Kollegen, Umzüge und Wechsel ihrer Betreuungspersonen bewältigen. Krankheitsrezidive und stationäre Behandlungen stellen für die meisten Betroffenen passagere Krisen da, nach deren Bewältigung die Arbeitsaufnahme in der Regel wieder gelingt. Mit ganz wenigen Ausnahmen können Dauerhospitalisierungen vermieden werden. Kein Patient dieser Teilstichprobe verstarb in den drei Jahren durch Suizid. Es handelt sich um einen „dynamischen Stillstand". Bildlich gesprochen ist die Amplitude der Bewegungen oft so gering, daß diese aus der Perspektive einer großen Evaluationsstudie aus dem Blickfeld geraten können. Allerdings kann diese Perspektive auch in der alltäglichen Praxis verloren gehen.

Es lassen sich darüber hinaus weitere Effekte der Rehabilitationsbemühungen beschreiben. Die psychische Symptomatik der beschäftigten Patienten bleibt über die drei Jahre im wesentlichen konstant. Sog. psychoorganische Syndromanteile reduzieren sich wahrscheinlich als Effekt der kontinuierlichen Beschäftigung bei den schizophrenen Patienten. Allerdings ist dieser Befund ohne eine Vergleichsstichprobe nur mit großen Einschränkungen zu interpretieren. Unsere Daten konnten zwar keinen Einfluß der Maßnahme auf die Rehospitalisierungsrate belegen (was auch methodische Gründe hat, nämlich die geringe Varianz bei den Verlaufstypen), dennoch erscheinen jährliche Hospitalisierungsraten chronisch schizophrener Patienten zwischen 21% und 33% gemessen an der Literatur günstig (vgl. Kissling 1991). Mit Ausnahme der Patienten, die an (meist bipolar verlaufenden) Affektpsychosen leiden, werden die Beschäftigten, die an anderen Krankheiten leiden, seltener rehospitalisiert. Dies dürfte ein wesentlicher Grund dafür sein, daß ihre Rehabilitation noch gleichförmiger und mit noch weniger Wechseln und (krisenhaften) Veränderungen verläuft. In bezug auf den Verlauf oder den Erfolg der Arbeitsrehabilitation finden sich zwischen den schizophrenen Patienten und denen mit anderen Krankheiten allerdings keine Unterschiede, die ein signifikantes Niveau erreichen.

Die soziale Integration der Betroffenen bleibt auch jenseits der Arbeit bescheiden. Professionelle Betreuer werden für die schizophrenen Patienten zunehmend zu den wichtigsten Vertrauens- und Hauptbezugspersonen. Andere Kontakte treten dagegen immer mehr in den Hintergrund. Allerdings bleiben die Familien verläßliche Ansprechpartner (vgl. Angermeyer 1984, Eikelmann 1991). Bei den schizophrenen Patienten läßt sich eine Zunahme selbständigerer Wohnformen belegen. Die übrigen Patienten, die allerdings auch schon bei der Eingangsuntersuchung häufiger autonom wohnten, halten diesen Stand. Es finden sich hier aber auch einige Rückschritte, z.B. Dauerhospitalisierungen.

Es bleibt aber auch Kritisches anzumerken. Unsere Ergebnisse legen nahe, daß sowohl die Rehabilitationserfolge als auch die Bedingungen in der Werkstatt in einigen Punkten verbessert werden könnten. Zu nennen sind die Kooperation mit dem regionalen Versorgungssystem, die strukturellen und personellen Voraussetzungen, die Bezahlung und die innerbetriebliche Organisation (Anders 1987, Scheibner 1988, Junge & Okonek 1988, Leonhardt 1990, Eikelmann & Reker 1994).

5.7 Diskussion und Kapitelzusammenfassung

Die Werkstätten arbeiten in der Regel etwas außerhalb des regionalen Versorgungssystems. Kooperation findet meist nur einseitig als Aufnahme von Patienten aus anderen Einrichtungen in die Werkstatt statt. Eine stärkere Vernetzung mit anderen Einrichtungen und Diensten könnte die Rehabilitationsergebnisse verbessern. Zu denken wäre beispielsweise an zwischenzeitliche arbeitstherapeutische Trainingsphasen, Probepraktika in Selbsthilfefirmen oder verstärkte Kooperation mit dem Psychosozialen Fachdienst bei Vermittlungsversuchen. Die Bemühungen um extramurale Praktikumsplätze in Betrieben des allgemeinen Arbeitsmarktes müssen verstärkt werden.

Zu fragen ist nach den strukturellen und personellen Voraussetzungen für verstärkte Rehabilitationsbemühungen in den Werkstätten. Ähnlich wie bei der Arbeitstherapie in der psychiatrischen Anstalt alten Typs bestehen institutionelle Widerstände, gerade die leistungsfähigsten Mitarbeiter aus dem Betrieb „herauszurehabilitieren" (Veltin, Krüger & Zumpe 1970, Junge & Okonek 1988). Ferner ist die personelle Ausstattung der Abteilungen gerade in diesem Punkt unzureichend. Bei einem Schlüssel im begleitenden Dienst (sozialarbeiterische Betreuung) von 1:60 im Arbeitsbereich und 1:30 im Trainingsbereich sind einer individuellen Rehabilitationsplanung enge Grenzen gesetzt.

Die Werkstätten sind (im Arbeitsbereich) teilstationäre Einrichtungen in Kostenträgerschaft der überörtlichen Sozialhilfe. Dieser Rahmen, aber ebenso Widerstände in den Werkstätten selbst blockieren wesentlich eine weitere Flexibilisierung der Arbeitszeiten. Es deutet sich aus unseren Zahlen eine vorsichtige Entwicklung in diese Richtung an. Auch in anderen Fragen der innerbetrieblichen Organisation und der praktischen Verfahrensweisen müssen sich die Werkstätten kritisch fragen lassen, ob sie alles tun, um die Selbstbehauptung der Betroffenen wirklich mit einem „Minimum an Einschränkungen" (Uchtenhagen 1973) zu ermöglichen. Dies betrifft zum Beispiel Fragen der Lohnabrechnung, der Kantinenverpflegung und die der Werkstatt angeschlossenen Wohnheime. Die Entscheidung steht zwischen möglichst normalen, betrieblich orientierten und die Selbständigkeit der Beschäftigten fördernden Vorgehensweisen oder mehr einheitlichen, institutionellen Lösungen.

Die finanzielle Situation der Beschäftigten und die mit wenigen Ausnahmen geringe Entlohnung in den Werkstätten sind ein komplexes Problem und immer wieder kritisiert und diskutiert worden (Junge & Okonek 1988, Lösener 1990). Aus den kontrollierten Studien zur industrial therapy ist gut belegt, daß finanzielle Anreize die Produktivität und Leistungsfähigkeit chronisch Kranker verbessern (Hamilton 1964, Dilling 1977, Lehmann et al. 1979). In den meisten Werkstätten werden aus Rücksicht auf die schwächeren Patienten leistungsbezogene und solidargemeinschaftliche Aspekte bei der Festlegung der Entlohnung kombiniert. Das kann bei allen positiven Aspekten demotivierend für die leistungsstärkeren Mitarbeiter wirken. Entscheidender ist allerdings, daß viele Beschäftigte schnell an eine Grenze kommen, über die hinaus eine Steigerung des Verdienstes durch erhöhten Arbeitseinsatz finanziell praktisch keine Konsequenzen mehr hat. Zuverdienstgrenzen bei Renten, Anrechnung auf die Sozialhilfe oder Heranziehung zur Wohnheimplatzfinanzierung können in diesem demotivierenden Sinn rehabilitative Hindernisse sein, für die allerdings die Werkstätten nicht verantwortlich zu machen sind. Hier zeigen sich allgemeine sozialpolitische Probleme in der Rehabilitation, die zu einer besonderen Benachteiligung psychisch Behinderter führen (Kunze 1982, 1994, Rössler, Salize & Biechele 1995). Im Extremfall müssen Beschäftigte mit Vermögen ihren Arbeitsplatz in der Werkstatt monatlich mit ca. 800 DM bezahlen. Schließlich sind die Prämien in den Werkstätten von den Arbeitsaufträgen und der Produktivität der Einrichtung abhängig. Einzelne Beispiele zeigen die Möglichkeiten eines kreativen und modernen Management (Andres 1987). Allerdings sind den Werkstätten hierbei auch Grenzen gesetzt. Die Produktivitätsforderung kann zudem in Gegensatz zu mehr innerer Differenzierung der Arbeitsangebote oder einer weiteren Flexibilisierung der Arbeitszeiten und -formen stehen.

Die Werkstattabteilungen für psychisch Behinderte bedeuten bei allen genannten Kritikpunkten im einzelnen für die Patienten zweifelsohne einen Fortschritt. Sie stellen ein quantitativ überragendes und aufgrund ihrer institutionellen Verankerung von konjunkturellen Krisen zumindest relativ unabhängiges Angebot an beschützten Arbeitsplätzen. Sie übernehmen damit für die in der Gemeinde lebenden chronisch Kranken Funktionen des Krankenhauses, die vormals der stationären Arbeitstherapie oblagen. Damit tragen sie wesentlich zur Differenzierung des komplementären arbeitsrehabilitativen Angebotes bei. Weiterhin bedürfen beide äußeren Grenzen dieses Systems besonderer Aufmerksamkeit: Einerseits müssen psychisch Kranke eine Chance haben, in den allgemeinen Arbeitsmarkt zu gelangen und dort zu bestehen, andererseits müssen Dauerarbeitsplätze vorhanden sein, die nicht nur eine irgendwie geartete Beschäftigung, sondern eine förderliche und vor allem bezahlte Tätigkeit bieten (Expertenkommission der Bundesregierung 1988).

6 Verlauf der Arbeitsrehabilitation der Beschäftigten in Firmen für psychisch Kranke über drei Jahre

6.1
Einleitung

In diesem Kapitel werden die Rehabilitationsverläufe der Beschäftigten in Firmen für psychisch Kranke behandelt. Wie in den letzten beiden Kapiteln werden die Ergebnisse für die Beschäftigten mit schizophrenen Psychosen ausführlich und die Befunde für die Untersuchten mit anderen Diagnosen zusammengefaßt dargestellt.

Firmen für psychisch Kranke, sog. Selbsthilfe- und Zuverdienstfirmen sind keine psychiatrischen Einrichtungen, sondern Unternehmen, die am Markt bestehen müssen. Gleichzeitig haben sie sich in ihrer betrieblichen Organisation auf die besondere Situation ihrer Beschäftigten eingestellt (Seyfried 1990). Die Firmen stehen an der Grenze zwischen beschütztem und allgemeinem Arbeitsmarkt. Sie stehen vor der schwierigen Aufgabe, wirtschaftlich zu arbeiten und gleichzeitig auf die Einschränkungen ihrer psychisch kranken Mitarbeiter Rücksicht zu nehmen.

Die Firmen bieten unterschiedliche Arbeitsplätze. Neben tariflich entlohnten, unbefristeten, sozialversicherungspflichtigen Arbeitsverhältnissen gibt es zeitlich befristete Arbeitsverhältnisse, die über Maßnahmen wie Arbeit statt Sozialhilfe, ABM etc. finanziert werden. Darüber hinaus bieten die meisten Firmen geringfügige Beschäftigungsverhältnisse, in denen sich die Betroffenen einen Zuverdienst zur Rente, Sozialhilfe oder privater Unterstützung verdienen können. Diese Zuverdienstarbeitsplätze sind in der Regel zeitlich unbefristet und die Arbeit ist auf einige Stunden in der Woche beschränkt. An einigen Orten sind eigene Zuverdienstfirmen entstanden.

Zu Beginn der Firmenbewegung stellten die Selbsthilfefirmen das einzige außerklinische Arbeitsangebot für psychisch Kranke dar. Diese Situation hat sich heute erheblich verändert. Durch den Ausbau und die Differenzierung der komplementären Arbeitsangebote sind Alternativen entstanden. Seyfried et al. (1993) nennen zwei spezifische Funktionen: Die Firmen bieten „angepaßte Arbeitsplätze", die anders als Werkstätten oder ambulante Arbeitstherapie finanzielle Unabhängigkeit und weitgehende betriebliche Normalität bieten. Darüber hinaus haben sie eine rehabilitative Funktion, indem sie den psychisch kranken Mitarbeitern ein „allmähliches Hereinwachsen in ein dauerhaftes Arbeitsverhältnis" ermöglichen und die Möglichkeit einer beruflichen Qualifizierung bieten. Bei Zuverdienstarbeitsplätzen ist die Arbeitszeit flexibel, die Bezahlung vergleichsweise günstig, es besteht die Möglichkeit einer Dauerbeschäftigung, die rehabilitativen Ansprüche an Veränderung und Steigerung der Leistungsfähigkeit sind gering. Im Vordergrund stehen betriebliche Normalität, Produktivität und Tagesstrukturierung (Reker, Lebichot-Nowotnik & Eikelmann 1991).

6.2
Fragestellung

Diese Untersuchung befaßt sich mit folgenden Fragestellungen:
- Wie verläuft die Arbeitsrehabilitation der untersuchten Beschäftigten in den drei Jahren?
- Wie sind die Rehabilitationsergebnisse zu bewerten?
- Gibt es typische Verläufe?
- Welche Zusammenhänge finden sich zwischen Krankheits- und Rehabilitationsverlauf?
- Welche Zusammenhänge finden sich zwischen Wohn- und Arbeitsrehabilitation?

Anhand dieser Befunde soll die Funktion der Firmen in der psychiatrischen Arbeitsrehabilitation bestimmt werden.

6.3
Methode

Die Methodik, nämlich der Untersuchungsablauf und die Untersuchungsinstrumente wurden ausführlich im Kapitel 2 dargestellt. Auch bei dieser Darstellung werden nur diejenigen Patienten berücksichtigt, von denen vollständige 3-Jahres Verläufe vorliegen, so daß sich für jeden Untersuchungszeitpunkt eine identische Stichprobe ergibt. Von den eingangs 108 Beschäftigten konnten 8 (drei Patienten mit schizophrenen Psychosen und fünf mit anderen Diagnosen) nicht über drei Jahre nachuntersucht werden. Drei Untersuchte lehnten weitere Befragungen ab, fünf weitere waren nicht mehr auffindbar. Erwartungsgemäß ist durch diese geringe Zahl von drop-outs kein systematischer Stichprobenfehler entstanden.

6.4.
Stichprobe

Da eine ausführliche Beschreibung der Grundgesamtheit bereits im Kapitel 3 erfolgt ist, wird die Stichprobe dieser Verlaufsuntersuchung getrennt nach Patienten mit schizophrenen Psychosen und mit anderen Diagnosen hier nur zusammenfassend charakterisiert. Die Verteilung der psychiatrischen Diagnosen zeigt Tabelle 36.

Tabelle 36: Psychiatrische Erstdiagnose nach ICD 10 von 100 Beschäftigten in Firmen für psychisch Kranke

Diagnose (ICD 10)	Patienten (n=100)
schizophrene Störungen	n=64 (64%)
organisch bedingte Störungen (F0)	n= 4 (4%)
Suchterkrankungen (F1)	n= 8 (8%)
affektive Störungen (F3)	n= 6 (6%)
neurotische Störungen, Verhaltensauffälligkeiten mit körperlichen Störungen, Persönlichkeitsstörungen (F4-F6)	n=12 (12%)
Intelligenzstörungen (F7)	n= 6 (12%)

Von den 64 Beschäftigten, die an schizophrenen Psychosen leiden, sind 47 Männer und 17 Frauen, die im Mittel 34 Jahre (std±6.8) alt sind. Mehrheitlich (69%) arbeiten sie auf nicht sozialversicherungspflichtigen Zuverdienstarbeitsplätzen; 20 Untersuchte (31%) sind in regulären Arbeitsverhältnissen beschäftigt, die allerdings überwiegend zeitlich befristet sind. Die psychische Erkrankung besteht im Mittel seit 11 Jahren (std±5.8,) und hat in der Vorgeschichte zu häufigen (x=4,8, std±3.9) und langen psychiatrischen Hospitalisierungen geführt (x=25 Monate, std±32.2, Median 15 Monate). Nur 42% der Untersuchten konnten eine Berufsausbildung abschließen. Die meisten leben in betreuten Wohnformen (61%) oder bei den Eltern (27%). Lediglich 12% leben selbständig.

Bei den 36 Beschäftigten mit anderen Diagnosen handelt es sich um 17 Männer und 19 Frauen, die im Mittel 38,6 Jahre (std±10.3) alt sind. Im Gegensatz zu den schizophrenen Patienten sind sie mehrheitlich in sozialversicherungspflichtigen Arbeitsverhältnissen (64%) beschäftigt. Die übrigen arbeiten im Zuverdienstbereich. Die psychischen Störungen bestehen im Mittel seit 13 Jahren (std±9.0). Wie bei der Verteilung der Diagnosen zu erwarten, waren diese Probanden in der Vorgeschichte im Mittel seltener und kürzer psychiatrisch hospitalisiert gewesen. Weniger als die Hälfte (39%) verfügt über eine abgeschlossene Berufsausbildung. Die Wohnsituation ist im Vergleich mit den schizophrenen Probanden durch mehr Autonomie gekennzeichnet: 50% leben selbständig, 31% in betreuten Wohnformen und 19% bei den Eltern.

6.5
Ergebnisse: Beschäftigte mit schizophrenen Psychosen

6.5.1
Beschreibung der Rehabilitationsverläufe

Tabelle 37 auf der nächsten Seite zeigt die Übersicht über den Verlauf der Arbeitsrehabilitation dieser Patienten über 3 Jahre. Aufgeführt sind die Verteilung der Arbeitsplätze in jährlichen Querschnitten und die Arten des Wechsels bzw. des Verbleibes. Mehrfache Wechsel des Arbeitsplatzes zwischen den Untersuchungszeitpunkten wurden bei dieser Darstellung nicht berücksichtigt.

Die Zahl der Beschäftigten, die wir bei den Nachuntersuchungen weiterhin in Firmen für psychisch Kranke antrafen, sinkt im ersten Jahr sehr stark, in den nächsten beiden Jahren nur noch geringfügig ab. Fast die Hälfte der Veränderungen im ersten Jahr (13 der insgesamt 27 Wechsel und speziell 13 der 15 Wechsel von Patienten aus Firmen in eine Werkstattabteilung) ist allerdings artifiziell durch den besonderen Umstand bedingt, daß eine Zuverdienstfirma in eine Werkstattabteilung für psychisch Behinderte umgewandelt wurde. Hintergrund dieser ungewöhnlichen Entwicklung war das Problem, die Personalkosten für die Arbeitsanleiter und psychosozialen Betreuer weiter zu finanzieren. Diese „unfreiwilligen" Wechsel eines Fünftels der Stichprobe verzerren das Bild. Es ist davon auszugehen, daß ohne die besonderen Umstände keiner der Beschäftigten dieser Firma in eine Werkstattabteilung gewechselt hätte. In den nächsten beiden Jahren sinkt die Zahl der weiter in Firmen Beschäftigten nur noch langsam ab. Nach drei Jahren sind 47% der Untersuchten weiterhin in einer Selbsthilfe- oder Zuverdienstfirma beschäftigt. Ohne die angesprochene Umwandlung einer Firma würde dieser Anteil bei 67% liegen.

Bei jeder der drei Nachuntersuchungen fanden wir konstant etwa 10% der Untersuchten in Arbeitsverhältnissen auf dem allgemeinen Arbeitsmarkt. Dagegen steigt die Zahl der beschäftigungslosen Probanden in den drei Jahren langsam aber kontinuierlich von 10% auf 13% an. Der hohe Anteil von Untersuchten, die wir am Ende unserer Studie in einer Werkstatt für Behinderte antrafen (28%), ist wesentlich durch die obengenannte Umwandlung einer Firma bedingt. Ohne diese läge er bei nur etwa 8%. Nur ein Patient ist nach drei Jahren in der ambulanten Arbeitstherapie.

Läßt man die durch den besonderen Umstand begründeten Wechsel außer acht, bieten die Firmen für psychisch Kranke überwiegend Dauerarbeitsplätze, die allerdings sehr unterschiedlich gestaltet sind. Die sozialversicherungspflichtigen Arbeitsplätze sind dabei etwas stabiler als die Zuverdienstarbeitsplätze. Wechsel auf den allgemeinen Arbeitsmarkt sind etwa ebenso häufig wie Wechsel in Beschäftigungslosigkeit, Wechsel in andere beschützte Arbeitsverhältnisse oder in

Tabelle 37: Verlauf der Arbeitsrehabilitation über drei Jahre: 64 Beschäftigte in Selbsthilfe- und Zuverdienstfirmen mit schizophrenen Psychosen (jährliche Querschnitte und Wechsel des Arbeitsplatzes zwischen den Untersuchungszeitpunkten)

1991 (n=64)	1992 (n=64)	Verbleib/Wechsel im einzelnen		1993 (n=64)	Verbleib/Wechsel im einzelnen		1994 (n=64)
Firmen n=64 (100%)	allg. AM n=6 (9,4%)	Verbleib auf allg. AM Wechsel in WfB Wechsel in Beschlos	n= 3 n= 1 n= 2	allg. AM n=7 (10,9%)	Verbleib auf allg. AM Wechsel in WfB Wechsel in Beschlos	n= 4 n= 1 n= 2	allg. AM n=7 (10,9%)
	Firmen n=37 (57,8%)	Verbleib in Firmen Wechsel auf allg. AM Wechsel in Beschlos	n=34 n= 1 n= 2	Firmen n=35 (54,7%)	Verbleib in Firmen Wechsel auf allg. AM Wechsel in WfB Wechsel in Beschlos	n=30 n= 2 n= 1 n= 2	Firmen n=30 (46,9%)
	WfB* n=15 (23,4%)	Verbleib in WfB Wechsel auf allg. AM	n=13 n= 2	WfB n=15 (23,5%)	Verbleib in WfB	n=15	WfB n=18 (28,1%)
	AT n=0 (0%)			AT n=0 (0%)			AT n=1 (1,6%)
	Beschlos n=6 (9,4%)	Verbleib in Beschlos Wechsel auf allg. AM Wechsel in Firma Wechsel in WfB	n= 3 n= 1 n= 1 n= 1	Beschlos n=7 (10,9%)	Verbleib in Beschlos Wechsel auf allg. AM Wechsel in WfB Wechsel in AT	n= 4 n= 1 n= 1 n= 1	Beschlos n=8 (12,5%)

*13 dieser Wechsel waren bedingt durch die Umwandlung einer Zuverdienstfirma in eine WfB-Abteilung.

allg. AM = allgemeiner Arbeitsmarkt, WfB = Werkstatt für Behinderte, AT = ambulante Arbeitstherapie, Firmen = Selbsthilfe- und Zuverdienstfirmen, Beschlos = Beschäftigungslos. Mehrfache Wechsel des Arbeitsplatzes zwischen den Untersuchungszeitpunkten wurden bei dieser Darstellung nicht berücksichtigt die ambulante Arbeitstherapie sind selten und erfolgen meist aus dem Zuverdienstbereich..

6.5.2
Bewertung des Rehabilitationsergebnisses

Die Bewertung des Rehabilitationsergebnisses erfolgt nach den drei im Kapitel 2 erläuterten Maßstäben. Analysiert werden die erreichte Arbeitsintegration nach drei Jahren, die relativen Veränderungen der Arbeitssituation zwischen Eingangs- und Abschlußuntersuchung und die Frage, inwieweit die Probanden ihre subjektiven Ziele erreichten (goal attainment).

Nach drei Jahren sind 7 Probanden (11%) *sehr erfolgreich* rehabilitiert, weil sie in Arbeitsverhältnissen auf dem allgemeinen Arbeitsmarkt beschäftigt sind. Diese Erfolgsquote bleibt über die drei Jahre konstant (s. Tabelle 37). Als *erfolgreich* ist die Rehabilitation bei 75% der Untersuchten zu bezeichnen. Sie sind nach drei Jahren (weiterhin) in bezahlten Arbeitsverhältnissen außerhalb eines psychiatrischen Krankenhauses beschäftigt. Diese Quote nimmt über die drei Jahre langsam ab. Mit *geringem Erfolg* ist ein Proband rehabilitiert worden, der am Ende des Untersuchungszeitraumes in ambulanter Arbeitstherapie beschäftigt ist. Bei acht Untersuchten (13%) ist die Rehabilitation *nicht erfolgreich* verlaufen. Sie sind nach drei Jahren beschäftigungslos. Die Rehabilitation ist somit bei 86% der Untersuchten erfolgreich oder sehr erfolgreich verlaufen. Diese hohe Quote beruht im wesentlichen auf dem Verbleib der Beschäftigten in den Firmen bzw. ihrem Wechsel in Werkstattabteilungen.

Ausgehend von den im Kapitel 2 beschriebenen fünf Stufen der Arbeitsintegration lassen sich die relativen Veränderungen der Arbeitssituation zwischen Eingangs- und Abschlußuntersuchung als Verbesserungen, Verschlechterungen oder Konstanz bewerten. Bei 11 Untersuchten (17%) hat sich die Arbeitssituation verbessert. Dies sind neben den sieben Patienten, die nach drei Jahren auf dem allgemeinen Arbeitsmarkt beschäftigt sind, vier weitere, die von Zuverdienst- auf sozialversicherungspflichtige Arbeitsarbeitsplätze in Firmen für psychisch Kranke aufstiegen. Bei 40 Untersuchten (63%) ist die Arbeitsintegration unverändert. Im einzelnen sind dies 15 Beschäftigte, die weiterhin im Zuverdienstbereich und 9, die weiterhin in sozialversicherungspflichtigen Arbeitsverhältnissen von Firmen arbeiten. Hinzu kommen die 16 Patienten, die von Zuverdienstarbeitsplätzen in Firmen in eine Werkstatt für Behinderte gewechselt sind. Eine Verschlechterung der Arbeitssituation in den drei Jahren findet sich bei 13 Untersuchten (20%). Neben den acht Beschäftigungslosen sind es ein Patient, der in die Arbeitstherapie wechselte und vier, die von sozialversicherungspflichtigen Arbeitsplätzen in den Zuverdienstbereich oder in eine Werkstatt für Behinderte wechselten.

Verschlechterungen (n=13) der Arbeitssituation sind etwas häufiger als Verbesserungen (n=11). Allerdings muß bedacht werden, daß von den 40 Probanden, bei denen keine Veränderungen stattfanden, neun bereits gut in das Arbeitsleben integriert sind, weil sie in einem sozialversicherungspflichtigen Arbeitsverhältnis beschäftigt sind. Ihr „Stillstand" ist somit auf einer hohen Stufe.

Bei der Eingangsuntersuchung hatten 45 Befragte die Erwartung geäußert, weiterhin in einer Firma für psychisch Kranke zu arbeiten, zehn hatten einen Wechsel auf den allgemeinen Arbeitsmarkt und fünf einen Wechsel in ambulante Arbeitstherapie erwartet. Drei Beschäftigte votierten uneindeutig und nur einer erwartete in Zukunft beschäftigungslos zu sein. Vergleicht man diese Erwartungen mit dem tatsächlichen Ergebnis der Rehabilitation nach drei Jahren, zeigt sich, daß sich die am häufigsten geäußerte Erwartung, in einer Firma zu bleiben, in 77% der Fälle erfüllt hat (Tabelle 38). Wegen der schon erwähnten Umwandlung einer Zuverdienstfirma wurden auch Arbeitsplätze in einer Werkstattabteilung als eingetroffene Erwartung gewertet. Hohe Zukunftserwartungen wurden dagegen fast ausschließlich enttäuscht, während umgekehrt niedrige regelmäßig übertroffen wurden.

Tabelle 38: Berufliche Zukunftserwartungen bei Eingangsuntersuchung und tatsächliches Rehabilitationsergebnis nach drei Jahren von 61 Beschäftigten* mit schizophrenen Psychosen aus Firmen für psychisch Kranke

Erwartung war	eingetroffen n=36	übertroffen n=9	enttäuscht (untertroffen) n=16
allg. Arbeitsmarkt (n=10)	n= 1	--	n=9
Verbleib in Firma (n=45)	n=35**	n=3	n=7
amb. Arbeitstherapie (n=5)	--	n=5	--
Beschäftigungslosigkeit (n=1)	--	n=1	--

*Drei Beschäftigte, die unklare Zukunftserwartungen geäußert hatten, wurden nicht berücksichtigt. ** Arbeitsplätze in einer WfB wurden ebenfalls hier codiert

Nach diesem Kriterium sind somit 74% der Untersuchten erfolgreich rehabilitiert, da ihre beruflichen Zukunftserwartungen eintrafen oder sogar übertroffen wurden. Allerdings beruht diese hohe Erfolgsquote im wesentlichen auf sehr niedrigen Erwartungen der Befragten. Der Anteil enttäuschter optimistischer Zukunftserwartungen ist unbefriedigend und nicht ausschließlich dadurch zu erklären, daß es sich um unrealistische Wunschvorstellungen der Betroffenen handelte.

6.5.3
Verlaufstypen

Betrachtet man nicht die jährlichen Wechsel, sondern den Rehabilitationsverlauf über die gesamten drei Jahre der Untersuchung, lassen sich auch bei dieser Teilstichprobe die fünf Verlaufstypen unterscheiden. Da bei dieser Betrachtungsweise nun auch wieder mehrfache Wechsel des Arbeitsplatzes zwischen den Untersuchungszeitpunkten berücksichtigt werden, ergeben sich kleine Inkongruenzen zur Tabelle 37.

Tabelle 39: Fünf Typen von Rehabilitationsverläufen von 64 Beschäftigten mit schizophrenen Psychosen in Firmen für psychisch Kranke

Verlaufstyp	Beschäftigte
Typ 1: stabile Integration auf den allgemeinen Arbeitsmarkt	n= 7 (10,9%)
Typ 2: Integration gescheitert, mehrfache Arbeitsplatzwechsel	n= 7 (10,9%)
Typ 3: Wechsel in andere beschützte Arbeitsverhältnisse	n=16 (25,1%)*
Typ 4: Verbleib in Firmen für psychisch Kranke	n=29 (45,3%)
Typ 5: Wechsel in dauerhafte Beschäftigungslosigkeit	n= 5 (7,8%)

davon 13 durch die Umwandlung einer Firma in eine Werkstattabteilung bedingt

Verlaufstyp 1: Sieben Untersuchte erreichen eine im Untersuchungszeitraum stabile Integration auf den allgemeinen Arbeitsmarkt. Fünf dieser sieben Arbeitsverhältnisse sind mehr als halbtags, sozialversicherungspflichtig und ermöglichen eine selbständige Finanzierung des Lebensunterhaltes. Bei den übrigen zwei handelt es sich um geringfügige Beschäftigungsverhältnisse. Bei der Eingangsuntersuchung waren 2 Probanden im Zuverdienstbereich beschäftigt gewesen, die 5 anderen in befristeten Maßnahmearbeitsverhältnissen.

Verlaufstyp 2: Sieben Patienten unternahmen im Untersuchungszeitraum einen mindestens drei Monate langen Arbeitsversuch auf dem allgemeinen Arbeitsmarkt, an dem sie aber scheiterten. Zum Ende der Studie waren drei beschäftigungslos, zwei in einer Werkstattabteilung und je einer in ambulanter Arbeitstherapie oder wieder in einer Firma (Zuverdienst) beschäftigt.

Verlaufstyp 3: Diese 16 Patienten wechselten von einer Firma für psychisch Kranke in eine Werkstattabteilung und blieben bis zum Ende der Untersuchung dort. Allerdings vollzogen 13 dieser 16 Untersuchten den Wechsel unfreiwillig (s.o.). Am Ende der Untersuchung waren 2 im Arbeitstrainingsbereich, die übrigen 14 im Arbeitsbereich der Werkstatt beschäftigt.

Vergleicht man die Arbeitssituation dieser 16 Patienten bei der Eingangsuntersuchung (in den Firmen) mit der Situation bei der Abschlußuntersuchung (in der WfB), finden sich folgende Veränderungen: die wöchentliche Arbeitszeit stieg im Mittel um fünf Stunden von 18 auf 23 Stunden. Weiterhin müssen zwei Drittel dieser Patienten allerdings nicht die volle Arbeitszeit in den Werkstätten absolvieren. Diese für eine Werkstatt besondere Regelung war Bestandteil der Übernahme der Firma. Der mittlere Nettoverdienst stieg dagegen nur um 10,- DM, so daß rechnerisch ein niedriger Stundenlohn resultiert. Die allgemeine Arbeitszufriedenheit der Beschäftigten (Item 10 des ABB) war bei der Abschlußuntersuchung in der Werkstattabteilung signifikant geringer als eingangs in der Zuverdienstfirma. Im einzelnen war v.a. die Zufriedenheit mit den ausgeübten Tätigkeiten geringer. Auf der anderen Seite unterliegen alle Arbeitsverhältnisse in den Werkstätten der Sozialversicherungspflicht, d.h. die Beschäftigten erwerben durch ihre Arbeit einen Rentenanspruch. In den Firmen hatten nur zwei Untersuchte ein sozialversicherungspflichtiges Arbeitsverhältnis.

Verlaufstyp 4: Diese 29 Untersuchten blieben - in drei Fällen durch kurze Zeiten von Beschäftigungslosigkeit unterbrochen - die drei Jahre in einer Selbsthilfe- oder Zuverdienstfirma. Der Anteil sozialversicherungspflichtiger Arbeitsverhältnisse stieg von 11 auf 13, der unbefristeter Arbeitsverhältnisse von 21 auf 25. Während sich die mittlere wöchentliche Arbeitszeit nur um eine Stunde von 18 auf 19 erhöhte, findet sich bei den monatlichen Verdiensten ein deutlicher und signifikanter Anstieg von eingangs 498 DM (std±474.3) auf 708 DM (std±678.3) bei der Abschlußuntersuchung. Die hohen Standardabweichungen weisen allerdings auf die großen Spannen hin. Bei der Abschlußuntersuchung konnten 12 Untersuchte (drei mehr als eingangs) ihren Lebensunterhalt selbständig bestreiten. Dagegen hat sich die Zahl der Sozialhilfeempfänger von 8 auf 4 reduziert.

Differenziert zwischen Zuverdienst- und regulären Arbeitsverhältnissen ergibt sich folgendes Bild: bei den 9 Beschäftigten, die im gesamten Untersuchungszeitraum in sozialversicherungspflichtigen Arbeitsverhältnissen beschäftigt waren, stieg der mittlere monatliche Verdienst vom eingangs 1148 DM (std±224.5) auf 1487 DM (std±415.7) bei der Abschlußuntersuchung. Die mittlere Arbeitszeit stieg um eine Stunde von 34 auf 35 Stunden. Bei den 15 dauerhaft im Zuverdienst Beschäftigten stieg der mittlere monatliche Verdienst von 145 DM auf 170 DM, während die wöchentliche Arbeitszeit bei im Mittel 8 Stunden konstant blieb.

Am Ende der Untersuchung sind diese 29 Patienten im Mittel seit 5 Jahren in den Firmen beschäftigt. Die überwiegende Mehrheit (86%) erwartet keine weiteren beruflichen Veränderungen und ist auf den Verbleib am derzeitigen Arbeitsplatz eingestellt. In der Rückschau auf die letzten drei Jahre bewerten 17 Untersuchte (59%) ihre berufliche Situation als besser oder sehr viel besser, 4 sehen keine wesentlichen Veränderungen, 5 schätzen sie als schlechter ein und 3 votierten uneindeutig.

Verlaufstyp 5: Diese fünf Untersuchten schieden aus einem Zuverdienst- (n=4) oder einem sozialversicherungspflichtigen Arbeitsverhältnis in einer Firma für psychisch Kranke aus und blieben für den Rest des Untersuchungszeitraumes beschäftigungslos.

6.5.4
Krankheitsverlauf und Verlauf der Arbeitsrehabilitation

Im Untersuchungszeitraum wurden 25 Patienten (39%) mindestens einmal psychiatrisch hospitalisiert. Die jährlichen Rehospitalisierungsquoten liegen zwischen 20% im ersten und 26% im dritten Jahr der Untersuchung. Die Zahl der stationären Aufnahmen pro Patient lag zwischen einer und sechs, im Mittel waren es zwei (std±1.3). Tagesklinische Behandlungen spielen quantitativ eine geringere Rolle (n=10) und erfolgten mehrheitlich im Anschluß an Krankenhausbehandlungen. Die mittlere Dauer der stationären Behandlungen für die 25 rehospitalisierten Patienten lag bei 19,6 Wochen (std±22.1). Die Spanne beträgt 2 bis 88 Wochen. Es findet sich - wie bei den schizophrenen Patienten in den Werkstattabteilungen -

eine signifikante Korrelation zwischen der Zahl psychiatrischer Hospitalisierungen in der Vorgeschichte und im Untersuchungszeitraum (r=0.41, p<0.001).

Die Zusammenhänge zwischen Krankheits- und Rehabilitationsverlauf sind bei den schizophrenen Patienten in den Firmen besonders deutlich zu erkennen. Auffallend ist, daß in dieser Stichprobe ein besonders günstiger Verlauf der Arbeitsrehabilitation ausnahmslos mit einem günstigen Krankheitsverlauf, d.h. ohne stationäre Wiederaufnahmen einhergeht. Keiner der sieben Untersuchten, die eine stabile Integration auf den allgemeinen Arbeitsmarkt erreichten (Verlaufstyp 1) wurde im Untersuchungszeitraum hospitalisiert. Von den Patienten, die in den Firmen verblieben (Verlaufstyp 4) waren es 9 von 29 (31%), bei den Wechslern in die Werkstatt (Verlaufstyp 3) dagegen doppelt so viele (10 von 16, 63%). Die fünf Patienten, die dauerhaft beschäftigungslos blieben (Verlaufstyp 5), wurden nicht noch häufiger, in der Summe aber am längsten stationär behandelt.

Im psychischen Befund nach dem AMDP findet sich für die gesamte Stichprobe im Vergleich zwischen Eingangs- und Abschlußuntersuchung eine signifikante Reduktion apathischer Syndromanteile (Wilcoxon Test: p<0.05). Tendenziell hat sich auch der Summenscore verringert (p<0.1). In allen anderen Bereichen bleibt die psychische Symptomatik konstant. Diese Befunde finden sich bei einzelner Analyse auch bei den Patienten der Verlaufstypen 3 und 4, also denjenigen, die im Untersuchungszeitraum dauerhaft in beschützten Arbeitsverhältnissen in Firmen oder Werkstattabteilungen beschäftigt waren. Die übrigen drei Verlaufsgruppen sind für eine gruppenstatistische Analyse zu klein.

Wie bei der Eingangsuntersuchung befinden sich auch nach drei Jahren 95% der Befragten in ambulanter psychiatrischer Behandlung, die übrigen werden von ihren Hausärzten betreut.

6.5.5
Wohnform und Verlauf der Arbeitsrehabilitation

Tabelle 40 zeigt die Wohnform bei der Eingangs- und Abschlußuntersuchung. Bei 40 Patienten (63%) hat sich die Wohnsituation nicht verändert. Dies sind am häufigsten Beschäftigte, die in betreuten Wohngemeinschaften (n=20) oder bei den Eltern leben (n=14). Entsprechend den konzeptionellen Vorgaben hat sich die Zahl der in Übergangshäusern Lebenden nach drei Jahren erheblich reduziert. Die meisten zogen in betreute Wohngemeinschaften. Die beiden eingangs dauerhospitalisierten Patienten wurden im Untersuchungszeitraum entlassen. Allerdings verloren zwei andere Patienten ihre Plätze im betreuten Wohnen und hatten bei der Abschlußuntersuchung keinen Wohnsitz außerhalb des Krankenhauses.

Bei der Bewertung dieser Ergebnisse nach der von Eikelmann (1991) vorgeschlagenen Rangreihe der Wohnformen (Klinik, Wohnheim/Ü-Haus, bei den Eltern, betreutes Wohnen, selbständiges Wohnen) stehen 19 Verbesserungen nur 5 Verschlechterungen der Wohnsituation gegenüber. Dichotomisiert man die Wohnformen in abhängige (Klinik, Heim, Eltern) und unabhängige Wohnformen (betreute Wohngemeinschaften, selbständiges Wohnen) findet sich in den drei

Jahren eine signifikante Zunahme von Patienten, die ganz oder weitgehend selbständig leben können, von eingangs 34 (53%) auf 44 (68%). Es finden sich keine systematischen Zusammenhänge mit dem Verlauf der Arbeitsrehabilitation.

Tabelle 40: Wohnform bei der Eingangs- und Abschlußuntersuchung von 64 Beschäftigten mit schizophrenen Psychosen in Firmen für psychisch Kranke

Wohnform	bei Eingangsuntersuchung (n=64)	bei Abschlußuntersuchung (n=64)
Klinik	n= 2	n= 2
Wohnheim/Übergangshaus	n=11	n= 2
bei den Eltern	n=17	n=16
betreute Wohnformen	n=26	n=31
selbständig	n= 8	n=13

6.6 Ergebnisse: Beschäftigte mit anderen Diagnosen

Die Ergebnisse für die 36 Beschäftigten mit anderen Diagnosen werden im folgenden zusammengefaßt. Tabelle 41 auf der nächsten Seite zeigt die Übersicht über den Verlauf der Arbeitsrehabilitation über drei Jahre. Berücksichtigt man die Tatsache, daß die Verläufe für diese Teilstichprobe weniger durch die Umwandlung einer Firma in eine Werkstattabteilung beeinflußt wurden (nur drei Untersuchte wechselten in diesem Zusammenhang in eine WfB), ergeben sich nur graduelle Unterschiede zu den schizophrenen Patienten. Zwei Drittel der Probanden bleiben in den drei Jahren in einer Selbsthilfefirma, je 14% erreichen eine Integration auf den allgemeinen Arbeitsmarkt oder fallen ganz aus der Arbeitsrehabilitation heraus. Wechsel in andere beschützte Arbeitsverhältnisse sind Ausnahmen.

Bei der Erfolgsbewertung ist zu beachten, daß 64% dieser Stichprobe bereits zum Beginn unserer Untersuchung eine gute berufliche Integration erreicht hatten, nämlich ein sozialversicherungspflichtiges Arbeitsverhältnis in einer Selbsthilfefirma. Von daher bedeutet die Tatsache, daß sich die Arbeitssituation bei 72% der Untersuchten in den drei Jahren nicht verändert hat, bereits einen Erfolg. Die sozialversicherungspflichtigen Arbeitsverhältnisse bleiben zu 80% bestehen, nur einer diese Probanden schied aus dem Arbeitsleben aus, die übrigen 4 wechselten in ein anderes Arbeitsverhältnis auf den allgemeinen Arbeitsmarkt. Die subjektiv geäußerten Erwartungen wurden in 83% erfüllt oder übertroffen. Es finden sich keine teststatistisch signifikanten Unterschiede zu den berichteten Erfolgsquoten bei den Beschäftigten mit schizophrenen Psychosen.

6 Verlauf der Arbeitsrehabilitation der Beschäftigten in Firmen

Tabelle 41: Verlauf der Arbeitsrehabilitation über 3 Jahre: 36 Beschäftigte in Selbsthilfe- und Zuverdienstfirmen mit anderen Diagnosen (als Schizophrenie): Arbeitssituation in jährlichen Querschnitten

1991 (n=36)	1992 (n=36)	1993 (n=36)	1994 (n=36)
	allg. AM n = 0 (0%)	allg. AM n = 2 (5,6%)	allg. AM n = 5 (13,9%)
	Firmen n = 29 (80,6%)	Firmen n = 24 (66,6%)	Firmen n = 23 (63,9%)
Firmen n=36 (100%)	WfB* n = 3 (8,3%)	WfB n = 3 (8,3%)	WfB n = 3 (8,3%)
	AT n = 0 (0%)	AT n = 1 (2,8%)	AT n = 0 (0%)
	Beschlos n = 4 (11,1%)	Beschlos n = 6 (16,7%)	Beschlos n = 5 (13,9%)

*Alle 3 Wechsel waren bedingt durch die Umwandlung einer Zuverdienstfirma in eine WfB-Abteilung.

allg. AM = allgemeiner Arbeitsmarkt, WfB = Werkstatt für Behinderte, AT = ambulante Arbeitstherapie, Firmen = Selbsthilfe- und Zuverdienstfirmen, Beschlos = Beschäftigungslos.

Der Verlauf der Arbeitsrehabilitation ist noch mehr als bei den schizophrenen Patienten durch Konstanz gekennzeichnet. Insgesamt kommen überhaupt nur 12 Wechsel des Arbeitsplatzes vor, von denen drei durch äußere Umstände bedingt sind. Entsprechend verteilen sich die Verlaufstypen anders. Weniger Probanden unternehmen Arbeitsversuche auf dem allgemeinen Arbeitsmarkt, weniger Untersuchten wechseln in andere beschützte Arbeitsverhältnisse und mehr bleiben dauerhaft in den Firmen. Der Anteil von Untersuchten, die eine Integration auf den allgemeinen Arbeitsmarkt erreichen oder dauerhaft beschäftigungslos werden ist vergleichbar groß.

Tabelle 42: Fünf Typen von Rehabilitationsverläufen von 36 Beschäftigten in Firmen für psychisch Kranke mit anderen Diagnosen

Verlaufstyp	Beschäftigte (n=36)
Typ 1: stabile Integration auf den allgemeinen Arbeitsmarkt	n= 5 (13,9%)
Typ 2: Integration gescheitert, mehrfache Arbeitsplatzwechsel	n= 1 (2,7%)
Typ 3: Wechsel in andere beschützte Arbeitsverhältnisse	n= 3 (8,4%)
Typ 4: Verbleib in Firmen für psychisch Kranke	n=23 (63,9%)
Typ 5: Wechsel in dauerhafte Beschäftigungslosigkeit	n= 4 (11,1%)

Entgegen der Erwartung wurden diese Untersuchten ebenso häufig wie die schizophrenen Patienten im Untersuchungszeitraum rehospitalisiert: 15 diese 36 Untersuchten (41,7%) wurden mindestens einmal in den drei Jahren im psychiatrischen Krankenhaus behandelt. Die Zahl der Aufnahmen schwankt zwischen einer und fünf, im Mittel waren es 2,1 (std±1.1). Vor allem Patienten mit Suchterkrankungen und Affektpsychosen wurden häufig rehospitalisiert. Die mittlere Dauer der Krankenhausaufenthalte liegt mit 23 Wochen (std±36.7) sogar höher als bei den schizophrenen Patienten. Dies ist allerdings im wesentlichen durch zwei dauerhospitalisierte Patienten zu erklären. Der Median für die stationäre Behandlungsdauer liegt bei 10 Wochen. Es überwiegen also häufige, kurz- bis mittelfristige Krankenhausbehandlungen.

Außerhalb der Arbeit überwiegt noch mehr als bei den schizophrenen Patienten die Konstanz der Lebensverhältnisse. Bei 83% hat sich die Wohnsituation nicht geändert, die wenigen Verbesserungen und Verschlechterungen halten sich die Waage. Die Zahl von weitgehend oder ganz selbständig Wohnenden bleibt konstant bei 27 (75%). Der bei den schizophrenen Patienten berichtete Anstieg selbständiger Wohnformen findet sich hier nicht. Allerdings wohnten schon eingangs mehr Probanden selbständig. Auch bezüglich der psychischen Symptomatik und den sozialen Beziehungen ergeben sich nach drei Jahren keine Unterschiede zur Eingangsuntersuchung.

6.7
Diskussion und Kapitelzusammenfassung

Es wurden die Ergebnisse einer dreijährigen prospektiven Evaluation von 100 Beschäftigten (davon 64 mit schizophrenen Psychosen) aus 10 Firmen für psychisch Kranke berichtet. Die Stichprobe ist nach den im Kapitel 2 benannten Kriterien repräsentativ für die Verhältnisse in der Region Westfalen-Lippe. Es war das Ziel dieser Untersuchung, die Rehabilitationsverläufe der Beschäftigten über drei Jahre zu dokumentieren und die Funktion und Stellung der Firmen in der psychiatrischen Arbeitsrehabilitation zu bestimmen.

Die Rehabilitationsverläufe sind überwiegend von Konstanz und Verbleib in den Firmen geprägt. Dies gilt für die 57 Beschäftigten im Zuverdienstbereich und noch deutlicher für die 43 in sozialversicherungspflichtigen Arbeitsverhältnissen. Sieht man von dem Sonderfall der Umwandlung einer Firma in eine Werkstattabteilung ab, sind Wechsel und Veränderungen der Arbeitssituation selten. Dabei halten sich Verbesserungen und Verschlechterungen etwa die Waage. Zwölf Patienten erreichen eine im Untersuchungszeitraum stabile Integration auf dem allgemeinen Arbeitsmarkt, 9 fallen dagegen ganz aus der Arbeitsrehabilitation heraus und bleiben längerfristig beschäftigungslos. Bei der Bewertung der Rehabilitationsergebnisse ist besonders hervorzuheben, daß schon zu Beginn der Untersuchung 43 Probanden in sozialversicherungspflichtigen Arbeitsverhältnissen in einer Selbsthilfefirma beschäftigt, also bereits gut beruflich integriert waren. Mit der Literatur sind diese Ergebnisse nur schwer zu vergleichen, da die wenigen überhaupt vorliegenden Studien meist retrospektiv sind, ausgewählte Stichproben umfassen oder sich nur auf sozialversicherungspflichtig Beschäftigte beschränken. In einer retrospektiven Untersuchung einer Selbsthilfefirma in Italien fanden Savio & Righetti (1993), daß von den Beschäftigte, die in den 10 Jahren zwischen 1981 und 1991 die Firma verließen, 26% auf einen Arbeitsplatz auf dem allgemeinen Arbeitsmarkt wechselten. In einer überwiegend qualitativen Untersuchung zur Arbeitssituation psychisch Kranker in Selbsthilfefirmen führten Seyfried et al. (1993) Interviews mit 27 ausgesuchte Beschäftigte durch. Sieben dieser Interviewpartner hatten die Firma nach zwei bis sechs Jahren Beschäftigung zum Zeitpunkt der Befragung bereits verlassen. Fünf von ihnen hatten ein Arbeitsverhältnis auf dem allgemeinen Arbeitsmarkt.

In den drei Jahren zeichnen sich Verbesserungen der Arbeitssituation der Beschäftigten in den Firmen ab. Dies gilt vor allem für die Verdienstmöglichkeiten, die im Untersuchungszeitraum signifikant anstiegen. Im Vergleich zu den Werkstätten für Behinderte liegen sie bei den regulären Arbeitsverhältnissen in den Firmen deutlich höher und ermöglichen eine eigenständigen Finanzierung des Lebensunterhaltes. Im Zuverdienstbereich muß die geringe wöchentliche Arbeitszeit von im Mittel 8 Stunden berücksichtigt werden. Darauf bezogen liegen auch hier die Verdienstmöglichkeiten weit über dem Werkstattniveau. Ferner stieg die Zahl sozialversicherungspflichtiger und unbefristeter Arbeitsverhältnisse in den Firmen geringfügig an.

Die subjektive Arbeitszufriedenheit der Beschäftigten bleibt über die drei Jahre auf einem konstant hohen Niveau. Besonders positiv werden die Kollegen, die Vorgesetzten, die Tätigkeiten und mit Abstrichen die Bezahlung bewertet. Bei den 16 Untersuchten, die - mehrheitlich unfreiwillig - im ersten Jahr von einer Zuverdienstfirma in eine Werkstattabteilung wechselten, ist die allgemeine Arbeitszufriedenheit am Ende der Untersuchung dagegen signifikant geringer. Zwei Drittel aller Untersuchten, die dauerhaft in den Firmen beschäftigt waren, bewerten ihre Arbeitssituation am Ende des Untersuchungszeitraumes als besser oder sogar sehr viel besser als eingangs. Beide Befunde belegen, daß das Arbeitsangebot in den Firmen von den Beschäftigten besonders geschätzt wird (Weis 1993).

Im Verlauf und beim Ergebnis der Arbeitsrehabilitation finden sich zwischen den schizophrenen Patienten und denen mit anderen Diagnosen keine signifikanten Unterschiede. Bei den Patienten mit anderen Diagnosen sind die Verläufe noch mehr von Konstanz und Verbleib am gleichen Arbeitsplatz geprägt. Weder bei den Verlaufstypen noch bei den drei Kriterien zur Erfolgsbewertung finden sich zwischen den beiden Gruppen Unterschiede, die ein statistisch signifikantes Niveau erreichen. Allerdings müssen die verschiedenen Ausgangspositionen beachtet werden: die Beschäftigten mit schizophrenen Psychosen arbeiten mehrheitlich im Zuverdienstbereich, die mit anderen Diagnosen häufiger in sozialversicherungspflichtigen Arbeitsverhältnissen. An dieser unterschiedlichen Verteilung hat sich nach drei Jahren nichts geändert.

6.7 Diskussion und Kapitelzusammenfassung

Außerhalb der Arbeit bleiben mit einer Ausnahme die Lebensverhältnisse weitgehend konstant. Bei den Beschäftigen mit schizophrenen Psychosen findet sich in den drei Jahren eine signifikante Zunahme selbständiger Wohnformen. Bei den anderen Untersuchten bleibt dieser Anteil auf einem konstanten (höheren) Niveau. Eine Verbesserung der Wohnsituation im Zusammenhang mit der Beschäftigung in Selbsthilfefirmen fanden auch Seyfried et al. (1993) in der schon oben angeführten Untersuchung.

Es finden sich bei den schizophrenen Patienten ähnliche Zusammenhänge zwischen Krankheits- und Rehabilitationsverlauf, wie sie in den beiden vorherigen Kapiteln beschrieben wurden. Ein besonders positives Ergebnis der Arbeitsrehabilitation (dauerhafte Integration auf dem allgemeinen Arbeitsmarkt, Typ 1) geht mit einem günstigen Krankheitsverlauf, nämlich Rehospitalisierungen einher. Ähnliches gilt für den Verbleib am gleichen Arbeitsplatz (Verlaufstyp 4). Der Befund, daß die 16 Patienten, die in eine Werkstattabteilung wechselten, häufiger rehospitalisiert wurden als die, die in einer Firma blieben, ist wegen der kleinen Gruppen und der Vielzahl unkontrollierter Variablen nur mit großen Einschränkungen zu interpretieren. Insgesamt liegt die Rehospitalisierungsrate von 39% in den drei Jahren etwa in der gleichen Größenordnung wie bei den schizophrenen Beschäftigten in den Werkstattabteilungen. Im Vergleich mit der Literatur (Kissling 1991) sind jährliche Rehospitalisierungsraten schizophrener Patienten zwischen 20% und 26% niedrig.

Selbsthilfe- und Zuverdienstfirmen bieten langfristige, stabile Arbeits- und Beschäftigungsverhältnisse, die an die unterschiedliche Leistungsfähigkeit ihrer psychisch kranken Mitarbeiter in besonderer Weise angepaßt sind. Der normale arbeitsrechtliche und betriebliche Rahmen, die Verdienstmöglichkeiten und die von der Arbeitszeit und den geforderten Leistungen flexiblen Arbeitsmöglichkeiten tragen dazu bei, daß sie von den dort beschäftigten Patienten in besonderer Weise geschätzt und positiv beurteilt werden. Gerade Zuverdienstarbeitsplätze kommen in besonderer Weise den Bedürfnissen chronisch schizophrener Patienten entgegen.

7 Berufliche Eingliederung in den allgemeinen Arbeitsmarkt. Evaluation von Beratungsstellen

7.1
Einleitung

Im Rahmen der „begleitenden Hilfen im Arbeitsleben" nach dem Schwerbehindertengesetz hat die Hauptfürsorgestelle in Westfalen-Lippe 1989 die Einrichtung von Beratungsstellen zur beruflichen Eingliederung psychisch Kranker und Behinderter angeregt und finanziert diese als Modellprojekte. Die Beratungsstellen sind bei freien Trägern der komplementären psychiatrischen Versorgung angegliedert. Sie sollen arbeitslose psychisch Kranke bei der beruflichen (Wieder)-Eingliederung auf den allgemeinen Arbeitsmarkt unterstützen. Diese Beratungsstellen tragen der Tatsache Rechnung, daß der Schritt aus der Beschäftigungslosigkeit bzw. einem beschützten Arbeitsverhältnis auf den allgemeinen Arbeitsmarkt für psychisch Kranke mit großen Schwierigkeiten verbunden ist, der ohne spezielle Hilfen nur schwer gelingt. Darüber hinaus sind Arbeitgeber eher bereit, psychisch kranke Mitarbeiter einzustellen, wenn sie verläßliche Ansprechpartner haben, an die sie sich bei Problemen wenden können (Hubschmid & Schaub 1988, Kupper, Hoffmann & Dauwalder 1994). Die berufliche Eingliederung psychisch Kranker soll durch eine langfristige und umfassende Beratung und psychosoziale Betreuung der Betroffenen sowie enge Kontakte zu den Betrieben erreicht werden.

Zu den Aufgaben und Maßnahmen der Beratungsstellen zählen im einzelnen: ausführliche und kontinuierliche Beratung und psychosoziale Betreuung der Betroffenen, Organisation und Auswertung von Vorbereitungs- und Trainingsmaßnahmen zur Verbesserung der beruflichen Belastbarkeit, Hilfen zu einer realistischen Selbsteinschätzung und beruflichen Orientierung, Koordination aller Maßnahmen mit dem psychosozialen Umfeld der Betroffenen, Kooperation mit den behandelnden Ärzten, Aquise von geeigneten Arbeitsplätzen, Motivation und Beratung von Betrieben, Unterstützung der Patienten bei der Bewerbung, Organisation von finanzielle Hilfen für die Betriebe aus Mitteln der Arbeitsverwaltung, der Rentenversicherungsträger oder aus Sonderprogrammen zur beruflichen Eingliederung Behinderter (Aktion Integration), Begleitung des beruflichen Einstieges durch regelmäßige auswertende Gespräche mit dem Klienten und dem betrieblichen Umfeld, Hilfestellungen bei der weiteren beruflichen Planung.

Patienten werden von ihren behandelnden Ärzten oder psychosozialen Betreuern an die Beratungsstellen verwiesen bzw. melden sich selber. Seit 1994 besteht von administrativer Seite die Tendenz, dieses Hilfsangebot auf den Kreis anerkannt Schwerbehinderter zu beschränken. Der Prozeß der Integration in den allgemeinen Arbeitsmarkt läßt sich in vier Phasen unterteilen, wobei diese nicht starr, sondern individuell angepaßt und zum Teil auch repetitiv durchlaufen werden. In der *Kontaktphase* findet eine ausführliche Exploration des Klienten und eine erste Auswahl motivierter und für eine berufliche Integration geeigneter Bewerber statt. In der *Trainings- und Erprobungsphase* werden durch abgestufte Belastungserprobungen, z.B. in der ambulanten Arbeitstherapie, beschützten Arbeitsplätzen oder auf anderen Praktikumsplätzen die Leistungsfähigkeit und soziale Fertigkeiten trainiert. Durch die kontinuierliche Auswertung der Erfahrungen werden das Leistungs- und Interessenprofil der Klienten und das Profil möglicher Arbeitsplätze deutlicher. In der *Eingliederungsphase* unterstützen die Mitarbeiter der Beratungsstellen die Patienten bei der Suche nach einem geeigneten Arbeitsplatz, nehmen Kontakt zu potentiellen Arbeitgebern auf, beraten die Patienten bei der Bewerbung und bemühen sich um finanzielle Mittel, um das wirtschaftliche Risiko für die Betriebe zu minimieren. Nach der Arbeitsaufnahme des Patienten finden regelmäßige auswertende Gespräche mit dem Klienten und dem betrieblichen Umfeld statt, um aufgetretene Probleme am Arbeitsplatz zu lösen. In der *Stabilisierungsphase* ist der berufliche Einstieg geglückt und die Intensität der psychosozialen Betreuung wird reduziert. Im Vordergrund der Gespräche stehen die weitere berufliche Perspektive, Verhandlungen mit dem Betrieb wegen der Übernahme in ein unbefristetes Arbeitsverhältnis, der Beginn einer Ausbildung oder die Organisation von Anschlußmaßnahmen.

Nicht jeder Patient, der sich an eine Beratungsstelle wendet, kann auf einen Arbeitsplatz vermittelt werden. Schon in der Kontaktphase oder später in der Trainings- und Erprobungsphase kann sich herausstellen, daß die Belastbarkeit und die gesundheitliche Stabilität für die Anforderungen des allgemeinen Arbeitsmarktes nicht ausreichen, die Motivation für eine längerfristige Arbeitsrehabilitation fehlt oder die unrealistischen Ansprüche einer Vermittlung im Wege stehen. Aufgrund der begrenzten finanziellen, personellen und betrieblichen Ressourcen und der möglichen Folgen für die Patienten im Falle eines Scheiterns sollte eine Vermittlung nur bei realistischen Erfolgschancen erfolgen.

Die deutschsprachige Literatur zu dieser Thematik ist gering. Über das Konzept und Erfahrungen der „Mannheimer Starthilfe"- eine Initiative zur Vermittlung von Arbeitsplätzen für psychisch kranke Patienten - liegen Berichte von Dombrawe (1986) und Waschkowski (1990) vor. Placzko (1993), Balck et al. (1993) sowie Büschges-Abel & Rustige (1993) beschreiben die Arbeit vergleichbarer Modellprojekte. Prädiktoren, Wirkfaktoren und Ergebnisse zur beruflichen Eingliederung schizophrener Patienten in den allgemeinen Arbeitsmarkt werden in dem praktisch und methodisch sehr aufwendigen integrativen Rehabilitationsprogramm *PASS* in Bern untersucht (Hoffmann und Kupper 1997).

Von der Arbeitsweise sind die Beratungsstellen den amerikanischen *supported employment* Programmen (Wehman 1986, Trotter et al. 1988, McDonald Wilson et al. 1989, Fabian & Wiedefeld 1989, Wehman et al. 1991, Fabian 1992) ähnlich, da es um die Vermittlung bezahlter Arbeitsplätze in Betrieben des allgemeinen Arbeitsmarktes geht und eine individuelle, umfassende und zeitlich prinzipiell unbefristete psychosoziale Betreuung und Unterstützung am Arbeitsplatz erfolgt. Es gibt allerdings auch Unterschiede. Der konzeptionelle Ansatz der amerikanischen Programme des *place and train* - erst auf einen Arbeitsplatz des allgemeinen Arbeitsmarktes plazieren und dann die für diesen Arbeitsplatz notwendigen Fähigkeiten in vivo trainieren - wird von den Beratungsstellen nicht verfolgt. Vielmehr erfolgt vor der Plazierung eine intensive Trainingsphase (s.o.). Allerdings geht die Unterstützung über diese Trainingsphase hinaus und beinhaltet auch die weitere psychosoziale Betreuung am Arbeitsplatz nach der erfolgreichen Arbeitsaufnahme. Es handelt sich somit um eine Kombination der beiden Ansätze des *train and place* und des *place and train*. Einige der vermittelten Arbeitsverhältnisse sind zeitlich begrenzt oder zunächst nur Praktikumsstellen. In der amerikanischen Nomenklatur entspräche dies den *transitional employment* Programmen, die von der Fountain House Bewegung entwickelt und verbreitet wurden (Black 1988). Ein zweiter wesentlicher Unterschied zu den supported employment Programmen ist, daß nicht alle Patienten, die sich bei der Beratungsstelle melden, vermittelt werden, sondern daß eine Auswahl erfolgt.

7.2
Fragestellungen

Diese Untersuchung geht folgenden Fragestellungen nach:
- Wie ist die berufliche Situation der auf einen Arbeitsplatz vermittelten Klienten?
- Wie verläuft die berufliche Integration der Untersuchten in den nächsten drei Jahren?
- Wie sind die Rehabilitationsergebnisse zu bewerten?
- Lassen sich Prädiktoren des Erfolges oder Mißerfolges identifizieren?
- Welchen Einfluß hat der Krankheitsverlauf auf den Erfolg oder Mißerfolg der beruflichen Integration?
- Finden sich Unterschiede zwischen den Klienten mit schizophrenen Psychosen und denen mit anderen Krankheiten?
- Wie ist die Effektivität der Beratungsstellen zu beurteilen?

7.3
Methode

Die Klienten wurden über die Mitarbeiter der drei Beratungsstellen zur beruflichen Eingliederung rekrutiert. Es bestehen keine Überschneidungen zu den Stichproben der Untersuchungen, über die in den vorherigen Kapiteln berichtet wurde.

7 Berufliche Eingliederung in den allgemeinen Arbeitsmarkt

In die Untersuchung sollten alle Klienten einbezogen werden, die mit Hilfe einer dieser drei Beratungsstellen auf einen Arbeitsplatz auf dem allgemeinen Arbeitsmarkt vermittelt worden waren (erfolgreiche Eingliederungs- bzw. Stabilisierungsphase) und die sich zur Teilnahme zumindest an der Eingangsuntersuchung bereit erklärten. Der Rekrutierungszeitraum erstreckte sich bei dieser Untersuchung über zwei Jahre (1991 und 1992).

Beratungsstelle I besteht seit 1989 und befindet sich in Trägerschaft eines psychosozialen Hilfsvereins in einer Stadt mit etwa 250.000 Einwohnern. Beratungsstelle II existiert seit 1989. Sie befindet sich in kirchlicher Trägerschaft in einer Stadt mit etwa 320.000 Einwohnern. Die Beratungsstelle ist in einen vom gleichen Träger betriebenen großen Komplex von Heimplätzen, verschiedenen Wohn- und Arbeitsangeboten und einem großen psychiatrischen Krankenhaus integriert. Die Beratungsstelle III wurde 1991 eröffnet und ist an ein psychiatrisches Versorgungskrankenhaus in einem ländlichen Kreis angegliedert.

Zu Beginn der Untersuchung 1990 arbeiteten in der Region lediglich zwei Beratungsstellen (I und II), die in die Untersuchung einbezogen wurden. Von den in 1990 bzw. 1991 vier neu eröffneten Beratungsstellen konnte eine weitere (Beratungsstelle III) in die Studie einbezogen werden. Bis 1995 stieg die Zahl der Beratungsstellen in der Region Westfalen-Lippe auf 26, so daß jetzt fast jeder Kreis dieses Angebot vorhält.

Tabelle 43 zeigt das Ergebnis der Rekrutierung und den zeitlichen Ablauf der Untersuchung. Insgesamt konnten 61 Patienten in die Untersuchung aufgenommen werden. Davon wurden 38 im Jahr 1991 und weitere 23 im Jahr 1992 erstmals befragt. Wegen der zeitlichen Begrenzung der Studie konnten die in 1992 rekrutierten Klienten nur zweimal nachbefragt werden. Insgesamt konnte für 57 Klienten der Verlauf über ein Jahr dokumentiert werden, für 56 über zwei Jahre und für 33 über drei Jahre.

Tabelle 43: Ergebnis der Rekrutierung und zeitlicher Ablauf der Untersuchung von Klienten der drei Beratungsstellen zur beruflichen Eingliederung

	Eingangs-untersuchung	1. Nachuntersuchung	2. Nachuntersuchung	3. Nachuntersuchung
Rekrutierung 1991	n = 38	n = 36	n = 35	n = 33
Rekrutierung 1992	n = 23	n = 21	n = 21	·/. *
Σ	**n = 61**	**n = 57**	**n = 56**	**n = 33**
Drop-out		n = 4	n = 1	n = 2

* *Wegen der späteren Rekrutierung konnten diese 21 Klienten nicht ein drittes Mal nachuntersucht werden.*

Der Abfall der Stichprobengröße im dritten Jahr ist also nicht durch eine hohe drop-out Rate bedingt, sondern beruht auf der zweijährigen Rekrutierungsphase und dem zeitlich begrenzten Untersuchungszeitraum. Lediglich 7 Klienten (11,5%) sind echte drop-outs. Sie lehnten weitere Befragungen ab (n=5) oder waren bei den Nachuntersuchungen nicht mehr auffindbar (n=2).

Bei diesen 7 Klienten handelt es sich um 5 Männer und 2 Frauen, die im Mittel 31 Jahre alt waren (std±5.6). Vier litten an schizophrenen Psychosen, bei je einem lag eine affektive Störung, eine Persönlichkeitsstörung bzw. eine Suchterkrankung vor. Der einzige systematische Fehler, der durch diese Ausfälle entstanden ist, besteht darin, daß alle 7 Klienten von einer Beratungsstelle (Beratungsstelle II) stammen.

Bei dieser Untersuchung wird nur ein Maßstab zur *Erfolgsbewertung* angelegt. Entsprechend den subjektiven Zielen der Klienten, dem Arbeitsauftrag der Beratungsstellen und dem gemeinsamen Ausgangspunkt aller Untersuchten (alle Klienten waren bei der ersten Befragung auf dem allgemeinen Arbeitsmarkt beschäftigt) werden nur diejenigen Klienten als erfolgreich bezeichnet, die bei den Nachuntersuchungen weiterhin ein Arbeitsverhältnis auf dem allgemeinen Arbeitsmarkt haben. Entsprechend werden alle Klienten, die bei den Nachuntersuchungen in beschützten Arbeitsverhältnissen beschäftigt sind oder beschäftigungslos angetroffen wurden, als nicht erfolgreich bezeichnet. Die Untersuchungsinstrumente wurden im Kapitel 2 dargestellt. Auf eine Wiederholung wird hier verzichtet.

7.4 Stichprobe

Die Mitarbeiter der Beratungsstellen dokumentieren ihre klientenbezogene Arbeit in einer Basisdokumentation, in der neben personenbezogenen Daten auch die eigenen Interventionen und deren Ergebnisse festgehalten werden. Danach wurden in den Jahren 1991 bzw. 1992 insgesamt 109 Klienten von den 3 Beratungsstellen auf einen Arbeitsplatz des allgemeinen Arbeitsmarktes vermittelt. Mit unserer Stichprobe haben wir somit 56% der Klienten erfassen können, die das Eingangskriterium „mit Hilfe einer Beratungsstelle auf einen Arbeitsplatz des allgemeinen Arbeitsmarktes vermittelt" erfüllen. Soweit ein Vergleich der Daten (Alter, Geschlechtsverteilung, Familienstand, Krankheitsdauer, psychiatrische Hospitalisierungen, aktuelle Behandlungssituation, Verteilung auf die drei Beratungsstellen) der Basisdokumentation mit unseren Untersuchungsergebnissen möglich ist, finden sich zwischen der Gesamtheit aller vermittelten Klienten und der von uns untersuchten Stichprobe keine Unterschiede. Die Gründe, warum die übrigen Klienten nicht für die Untersuchung gewonnen werden konnten, sind systematisch nicht erfaßbar. Am häufigsten wird ihr Einverständnis nicht vorgelegen haben. Mit dieser Einschränkung kann die Stichprobe als repräsentativ für die Klientel der drei Beratungsstellen gelten.

Bei den 61 Untersuchten handelt es sich um 30 Männer und 31 Frauen. Das ausgeglichene Geschlechterverhältnis, das sich auch in der Grundgesamtheit aller Klienten findet, ist bemerkenswert, da sich bei fast allen anderen Diensten und Einrichtungen der psychiatrischen Arbeitsrehabilitation eine deutliche Prädominanz männlicher Klienten findet. Die Beratungsstellen leisten somit einen besonderen Beitrag zur Arbeitsrehabilitation psychisch kranker Frauen. Die Untersuchten sind im Mittel 31,4 Jahre alt (std±6.9). Die Spanne reicht von 20-55 Jahren. Es überwiegen eindeutig jüngere Klienten. Fast die Hälfte aller Untersuchten ist jünger als 30 Jahre, weitere 44% sind zwischen 30 und 39 Jahre alt, und nur 8% sind älter als 40. Bezüglich der Alters- und Geschlechtsverteilung finden sich keine Unterschiede zwischen den 33 schizophrenen und den 28 anderen Patienten.

Mehr als die Hälfte der Untersuchten leidet an schizophrenen Psychosen und jeweils etwa 15% an neurotischen bzw. an affektiven Störungen. In der Mehrzahl handelt es sich bei den letztgenannten um Affektpsychosen. Der geringe Anteil von Suchtkranken ist konzeptionell begründet. Eine Betreuung Suchtkranker erfolgt nur im Einzelfall bei besonderen Schwierigkeiten oder Comorbiditäten. Insgesamt bestehen Comorbiditäten bei einem Fünftel der Klienten. Am häufigsten sind zusätzliche Suchtprobleme oder Intelligenzstörungen.

Tabelle 44: Psychiatrische Erstdiagnosen (ICD 10) von 61 Klienten der Beratungsstellen

Diagnose	Patienten
organisch bedingte psychische Störungen (F0)	n = 6 (9,8%)
Suchterkrankungen (F1)	n = 4 (6,6%)
schizophrene Psychosen (F2)	n = 33 (54,1%)
affektive Störungen (F3)	n = 9 (14,8%)
neurotische Störungen, Verhaltensauffälligkeiten mit körperlichen Funktionsstörungen, Persönlichkeitsstörungen (F4-F6)	n = 9 (14,8%)

Tabelle 45 zeigt soziodemographische Daten und Angaben zur beruflichen Vorgeschichte der 61 Untersuchten. Unter Berücksichtigung der Altersverteilung ist der hohe Anteil von Ledigen (80%) auffällig. Lediglich 7% sind verheiratet, die übrigen leben getrennt oder sind geschieden. Auch wenn man nicht-eheliche Lebensgemeinschaften berücksichtigt, weist die soziale Integration der Untersuchten unter diesem Aspekt erhebliche Defizite auf. Lediglich 38% der Befragten geben an, einen festen Partner zu haben. Fast ein Viertel der Untersuchten lebt in betreuten Wohnformen. Demgegenüber wohnen wenige Untersuchte noch oder wieder bei den Eltern, während 61% selbständig leben. Nur 38% der Befragten besitzen einen Führerschein. Auch dies ist als ein Hinweis auf krankheitsbedingte Defizite in der Entwicklung und als erhebliches soziales Handicap zu werten.

Zwei Drittel haben eine Schulbildung oberhalb des Hauptschulabschlusses, dagegen nur 5 Klienten einen Sonderschulabschluß bzw. keinen Schulabschluß. Allerdings verfügt weniger als die Hälfte der Untersuchten über eine abgeschlossene Berufsausbildung, 4 Patienten konnten ein Studium erfolgreich abschließen. Die übrigen 28 haben noch keine Berufsausbildung abschließen können; darunter befinden sich auch sechs, die ein Studium (krankheitsbedingt) abgebrochen hatten. Die beruflichen Vorerfahrungen sind sehr heterogen. Ein Viertel der Untersuchten war bisher weniger als 12 Monate auf dem allgemeinen Arbeitsmarkt beschäftigt, davon verfügen 3 Patienten über keinerlei berufliche Vorerfahrungen. 30% der Untersuchten haben in der Summe bereits zwischen einem und fünf Jahren gearbeitet und 46% verfügen insgesamt über mehr als fünf Jahre Berufserfahrung. Dabei ist die unterschiedliche Altersstruktur der Klientel zu berücksichtigen.

Tabelle 45: Soziodemographischen Daten und Angaben zur beruflichen Vorgeschichte von 61 Klienten der Beratungsstellen

Merkmal	Patienten (n=61)
Familienstand	
ledig	n = 49 (80,3%)
verheiratet	n = 4 (6,6%)
getrennt/geschieden	n = 8 (13,1%)
Partnerschaft	
ja	n = 23 (37,7%)
nein	n = 38 (62,3%)
Wohnform	
betreute Wohnform	n = 14 (23,0%)
bei den Eltern	n = 10 (16,4%)
selbständig	n = 37 (60,6%)
Schulabschluß	
kein Abschluß/Sonderschule	n = 5 (8,2%)
Hauptschulabschluß	n = 16 (26,2%)
mittlere Reife/Abitur	n = 40 (65,6%)
Berufsausbildung	
keine abgeschlossene B.	n = 28 (45,9%)
abgeschlossene B.	n = 29 (47,5%)
abgeschlossenes Studium	n = 4 (6,6%)
Berufserfahrung auf dem allgemeinen Arbeitsmarkt	
keine	n = 3 (4,9%)
bis 1 Jahr	n = 12 (19,7%)
1-5 Jahre	n = 18 (29,5%)
mehr als 5 Jahre	n = 28 (45,9%)

Ferner ist die berufliche Karriere bei den meisten Untersuchten durch krankheitsbedingte Fehlzeiten, häufigere Stellenwechsel und längere Zeiten von Beschäftigungslosigkeit geprägt. So war mehr als die Hälfte der Untersuchten in ihrer bisherigen beruflichen Karriere länger als 2 Jahre beschäftigungslos. Die Spanne reicht von 1-14 Jahren. Für etwa ein Viertel bedeutet die derzeitige Arbeitsstelle somit einen *Einstieg in das Berufsleben*. Für die übrigen, die über mehrjährige Berufserfahrung verfügen, bedeutet die derzeitige Stelle eine *berufliche Wiedereingliederung*, nachdem sie als Folge der psychischen Erkrankung beschäftigungslos geworden waren. Es finden sich keine Unterschiede zwischen den schizophrenen Patienten und denen mit anderen Diagnosen, die ein teststatistisch signifikantes Niveau erreichen.

Im Mittel besteht die psychische Erkrankung seit 8 Jahren. Allerdings gibt es große Unterschiede: 38% der Befragten sind weniger als 4 Jahre krank, ein ähnlicher Prozentsatz allerdings auch schon länger als 10 Jahre. Auffällig ist das frühe Ersterkrankungsalter, das im Mittel bei 23 Jahren liegt (std±8.4). Dabei erkrankte fast ein Drittel der Untersuchten vor dem 20. Lebensjahr erstmals. Dies ist im Hinblick auf die berufliche Integration von besonderer Bedeutung und erklärt gemeinsam mit der häufig langen schulischen Ausbildung die Tatsache, daß nur knapp die Hälfte der Untersuchten bisher eine Berufsausbildung erfolgreich abschließen konnte. 16 Patienten sind als Schwerbehinderte anerkannt.

Tabelle 46: Anamnestische Daten von 61 Klienten der Beratungsstellen zur beruflichen Eingliederung

Merkmal	Gesamtstichprobe (n=61)	Schizophrene Patienten (n=33)	Patienten mit anderen Diagnosen (n=28)
Krankheitsdauer	x=8,2 (std±6.8)	x=7,9 (std±5.3)	x=8,6 (std±8.3)
1-3 Jahre	n = 23 (37,7%)	n = 12 (36,4%)	n = 11 (39,3%)
4-10 Jahre	n = 17 (27,9%)	n = 8 (24,2%)	n = 9 (32,1%)
> 10 Jahre	n = 21 (34,4%)	n = 13 (39,4%)	n = 8 (28,6%)
Alter bei Ersterkrankung	x=23,2 (std±8.4)	x=23,6 (std±4.6)	x=22,7 (std±11.6)
vor dem 20. Lebensjahr	n = 18 (29,5%)	n = 8 (24,2%)	n = 10 (35,7%)
zwischen dem 20. u. 29. Lj.	n = 34 (55,7%)	n = 23 (69,7%)	n = 11 (39,3%)
nach dem 29. Lebensjahr	n = 9 (14,8%)	n = 2 (6,1%)	n = 7 (25,0%)
Zahl bisheriger psychiatrischer Hospitalisierungen	x=2,5 (std±1.9)	x=2,6 (std±1.7)	x=2,4 (std±2.3)
keinmal	n = 5 (8,2%)	n = 0 (0,0%)	n = 5 (17,9%)
1-2mal	n = 35 (57,4%)	n = 21 (63,6%)	n = 14 (50,0%)
mehr als 2mal	n = 21 (34,4%)	n = 12 (36,4%)	n = 9 (32,1%)
Dauer bisheriger psychiatrischer Hospitalisierungen	x=16,6 (std±40.1)	x=12,7 (std±9.9)	x=21,2 (std±58.5)
nicht hospitalisiert	n = 5 (8,2%)	n = 0 (0,0%)	n = 5 (17,9%)
bis 6 Monate	n = 24 (39,3%)	n = 13 (39,4%)	n = 11 (39,3%)
länger als 6 Monate	n = 32 (52,5%)	n = 20 (60,6%)	n = 12 (42,9%)
Zeitraum seit der letzten Entlassung aus stationärer psychiatrischer Behandlung	x=30.6 (std±38.5)	x=40,1 (std±45.6)*	x=17,2 (std±18.8)*
weniger als 12 Monate	n = 25 (42,6%)	n = 13 (39,4%)	n = 12 (42,9%)
12-24 Monate	n = 8 (11,5%)	n = 3 (9,1%)	n = 5 (17,9%)
mehr als 24 Monate	n = 23 (37,7%)	n = 17 (51,5%)	n = 6 (21,3%)
nicht zutreffend	n = 5 (8,2%)	n = 0 (0,0%)	n = 5 (17,9%)

* t-Test zur Überprüfung zwischen den beiden diagnostischen Gruppen: p<0.05

7.4 Stichprobe

Im Mittel waren die 61 Untersuchten 2,5mal in der Vorgeschichte psychiatrisch hospitalisiert. Lediglich 5 nicht-schizophrene Patienten wurden noch nie in einem psychiatrischen Krankenhaus behandelt, dagegen ein gutes Drittel mehr als zweimal. Die Gesamtdauer aller stationären Behandlungen ist sehr unterschiedlich. Der Median liegt bei 8 Monaten. Über die Hälfte der Untersuchten wurde in der Summe länger als ein halbes Jahr im psychiatrischen Krankenhaus behandelt. Die letzte Entlassung aus einer stationären Therapie liegt bei 43% der Untersuchten nicht länger als 12 Monate zurück. Allerdings finden sich auch hier große Schwankungen. Der einzige signifikante Unterschied zwischen den beiden diagnostischen Gruppen liegt in dem längeren Zeitraum seit der letzten Entlassung bei den schizophrenen Patienten.

Im Vordergrund der psychischen Symptomatik bei der Eingangsuntersuchung (dokumentiert nach dem AMDP) stehen depressive und apathische Syndromanteile. Hostile Syndromanteile stehen an dritter Stelle der Häufigkeit, gefolgt von sogenannten psychoorganischen Symptomen. Dagegen spielen paranoid-halluzinatorische Symptome bei den berufstätigen Patienten erwartungsgemäß eine geringe Rolle, treten aber bei einzelnen schizophrenen Patienten in Belastungssituationen zeitweise auf. Zum Zeitpunkt der Erstuntersuchung fanden sich nur bei gut einem Zehntel der Untersuchten keine klinisch relevanten psychopathologischen Auffälligkeiten. Im Mittel liegt der Score der Global-Assesment-Scale (GAS, Endicott et al. 1976) bei 62 Skalenpunkten (std$\pm$8.7). Insgesamt liegen 85% der Klienten im mittleren Bereich der Skala zwischen 51 bis 70 Punkten, der durch mäßige oder leichte Symptome bzw. Einschränkungen der Leistungsfähigkeit oder Unterstützungsbedarf in einigen Lebensbereichen definiert ist. Signifikante Unterschiede zwischen den schizophrenen Patienten und denen mit anderen Krankheiten finden sich bei beiden Maßen nicht.

Fast 90% der Untersuchten befinden sich zum Zeitpunkt der Eingangsuntersuchung in regelmäßiger ambulanter psychiatrischer Behandlung. Die übrigen werden durch ihre Hausärzte betreut. Dabei werden 77% der Befragten auch medikamentös mit Psychopharmaka behandelt, in der Hälfte der Fälle mit Neuroleptika allein oder in Kombination mit Antidepressiva; 14 Untersuchte erhalten keine Psychopharmaka. Neben der ärztlichen Behandlung und der Betreuung durch die Beratungsstellen gibt die Hälfte der Befragten an, darüber hinaus regelmäßige Kontakte zu weiteren psychosozialen Stellen oder Einrichtungen zu haben. Im arithmetischen Mittel werden 2,5 Personen (std$\pm$0.7) genannt, die Spanne liegt zwischen 1 und 5 Personen.

Zusammenfassend fällt unter psychiatrischen Aspekten die Heterogenität der Stichprobe auf. Etwas vereinfachend läßt sich eine Gruppe jüngerer, von Chronifizierung bedrohter Patienten von einer Gruppe älterer chronisch Kranker unterscheiden, die oft und häufig psychiatrisch hospitalisiert wurden. Die anamnestischen und sozialen Daten verweisen darauf, daß viele Klienten im regionalen psychosozialen Hilfssystem verankert sind (oder waren). Die Unterschiede zwischen den Patienten mit schizophrenen Psychosen und denen mit anderen Erkrankungen sind allenfalls marginal.

7.5
Ergebnisse

7.5.1
Arbeitssituation bei Eingangsuntersuchung

Die Patienten werden durch die Beratungsstellen in sehr unterschiedliche Arbeitsverhältnisse vermittelt. Die berufliche Integration der Untersuchten zum Zeitpunkt der Eingangsuntersuchung reicht von Praktika und geringfügigen Beschäftigungsverhältnissen bis zu unbefristeten und sozialversicherungspflichtigen Vollzeitarbeitsverhältnissen. Tabelle 47 gibt eine Übersicht über die Arbeitssituation der 61 Untersuchten wieder, wie wir sie bei der Eingangsuntersuchung antrafen.

Bei 4 Patienten bestehen geringfügige Beschäftigungsverhältnisse. Die wöchentliche Arbeitszeit liegt unter 15 Stunden, das Beschäftigungsverhältnis ist nicht sozialversicherungspflichtig und in allen Fällen unbefristet. Der monatliche Verdienst liegt unterhalb von 580 DM. Bei den 19 Praktika ist die wöchentliche Arbeitszeit variabel zwischen 15 und 38 Stunden pro Woche. Die Praktika sind befristet und unterliegen nicht der Sozialversicherungspflicht. Der Verdienst ist gering (maximal 400 DM). Alle 7 Lehrverhältnisse sind vollzeitig, werden tariflich bezahlt und sind auf die Zeit der Ausbildung befristet. Drei der 7 Ausbildungen finden überbetrieblich in speziellen Einrichtungen statt. Bei der Hälfte der Klienten bestehen reguläre Arbeitsverhältnisse, die je zur Hälfte voll- bzw. teilzeitig sind und sämtlich der Sozialversicherungspflicht unterliegen.

Tabelle 47: Arbeitssituation von 61 Klienten der Beratungsstellen zur beruflichen Eingliederung bei der Eingangsuntersuchung

Arbeitssituation	Klienten
geringfügige Beschäftigungsverhältnisse	n = 4 (6,6%)
Praktikum*	n = 19 (31,1%)
Lehre (Ausbildungsverhältnisse)	n = 7 (11,5%)
reguläres Arbeitsverhältnis	n = 31 (50,8%)

bei einem Praktikanten bestand weiterhin ein Beschäftigungsverhältnis in einer WfB

Zum Zeitpunkt der Eingangsuntersuchung waren gut zwei Drittel der Befragten kürzer als ein halbes Jahr an ihrem derzeitigen Arbeitsplatz beschäftigt (Tabelle 48). Im Mittel beträgt die Beschäftigungsdauer 6 Monate (std±5.6). Die Spanne reicht von 1 bis 25 Monaten, der Median liegt bei 4 Monaten. Etwas mehr als die Hälfte der Untersuchten (53%) ist in der Lage, ihren Lebensunterhalt im wesentlichen durch ihren Arbeitslohn bzw. das Gehalt zu finanzieren. Die übrigen finanzieren sich überwiegend aus anderen Quellen, beziehen Rente bzw. Übergangsgeld, Sozialhilfe, werden privat unterstützt oder beziehen Waisenrente oder Unterhalt etc. Im Mittel liegt das monatliche Nettoeinkommen bei 756 DM (std±597.6). Der Median liegt bei 700 DM, die Spanne reicht von 0 bis 2200 DM.

Insgesamt sind 80% der Beschäftigungsverhältnisse zeitlich befristet und knapp zwei Drittel unterliegen der Sozialversicherungspflicht. In fast der Hälfte der Fälle werden die Arbeitsverhältnisse durch betriebsfremde finanzielle Unterstützung mitgetragen. Dabei handelt es sich um Mittel aus dem Programm Aktion Integration (einem gemeinsamen Förderprogramm der Landschaftsverbände und dem Landesarbeitsamt in Nordrhein-Westfalen), Mittel der Rentenversicherungsträger oder andere Programme der Arbeitsverwaltung. Die meisten Untersuchten (60%) sind in kleinen Betrieben mit weniger als 20 Mitarbeitern beschäftigt.

Tabelle 48: Angaben zu den Arbeitsverhältnissen der 61 Klienten bei Eingangsuntersuchung

Merkmal	Patienten
befristete Arbeitsverhältnisse	n = 49 (80,3%)
unbefristete Arbeitsverhältnisse	n = 12 (19,7%)
Bestreitet den Lebensunterhalt im wesentlichen von:	
Lohn/Gehalt	n = 32 (52,9%)
Rente/Übergangsgeld	n = 3 (4,8%)
Sozialhilfe	n = 10 (16,3%)
Private Unterstützung	n = 6 (9,7%)
sonstiges	n = 10 (16,3%)
Nettogehalt	x=756 (std±597.6)
bis 200 DM	n = 16 (26,2%)
bis 800 DM	n = 19 (31,2%)
über 800 DM	n = 26 (42,6%)
Beschäftigungsdauer am derzeitigen Arbeitsplatz	x=6 (std±5.6)
bis 6 Monate	n = 41 (67,2%)
7-12 Monate	n = 12 (19,7%)
mehr als 12 Monate	n = 8 (13,1%)

Vergleicht man die Schulausbildung und - sofern vorhanden - die Berufsausbildung der Untersuchten bzw. ihre letzte berufliche Tätigkeit mit dem derzeitigen Arbeitsplatz, sind 25 Klienten (41%) mit Tätigkeiten betraut, die unterhalb ihrer schulischen oder beruflichen Qualifikation liegen. Im einzelnen handelt es sich dabei um 7 Studienabbrecher und 18 Klienten mit einer abgeschlossenen Berufsausbildung, die nicht in ihrem erlernten Beruf tätig bzw. innerhalb ihrer Berufssparte mit minderqualifizierten Aufgaben betraut sind.

Es überwiegen Arbeitsplätze mit geringen oder allenfalls mittleren Belastungen und Anforderungen. Schichtarbeit, Überstunden, Leitungstätigkeiten oder Zeitdruck spielen kaum eine Rolle (Tabelle 49).

7 Berufliche Eingliederung in den allgemeinen Arbeitsmarkt

Tabelle 49: Belastungen am Arbeitsplatz von 61 Klienten der Beratungsstellen

Merkmal	Patienten
Arbeiten unter Zeitdruck	
1=keine/geringe Ausprägung	n = 45 (73,8%)
2=mittlere Ausprägung	n = 13 (21,3%)
3=volle Ausprägung	n = 3 (4,9%)
Schichtarbeit	
1=keine/geringe Ausprägung	n = 59 (96,7%)
2=mittlere Ausprägung	n = 2 (3,3%)
Überstunden	
1=keine/geringe Ausprägung	n = 53 (86,9%)
2=mittlere Ausprägung	n = 5 (8,2%)
3=volle Ausprägung	n = 3 (4,9%)
Anfahrtzeit	
1=keine/geringe Ausprägung	n = 22 (36,1%)
2=mittlere Ausprägung	n = 20 (32,8%)
3=volle Ausprägung	n = 19 (31,1%)
Körperliche Anstrengung	
1=keine/geringe Ausprägung	n = 42 (68,9%)
2=mittlere Ausprägung	n = 10 (16,4%)
3=volle Ausprägung	n = 9 (14,8%)
Gefährlichkeit der Arbeit	
1=keine/geringe Ausprägung	n = 54 (88,5%)
2=mittlere Ausprägung	n = 5 (8,2%)
3=volle Ausprägung	n = 2 (3,3%)
Vernetzung des Arbeitsplatzes	
1=keine/geringe Ausprägung	n = 50 (82,0%)
2=mittlere Ausprägung	n = 9 (14,8%)
3=volle Ausprägung	n = 2 (3,3%)
Leistungs- und Verantwortungsumfang	
1=keine/geringe Ausprägung	n = 53 (86,9%)
2=mittlere Ausprägung	n = 3 (4,9%)
3=volle Ausprägung	n = 5 (8,2%)
häufig wechselnde Anforderungen	
1=keine/geringe Ausprägung	n = 33 (54,1%)
2=mittlere Ausprägung	n = 18 (29,5%)
3=volle Ausprägung	n = 10 (16,4%)
Publikumsverkehr	
1=keine/geringe Ausprägung	n = 45 (73,8%)
2=mittlere Ausprägung	n = 9 (14,8%)
3=volle Ausprägung	n = 7 (11,5%)

Häufiger genannt werden mittlere oder sogar ausgeprägte Belastungen durch lange Anfahrtswege (mehr als 30 Minuten), körperliche Anstrengungen, Publikumsverkehr oder häufig wechselnde Anforderungen am Arbeitsplatz. Der Summenscore für die Belastungen am Arbeitsplatz liegt im Mittel bei 13,5 Skalenpunkten (std±2.8, Spanne 10-25).

Bei zwei Dritteln der Untersuchten ist die psychische Erkrankung mehreren Kollegen und den Vorgesetzten bekannt, nur in 4 Fällen ist die psychiatrische Vorgeschichte in der direkten Arbeitsumgebung niemandem bekannt. Die Hälfte der Befragten erlebt wegen der psychischen Krankheit besondere Rücksichtnahme, z.B. häufigere Pausen oder Reduktion der Leistungsanforderungen bei schlechter Befindlichkeit. Bei der Hälfte der Klienten erfolgt eine besondere Betreuung/Anleitung am Arbeitsplatz entweder in betrieblich organisierter Form oder als informelle Unterstützung durch Arbeitskollegen oder direkte Vorgesetzte.

49 Befragte (80%) äußern optimistische *Zukunftserwartungen* für das nächste Jahr und erwarten, weiterhin auf dem allgemeinen Arbeitsmarkt beschäftigt zu sein oder eine weiterführende Maßnahme der beruflichen Rehabilitation bzw. eine schulische Ausbildung anzutreten. Dagegen erwarten nur 4 Klienten, im nächsten Jahr beschäftigungslos zu sein. Die übrigen 8 votierten uneindeutig.

Die subjektive Arbeitszufriedenheit der 61 Untersuchten ist hoch und liegt im Vergleich der Mittelwerte bei der Mehrzahl der Items über den von Neuberger & Allerbeck (1978) berichteten Ergebnissen von 2299 nicht psychisch kranken Arbeitnehmern. In besonderem Maße äußern sich die Klienten zufrieden mit ihren Kollegen und Vorgesetzten, mit den Arbeitsbedingungen, der Organisation und Leitung des Betriebes sowie den persönlichen Entwicklungsmöglichkeiten. Die Zufriedenheit mit der Bezahlung ist verständlicherweise geringer. Auch die Klienten der Beratungsstellen äußern sich in der zusammenfassenden Beurteilung zufriedener mit ihrer Arbeitssituation als mit ihrer Lebenssituation außerhalb der Arbeit. Die erreichte Arbeitsintegration erweist sich somit als ein Bereich, den die Betroffenen in besonderem Maße schätzen und mit dem sie zufriedener sind als mit ihren übrigen Lebensumständen.

Von der Diagnose (Schizophrenie oder andere psychische Krankheit) waren die Art der Arbeitsverhältnisse, die subjektive Arbeitszufriedenheit oder die beruflichen Zukunftserwartungen nicht abhängig.

7.5.2
Übersicht über die Verläufe und Erfolgsbewertung

Abb. 1 zeigt die Arbeitssituation der Untersuchten bei der Eingangs- und den drei Nachuntersuchungen. Dargestellt ist die jeweilige Anzahl der Klienten, die weiterhin auf dem allgemeinen Arbeitsmarkt integriert blieben und die Anzahl, die den Arbeitsplatz verloren und bei der jeweiligen Nachuntersuchung arbeitslos oder in einem beschützten Arbeitsverhältnis angetroffen wurden.

7 Berufliche Eingliederung in den allgemeinen Arbeitsmarkt

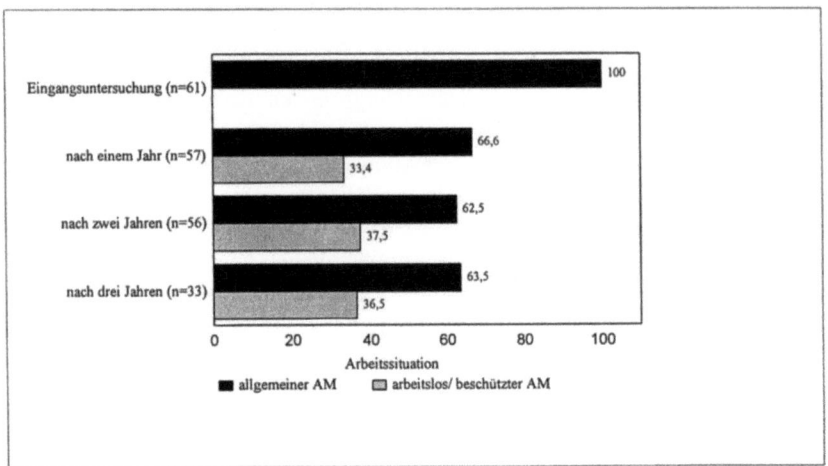

Abb. 1: Die Arbeitssituation der Klienten der Beratungsstellen bei der Eingangsuntersuchung und nach ein bis drei Jahren.

Entsprechend dem Kriterium für die Aufnahme in die Studie hatten alle 61 Untersuchten bei der Eingangsuntersuchung ein Arbeitsverhältnis auf dem allgemeinen Arbeitsmarkt. Nach einem Jahr sind zwei Drittel der 57 Nachuntersuchten (n=38) weiterhin auf dem allgemeinen Arbeitsmarkt integriert. Dagegen haben 19 Klienten ihren Arbeitsplatz verloren und sind entweder in einem beschützten Arbeitsverhältnis beschäftigt (n=6) oder ganz beschäftigungslos (n=13). Nach zwei Jahren konnten noch 56 Klienten nachuntersucht werden. Von ihnen sind 63% (n=35) auf dem allgemeinen Arbeitsmarkt beschäftigt, während wir 37% (n=21) beschäftigungslos oder in beschützten Arbeitsverhältnissen antrafen. Aus den erwähnten Gründen liegen 3-Jahres-Verläufe nur noch für 33 Klienten vor. Das Verhältnis von Klienten auf dem Arbeitsmarkt und Beschäftigungslosen ist auch nach drei Jahren annähernd gleich geblieben.

Die meisten Veränderungen finden sich im Verlauf des ersten Jahres. Hier verliert ein Drittel der Klienten den vermittelten Arbeitsplatz wieder. Nach zwei bzw. drei Jahren halten sich Arbeitsplatzverluste und Wiedereinstiege in ein neues Arbeitsverhältnis in etwa die Waage. Langfristig bleiben somit zwei Drittel der einmal vermittelten Klienten - wenn auch zum Teil mit Unterbrechungen und in unterschiedlichem Ausmaß - beruflich integriert.

Erfolgsbewertung: Das Erfolgskriterium für die Klienten der Beratungsstellen ist der Verbleib in einem Arbeitsverhältnis auf dem allgemeinen Arbeitsmarkt. Die Erfolgsquoten lassen sich aus Abbildung 1 ablesen. Nach einem Jahr sind zwei Drittel der Untersuchten erfolgreich. Ein Drittel ist dagegen nicht erfolgreich, da diese Patienten nach einem Jahr beschäftigungslos oder in beschützten

Arbeitsverhältnissen beschäftigt sind. Im Laufe der nächsten beiden Jahre ändert sich diese Quote nur marginal. Auch langfristig sind zwei Drittel der Klienten erfolgreich. Differenziert nach den beiden Diagnosegruppen findet sich, daß die schizophrenen Patienten nach einem bzw. zwei Jahren etwas seltener erfolgreich sind. Die Unterschiede sind jedoch teststatistisch nicht signifikant (Chi^2 Test: p jeweils > 0.1). Nach drei Jahren finden sich keine Unterschiede mehr.

Tabelle 50 Erfolg bzw. Mißerfolg der beruflichen Eingliederung und psychiatrische Diagnose (dichotomisiert in schizophrene und nicht schizophrene Patienten)

Untersuchungszeitraum	alle Patienten	nur schizophrene Patienten	nur Patienten mit anderen Diagnosen
nach einem Jahr erfolgreich	n=38 (67%)	n=19 (59%)	n=19 (76%)
nach einem Jahr nicht erfolgreich	n=19 (33%)	n=13 (41%)	n= 6 (24%)
Gesamt	n=57 (100%)	n=32 (100%)	n= 25 (100%)
nach zwei Jahren erfolgreich	n=35 (63%)	n=17 (55%)	n=18 (72%)
nach zwei Jahren nicht erfolgreich	n=21 (37%)	n=14 (45%)	n= 7 (28%)
Gesamt	n=56 (100%)	n=31 (100%)	n= 25 (100%)
nach drei Jahren erfolgreich	n=21 (64%)	n=12 (63%)	n= 9 (64%)
nach drei Jahren nicht erfolgreich	n=12 (36%)	n= 7 (37%)	n= 5 (36%)
Gesamt	n=33 (100%)	n=19 (100%)	n= 14 (100%)

7.5.3
Der Verlauf über zwei Jahre

Da die Stichprobe für den 3-Jahres-Verlauf mit 33 Patienten für eine differenzierte Auswertung zu klein ist, soll im folgenden der Verlauf über zwei Jahre näher analysiert werden. Die Stichprobe für den 2-Jahres-Verlauf (n=56) weicht nur um die fünf Patienten, die nicht nachuntersucht werden konnten, von der oben ausführlich beschriebenen Grundgesamtheit ab. Tabelle 51 zeigt die Veränderungen der Arbeitssituation der 56 Klienten über zwei Jahre.

Die meisten Veränderungen finden im ersten Jahr statt, in dem 18 Klienten ihren Arbeitsplatz verlieren. Im einzelnen wurden in 9 Fällen zeitlich befristete Arbeits- oder Beschäftigungsverhältnisse nicht verlängert, bei 3 Klienten kündigten die Arbeitgeber, ein Klient stimmte einem Auflösungsvertrag zu und 5 Untersuchte beendeten von sich aus das Arbeits- oder Beschäftigungsverhältnis. Bei der Hälfte der Befragten war die Beendigung des Arbeitsverhältnisses überwiegend durch Überforderung und gesundheitliche Probleme begründet. Bei den übrigen spielten äußere Gründe (Befristung des Arbeitsverhältnisses) die ausschlaggebende Rolle. Nach einem Jahr trafen wir 12 Patienten ganz ohne Beschäftigung an, je drei setzten ihre Rehabilitation in der ambulanten Arbeitstherapie oder einer Werkstattabteilung fort.

Tabelle 51: Veränderungen der Arbeitssituation von 56 Klienten der Beratungsstellen zur beruflichen Eingliederung über 2 Jahre. Jährliche Querschnitte und Wechsel des Arbeitsplatzes zwischen den Untersuchungszeitpunkten

Eingangsuntersuchung	nach 1 Jahr	Wechsel/Verbleib zwischen 1. und 2. Jahr		nach 2 Jahren
allg.AM n=56 (100%)	allg. AM n=38 (67,8%)	Verbleib auf dem allg. AM Wechsel in Beschlos	n=33 n= 5	allg. AM n=35 (62,5%)
	besch. AM n=6 (10,7%)	Verbleib im besch. AM	n= 6	besch. AM n=11 (19,6%)
	Beschlos n=12 (21,5%)	Verbleib in Beschlos Wechsel auf allg. AM Wechsel auf besch. AM	n= 5 n= 2 n= 5	Beschlos n=10 (17,9%)

allg. AM = allgemeiner Arbeitsmarkt, besch. AM = beschützter Arbeitsmarkt, Beschlos = Beschäftigungslosigkeit

Nach zwei Jahren finden sich nur noch wenige Veränderungen gegenüber dem Vorjahr: 5 Patienten, die nach dem ersten Jahr noch auf dem allgemeinen Arbeitsmarkt beschäftigt waren, verloren ihren Arbeitsplatz und waren bei der zweiten Nachbefragung beschäftigungslos. Demgegenüber konnten zwei Arbeitslose wieder auf einen Arbeitsplatz vermittelt werden. Fünf weitere Patienten, die bei der ersten Nachuntersuchung ohne Beschäftigung gewesen waren, setzen die Arbeitsrehabilitation im beschützten Arbeitsmarkt fort.

Insgesamt blieben 19 der 35 erfolgreichen Klienten konstant an ihrem Arbeitsplatz. Die übrigen 16 wechselten ein- oder mehrmals die Stelle, blieben jedoch auf dem allgemeinen Arbeitsmarkt. Mit Ausnahme von zwei Klienten, bei denen es im Rahmen der Stellenwechsel zu längeren Phasen von Beschäftigungslosigkeit gekommen war, waren diese Klienten gar nicht oder nur kurzfristig arbeitslos. Die berufliche Integration dieser 35 erfolgreichen Rehabilitanden hat sich nach zwei Jahren verbessert: 10 absolvieren jetzt eine Berufsausbildung, 20 haben reguläre, zum Teil allerdings befristete Arbeitsverhältnisse, bei 4 Untersuchten bestehen sog. geringfügige Beschäftigungsverhältnisse, und eine Patientin absolviert erneut ein Praktikum. Die Zahl sozialversicherungspflichtiger Arbeitsverhältnisse stieg von 26 bei der Eingangsuntersuchung auf 30 nach zwei Jahren. Der Anteil zeitlich befristeter Arbeitsverhältnisse sank dagegen von 30 auf 17, wobei zu berücksichtigen ist, daß es sich bei den verbleibenden in 10 Fällen um Ausbildungsverhältnisse handelt. Ebenso sank die Zahl der Stellen, die wesentlich oder ganz durch betriebsfremde Mittel finanziert werden. Der monatliche Nettoverdienst stieg in den zwei Jahren signifikant von im Mittel 875 DM (std±566.8) auf 1235 DM (std±716.8) - allerdings weiterhin mit großen Unterschieden, wie die hohen Standardabweichungen anzeigen. Aber auch bezogen auf die einzelnen Patienten läßt sich diese Entwicklung belegen: 25 verdienen mehr als vor 2 Jahren und nur 9 genau soviel oder weniger (für eine Klientin fehlt die Angabe). Entsprechend können nun 29 ihren Lebensunterhalt von ihrem Gehalt bestreiten; bei der Eingangsuntersuchung waren es 22 gewesen. Nach zwei Jahren werden noch 20 Klienten (57%) von den Mitarbeitern der Beratungsstellen betreut, bei den übrigen ist der Kontakt beendet, in den meisten Fällen mit der Absprache, bei Schwierigkeiten am Arbeitsplatz den Kontakt wieder aufzunehmen.

Die subjektive Arbeitszufriedenheit dieser Klienten (gemessen mit dem ABB) blieb über die zwei Jahre konstant hoch und liegt weiterhin deutlich über den Werten, die von psychisch gesunden Arbeitnehmern berichtet werden (Neuberger & Allerbeck 1978). Weiterhin wird die Arbeitssituation als deutlich zufriedenstellender eingeschätzt als die übrigen Lebensumstände.

Von den 21 nicht erfolgreichen Patienten waren nach zwei Jahren 10 gänzlich beschäftigungslos, 7 in einer Werkstattabteilung, 3 in ambulanter Arbeitstherapie und einer in einer Zuverdienstfirma beschäftigt. Ein Drittel dieser Untersuchten hat weiterhin regelmäßig Kontakt zu einer der drei Beratungsstellen. Bei diesen Klienten ist der Prozeß der Eingliederung also nicht erfolglos abgebrochen, sondern wird zur Zeit mit weiteren Trainingsmaßnahmen fortgeführt.

Ein Beispiel soll das bisher berichtete verdeutlichen. Für den außergewöhnlich positiven Verlauf der Arbeitsrehabilitation in diesem Fall lassen sich eine Reihe von besonderen Bedingungen benennen: günstiger Krankheitsverlauf, hohe Motivation und Kooperationsfähigkeit des Patienten, gut geplante und ineinandergreifende Rehabilitationsmaßnahmen, konstante und intensive psychosoziale Betreuung, hohe Kooperationsbereitschaft des Arbeitgebers und der Arbeitsverwaltung.

Herr L., 33 Jahre, begann nach dem Abitur und der Bundeswehrzeit ein geisteswissenschaftliches Studium. In den ersten Semestern erbrachte er durchschnittliche Studienleistungen. Etwa ab dem 7. Semester traten zunehmende Motivationsprobleme auf: "Ich war nur noch an der Uni, studierte aber nicht mehr richtig". Die erste ambulante psychiatrische Behandlung erfolgte wegen zunehmender innerer Unruhe, Schlaf- und Konzentrationsstörungen. Im Jahr darauf wurde Herr L. erstmalig wegen einer schizomanischen Symptomatik stationär psychiatrisch behandelt, nachdem er die ambulant verordneten Medikamente abgesetzt hatte. Wegen einer folgenden, langgezogenen depressiven Phase dauerte die stationäre Behandlung mit einer kurzer Unterbrechung fast ein Jahr. Im Anschluß wurde Herr L. für 15 Monate in einem Übergangshaus betreut, von wo er in eine betreute Wohngemeinschaft umzog.

Die Arbeitsrehabilitation begann während der Zeit im Übergangshaus in der ambulanten Arbeitstherapie. Herr L. hatte sich nach langem Überlegen entschlossen, das Studium nicht direkt wieder aufzunehmen, sondern sich über Alternativen zu informieren und die endgültige Entscheidung über die berufliche Perspektive noch aufzuschieben. Nach etwa 1 Jahr wechselte er im Rahmen der Arbeitstherapie auf einen extramuralen Arbeitsplatz und absolvierte ein Praktikum. In dieser Zeit nahm er Kontakt zur Beratungsstelle auf.

Im Vordergrund der Gespräche stand die Frage nach konkreten beruflichen Alternativen zum Studium. Herr L. war inzwischen in der Lage, seine bisherigen Studienleistungen und die weiteren Erfolgsaussichten kritisch zu sehen. Weiterhin fiel es ihm jedoch schwer, sich endgültig von dem Gedanken an eine akademische Ausbildung zu verabschieden. Mit Hilfe der Beratungsstelle gelang es, das Praktikum in eine vom Arbeitsamt bezahlte Rehabilitationsmaßnahme umzuwandeln. In diesem Zusammenhang erfolgte die endgültige Entscheidung über den Abbruch des Studiums. Nach Beendigung der Maßnahme konnte Herr L. in ein Lehrverhältnis übernommen werden. Nach zwei Jahren schloß er die Lehre erfolgreich ab und wurde zunächst für weitere 3 Monate in seinem Lehrbetrieb angestellt. Eine Weiterbeschäftigung war wegen der Stellensituation nicht möglich.

Um ihn nicht in die Arbeitslosigkeit entlassen zu müssen, wurde von der Beratungsstelle eine weitere Rehamaßnahme über das Arbeitsamt initiiert, in deren Rahmen Herr L. weiter an seinem Arbeitsplatz beschäftigt war und statt des Arbeitslosengeldes nun Übergangsgeld bezog. Eine geplante AB-Maßnahme kam nicht zustande. Statt dessen konnte Herr L. mit einer halben Stelle fest angestellt wurde. Er hofft, sich durch gute Leistungen so weit zu empfehlen, daß er bei der nächsten Gelegenheit eine volle Stelle bekommt. Trotz der eingeschränkten Arbeitszeit und dem entsprechend geringeren Verdienst sieht er es als wesentlichen Erfolg an, eine normale, unbefristete Stelle zu haben und nicht mehr über Maßnahmen angestellt zu sein. In der Zwischenzeit zog Herr L. aus der betreuten WG aus. Der Kontakt zu seinem ehemaligen Wohnbetreuer besteht noch in lockerer Form, der Kontakt zur Beratungsstelle ist beendet. Die ambulante nervenärztliche Behandlung wird fortgesetzt.

Herr L. ist stolz auf den positiven Rehabilitationsverlauf und die erreichte Normalität seiner Lebensumstände. Der schwierigste und seiner Meinung nach wichtigste Schritt war der Abschied vom Studium. Obwohl er deutlich gewußt hatte, daß das Studium und v.a. die damit verbundenen beruflichen Möglichkeiten für ihn keine Perspektive waren, exmatrikulierte er sich (notgedrungen) erst kurz vor dem Beginn der Rehamaßnahme. Den inneren Abschied vom Studium vollzog er noch später mit dem Beginn der Berufsausbildung. "Damals habe ich begonnen, mich nicht mehr als Student zu fühlen, sondern eher wie ein Realschulabgänger...". Die Hilfen durch die Arbeitstherapie und die Beratungsstelle waren für ihn von entscheidender Bedeutung. Zu Beginn war es für ihn besonders wichtig, daß die Fragen der weiteren beruflichen Perspektive engagiert und konsequent angesprochen und problematisiert wurden. Im weiteren Verlauf waren das kompetente Management der verschiedenen Maßnahmen ("Möglichkeiten entdecken, organisieren und für mich nutzbar machen"), die regelmäßigen Kontakte des Mitarbeiters der Beratungsstelle zum Arbeitgeber und die Rückmeldungen über sein Verhalten im Betrieb von besonderer Wichtigkeit. Der Rehabilitationsprozeß erstreckte sich seit der Aufnahme in das Übergangshaus über 6 Jahre. Aus dem ehemaligen Studenten ist ein Steuerfachgehilfe geworden, der derzeit halbtags beschäftigt ist. Obwohl Herr L. noch manchmal an die Möglichkeiten denkt, die ihm der Studienabschluß eröffnet hätte, bilanziert er die gesamte Entwicklung nüchtern mit dem Bild vom Spatz in der Hand bzw. der Taube auf dem Dach. Mit der erreichten Arbeitsintegration und der guten Wohnsituation tritt die Bedeutung dieser Themen als wichtigste Lebensziele etwas in den Hintergrund. In den Vordergrund rücken der Wunsch nach mehr Kontakten zu nicht Betroffenen und die Lösung aus der für ihn immer problematischer werdenden sozialen Einbindung in die "Psychoszene".

7.5.4
Prädiktoren des Erfolges nach zwei Jahren

Bivariat analysiert finden sich bezüglich aller soziodemographischen Variablen keine signifikanten Unterschiede zwischen den 35 erfolgreichen und den 21 nicht erfolgreichen Patienten. Von den Angaben zur beruflichen Vorgeschichte trennt nur das Merkmal „abgeschlossene Berufsausbildung" zwischen den beiden Gruppen: 54% der erfolgreichen, aber nur 28% der nicht erfolgreichen Klienten haben eine abgeschlossene Berufsausbildung. Die übrigen Angaben (Dauer bisheriger

Arbeitsverhältnisse, bisherige Zeiten von Arbeitslosigkeit, bisher absolvierte Rehabilitationsmaßnahmen) sind zwischen den beiden Gruppen nicht unterschiedlich verteilt.

Bei den krankheitsbezogenen Daten findet sich ein signifikanter Unterschied in bezug auf die Dauer der Erkrankung. Die erfolgreichen Klienten sind im Mittel seit 7 Jahren (std±5.9), die nicht erfolgreichen dagegen deutlich länger, nämlich seit 11 Jahren (std±7.8) psychisch krank. Dieser Befund erweist sich auch dann als stabil, wenn die Patienten mit schizophrenen Psychosen oder die mit anderen Diagnosen getrennt betrachtet werden. Dieses Ergebnis ist nach Covarianzanalysen unabhängig vom Ersterkrankungs- und Lebensalter der Untersuchten. Darüber hinaus wurden die erfolgreichen Klienten von den Untersuchern eingangs als leistungsfähiger und sozial besser angepaßt eingeschätzt - GAS-Score im Mittel 64 Punkte (std±9.6) - als die nach zwei Jahren nicht erfolgreichen Klienten, bei denen der Score im Mittel bei 59 Punkten (std±7.1) lag.

Tendenziell (Irrtumswahrscheinlichkeit zwischen 5 und 10%) waren die nach zwei Jahren nicht erfolgreichen Patienten in der Vorgeschichte häufiger und länger psychiatrisch hospitalisiert gewesen und wiesen bei der Eingangsuntersuchung in der Summe mehr Symptome auf (AMDP Summenscore). Wie oben schon berichtet, erreichen die unterschiedlichen Erfolgsquoten der beiden diagnostischen Gruppen kein statistisch signifikantes Niveau (Chi^2=1.08, p>0.1).

Die deutlichsten Unterschiede finden sich bei den Merkmalen, die den Arbeitsplatz und das Arbeitsverhältnis zum Zeitpunkt der Eingangsuntersuchung beschreiben. Die nach zwei Jahren erfolgreichen Klienten hatten eingangs signifikant größere Belastungen an ihren Arbeitsplätzen, insbesondere häufiger Arbeiten unter Zeitdruck, wechselnde Anforderungen, gelegentliche Überstunden, körperliche Anstrengungen und verantwortungsvollere Aufgaben. Der Summenscore der von uns entwickelten Skala zur Messung von Belastungen am Arbeitsplatz lag bei den erfolgreichen Klienten im Mittel bei 15 Skalenpunkten (std±3.2), bei den später nicht Erfolgreichen bei 12 Skalenpunkten (std±1.7). Ferner waren die erfolgreichen Klienten häufiger in sozialversicherungspflichtigen Arbeitsverhältnissen beschäftigt (74% versus 48%). Darüber hinaus wurden die Kosten für den Betrieb bei ihnen häufiger durch betriebsfremde Mittel minimiert. Bei 58% der später erfolgreichen Klienten, dagegen nur bei 38% der nicht erfolgreichen Klienten, bezogen die Betriebe finanzielle Zuschüsse. Tendenziell waren die wöchentliche Arbeitszeit und der monatliche Nettoverdienst der erfolgreichen Klienten höher.

Dagegen fanden sich keine Unterschiede im Anteil von befristeten Arbeitsverhältnissen oder der Dauer der Beschäftigung zum Zeitpunkt der Erstbefragung. Diese Ergebnisse sind besonders hervorzuheben, da sie belegen, daß der unterschiedliche Erfolg nach zwei Jahren nicht artifiziell durch unterschiedlich lange Vorlaufzeiten der Maßnahmen oder einen unterschiedlichen Anteil befristeter Arbeitsverhältnisse bedingt ist. Ebenso wenig fanden wir Unterschiede in bezug auf die beruflichen Zukunftserwartungen und die Arbeitszufriedenheit, die Betriebsgröße und zwischen den drei beteiligten Beratungsstellen.

7 Berufliche Eingliederung in den allgemeinen Arbeitsmarkt

Nach der bivariaten Testung einzelner Merkmale des Arbeitsplatzes und Eigenschaften der Patienten sollen nun alle bei der Eingangsuntersuchung erhobenen Daten mittels einer logistischen Regressionsanalyse multivariat daraufhin untersucht werden, ob und inwieweit sie den beruflichen Erfolg oder Mißerfolg der Klienten, nämlich den Erhalt der beruflichen Integration auf dem allgemeinen Arbeitsmarkt über zwei Jahre, prädizieren können.

Es finden sich drei Variablen, anhand derer der Erfolg oder Mißerfolg der Patienten mit einer Vorhersagewahrscheinlichkeit von 77% prädiziert werden kann (Tabelle 52). Dabei handelt es sich um den Summenscore der Belastungen am Arbeitsplatz bei der Eingangsuntersuchung, die Krankheitsdauer und den Einsatz von betriebsfremden Mitteln zur Finanzierung des Arbeitsverhältnisses bei der Eingangsuntersuchung.

Tabelle 52: Prädiktoren des beruflichen Erfolges/Mißerfolges nach zwei Jahren von 56 Klienten der Beratungsstellen. Ergebnis einer logistischen Regressionsanalyse

Variable	Exp (B)	R	B	S.E.	Sig.
Ausmaß der Belastung am Arbeitsplatz der Eingangsuntersuchung (10=geringe bis 30=hohe Belastung)	1.94	.32	.66	.21	.002
Krankheitsdauer in Jahren	.88	-.18	-.13	.06	.034
Einsatz betriebsfremder finanzieller Mittel (0=nein, 1=ja)	2.07	.016	.72	.36	.048

Model Chi^2 =22.4 , df=3 ,p=0
Vorhersagewahrscheinlichkeit des Erfolges/Mißerfolges anhand der Variablen: 76.8%
Exp (B)=Anstieg+/Abstieg- des Eintretens/nicht Eintretens des Ereignisses bei Veränderung der unabhängigen Variablen
R=Partiale Korrelation der unabhängigen Variablen - Anteil an der Wahrscheinlichkeit des Ereignisses abhängig vom Vorzeichen
B=unstandardisierter Regressionskoeffizient
S.E=Standardfehler
Sig.= Signifikanz nach Wald-Statistic

Die Wahrscheinlichkeit, nach zwei Jahren noch auf dem allgemeinen Arbeitsmarkt beschäftigt zu sein, ist für diejenigen Klienten groß, bei denen am Arbeitsplatz der Eingangsuntersuchung höhere Anforderungen bestanden. Dieses Ergebnis kann nicht so verstanden werden, daß es günstig und besonders erfolgversprechend ist, die Klienten bei der Plazierung auf einen Arbeitsplatz möglichst großen Anforderungen und Belastungen auszusetzen. Vielmehr erweisen sich diejenigen als langfristig erfolgreich, bei denen eine Plazierung auf Arbeitsplätze mit höheren Anforderungen von den Betroffenen und den Mitarbeitern der Beratungsstellen für realistisch gehalten wurde und die diese Anforderungen auch bewältigen können. Indirekt handelt es sich also um ein Maß, das die *berufliche Belastbarkeit zum Beginn der Maßnahme* widerspiegelt. Diese Interpretation wird auch dadurch unterstützt, daß höhere Belastungen am Arbeitsplatz mit längerer wöchentlicher Arbeitszeit (r=.34) und größerem Verdienst (r=.35) korreliert sind. Darüber hinaus korrelieren die (mit dieser Skala gemessenen) Belastungen am Arbeitsplatz positiv mit der Einschätzung der sozialen Anpassung (GAS Score, r=.30). Zusammengefaßt erweist sich also eine größere berufliche Belastbarkeit zu Beginn der Maßnahme als ein Prädiktor für einen längerfristigen Erfolg.

Die zweite günstige Bedingung für einen Erfolg nach zwei Jahren ist ein möglichst früher Beginn der Rehabilitationsmaßnahmen, hier erfaßt durch die kürzere Krankheitsdauer. Patienten, bei denen die psychische Erkrankung schon sehr lange besteht und die demzufolge in der Vorgeschichte häufiger und länger hospitalisiert waren, haben gruppenstatistisch betrachtet geringere Erfolgsaussichten.

Es erweist sich weiterhin als günstige Bedingung für einen längerfristigen Erfolg, wenn der Betrieb *finanzielle Anreize* für die Beschäftigung des Klienten erhält. Bei den meisten Klienten dieser Untersuchung wurden Mittel der Aktion Integration eingesetzt. Es ist gut vorstellbar, daß eine teilweise oder in einigen Fällen sogar vollständige Übernahme der Lohnkosten für eine bestimmte Zeit die Einarbeitung für die Betroffenen erleichtert, die Toleranz der Betriebe gegenüber anfänglichen Leistungsdefiziten erhöht und - wenn ein neuer Mitarbeiter sich in diesem Rahmen bewähren konnte - die Übernahme in ein längerfristiges Arbeits- oder Ausbildungsverhältnis erleichtert.

7.5.5
Krankheitsverlauf und Verlauf der Arbeitsrehabilitation

Neben den Ausgangsvoraussetzungen der Patienten, die im letzten Kapitel analysiert wurden, ist zu vermuten, daß der Krankheitsverlauf einen entscheidenden Einfluß auf den Erfolg der Rehabilitation hat. Als Parameter für den Krankheitsverlauf wird hier die Rehospitalisierungsrate (stationär und tagesklinisch) verwendet.

Im Laufe der zwei Jahre wurde ein Drittel der Klienten (n=19) mindestens einmal im psychiatrischen Krankenhaus behandelt. Die Zahl der stationären Aufnahmen pro Patient schwankt zwischen einer und vier. In der Mehrzahl handelt es sich um kurz- bis mittelfristige Krankenhausbehandlungen. Tagesklinische Behandlungen sind seltener (n=7) und erfolgten mit einer Ausnahme im Anschluß an einen Krankenhausaufenthalt. Addiert man die Dauer der stationären und tagesklinischen Behandlungen, ergibt sich für die 20 Patienten ein arithmetischer Mittelwert von 25 Wochen (std±27.4). Bei vier Patienten betrugen die Behandlungszeiten in der Summe weniger als 12 Wochen, bei sieben 12 bis 24 Wochen und bei neun mehr als 24 Wochen.

Zwischen der Zahl und Dauer der stationären oder tagesklinischen Behandlungen und dem Erfolg der beruflichen Eingliederung besteht ein deutlicher Zusammenhang. Von den 35 erfolgreichen Patienten wurden in den 2 Jahren 23% (n=8) in einem psychiatrischen Krankenhaus oder einer Tagesklinik behandelt, von den 21 nicht erfolgreichen waren es dagegen 57% (n=12). Auch die Zahl, vor allem aber die Dauer dieser Behandlungen ist signifikant unterschiedlich. Sie liegt bei den erfolgreichen Klienten im Mittel bei knapp 6 Wochen, bei den anderen bei 17 Wochen (Tabelle 53). Bei keinem der berichteten Parameter finden sich signifikante Unterschiede zwischen den Patienten, die an schizophrenen Psychosen leiden und den anderen Untersuchten.

Tabelle 53: Zahl und Dauer stationärer bzw. tagesklinischer Behandlungen und Erfolg der Arbeitsintegration nach zwei Jahren von 56 Klienten der Beratungsstellen

Merkmal	Erfolgreiche Patienten (n=35)	Nicht erfolgreiche Patienten (n=21)
Anteil teilstationär und/oder stationär behandelter Patienten	n=8 (23%)	n=12 (57%) *
Mittlere Anzahl von (teil-) stationären Behandlungen	x=0.4 (std±0.8)	x=1.4 (std±1.7) **
Mittlere Dauer der (teil-) stationären Behandlungen (Wochen)	x=6 (std±15.1)	x=17 (std±25.2) **

* Chi^2 Test ** t-Test, Mann Whitney Test $p<0.05$

Die stationären oder tagesklinischen Behandlungen liegen bei den nicht erfolgreichen Klienten mit einer Ausnahme zeitlich vor dem Verlust des Arbeitsplatzes. Diese Tatsache unterstützt die Sichtweise, daß die Arbeitsintegration an einem ungünstigen Krankheitsverlauf scheitern kann, der durch Rezidive, krisenhafte Verschlechterungen, häufigere und längere Hospitalisierungen und damit lange betriebliche Fehlzeiten gekennzeichnet ist. Der ungünstige Krankheitsverlauf kann allerdings nicht als einzige Erklärung für das unterschiedliche Rehabilitationsergebnis herangezogen werden, denn immerhin schieden 11 Klienten aus dem Arbeitsleben aus, obwohl sie nicht erneut im psychiatrischen Krankenhaus behandelt werden mußten, und 8 waren trotz zwischenzeitlicher stationär behandlungsbedürftiger Krisen erfolgreich.

7.5.6
Exkurs: Zur Effektivität der Beratungsstellen

Die bisher berichteten Ergebnisse weisen die Arbeit der Beratungsstellen als erfolgreich aus, da zwei Drittel der vermittelten Klienten eine im Untersuchungszeitraum stabile, wenn auch im Ausmaß unterschiedliche berufliche Integration erreichen. Wegen der fehlenden Kontrollgruppe muß unter strengen methodischen Maßstäben allerdings offen bleiben, inwieweit diese Erfolge wirklich auf die Unterstützung durch die Beratungsstellen zurückzuführen ist. Im Rahmen unserer Untersuchung war ein Kontrollgruppendesign nicht zu realisieren. Aus den in den Kapiteln D bis F beschriebenen Verlaufsuntersuchungen von Beschäftigten aus ambulanter Arbeitstherapie und beschützten Arbeitsverhältnissen ergibt sich jedoch eine Möglichkeit zu überprüfen, inwieweit der Wechsel auf den allgemeinen Arbeitsmarkt mit Hilfe der Beratungsstellen zur beruflichen Eingliederung langfristig erfolgreicher ist als ohne diese Unterstützung.

Hierzu wurden alle über die drei Jahre untersuchten Patienten der ambulanten Arbeitstherapie, Werkstätten für Behinderte und Firmen für psychisch Kranke erfaßt, die im ersten Jahr der Untersuchung (zwischen Eingangsuntersuchung und erster Nachuntersuchung) einen mindestens dreimonatigen Arbeitsversuch auf dem allgemeinen Arbeitsmarkt unternahmen. Für diese Patienten wurde ermittelt, inwieweit sie bei dem Schritt auf den allgemeinen Arbeitsmarkt von Mitarbeitern einer Beratungsstelle unterstützt worden waren. Diese Patienten werden im folgenden als „betreute Klienten" bezeichnet. Bei den anderen Patienten gab es unterschiedliche Formen der Unterstützung beim Wechsel auf den allgemeinen Arbeitsmarkt. Einige Probanden unternahmen diesen Wechsel ohne jegliche weitere Unterstützung, bei anderen waren Mitarbeiter der beschützten Arbeitsverhältnisse oder der Arbeitstherapie kurzfristig involviert. Einige Klienten wurden auch von Eltern, Verwandten oder Freunden bei der Stellensuche und der Arbeitsaufnahme in unterschiedlichem Ausmaß unterstützt. Diese Patienten werden im folgenden als „nicht betreute Klienten" bezeichnet. Die Beschränkung auf Patienten, die den Arbeitsversuch auf dem allgemeinen Arbeitsmarkt im ersten Jahr unserer Untersuchung unternahmen, erfolgt aus zwei Gründen. Zum einen läßt sich durch diese Eingrenzung der Erfolg der beruflichen Integration über einen Zeitraum von mindestens zwei Jahren, also längerfristig, beurteilen. Zum anderen werden Verzerrungen durch unterschiedliche Betrachtungszeiträume minimiert.

Untersucht wird, ob die betreuten Klienten in der Summe länger als die unbetreuten Klienten auf dem allgemeinen Arbeitsmarkt beschäftigt waren (bei mehrfachen Arbeitsversuchen wurde die Beschäftigungsdauer in den jeweiligen Arbeitsverhältnissen addiert) und ob mehr betreute als unbetreute Klienten am Ende des Untersuchungszeitraums noch auf dem allgemeinen Arbeitsmarkt beschäftigt sind.

Als Stichprobe ergeben sich 41 Patienten (22 Männer und 19 Frauen), die die genannten Bedingungen erfüllen. Beim Wechsel auf den allgemeinen Arbeitsmarkt wurden 13 Klienten von einer Beratungsstelle betreut. Die übrigen 28 unternahmen den Schritt auf den allgemeinen Arbeitsmarkt ohne diese Hilfen.

Die Patienten sind im Mittel 33 Jahre alt (std±6.6, Spanne 22-50 Jahre). Unter diagnostischen Aspekten überwiegen schizophren Erkrankte (n=32, 78%). Weitere 4 Klienten leiden an Neurosen, 3 an Affektpsychosen sowie je einer an einer Intelligenzstörung bzw. Suchterkrankung. Drei Viertel der Patienten haben einen Schulabschluß oberhalb der Hauptschule, die Hälfte besitzt keine abgeschlossene Berufsausbildung. Zwei Drittel wohnen in betreuten Wohnformen oder noch bzw. wieder bei den Eltern. Die Mehrzahl der Patienten (n=27) waren bei der Eingangsuntersuchung in ambulanter Arbeitstherapie beschäftigt gewesen, 8 arbeiteten in Firmen für psychisch Kranke und 6 in einer Werkstattabteilung. 70% der Befragten hatten bei der Eingangsuntersuchung die Erwartung geäußert, im nächsten Jahr auf dem allgemeinen Arbeitsmarkt beschäftigt zu sein. Bei der Eingangsuntersuchung waren die Probanden im Mittel 12,5 Monate in dem beschützten Arbeitsverhältnis beschäftigt gewesen. Die psychische Erkrankung besteht im Mittel seit 7 Jahren (std±5.3). Mit zwei Ausnahmen waren alle Probanden schon mindestens einmal psychiatrisch hospitalisiert gewesen.

Eine wesentliche Voraussetzung für die Interpretierbarkeit der Ergebnisse im Hinblick auf unsere Fragestellung ist die Vergleichbarkeit der Ausgangsbedingungen beider Gruppen und die Kontrolle relevanter Verlaufsfaktoren. Vergleicht man die 13 betreuten mit den 28 nicht betreuten Klienten, finden sich mit einer Ausnahme bezüglich aller bei der Eingangsuntersuchung erhobenen Daten keine statistisch signifikanten Unterschiede. Die von den Beratungsstellen betreuten Klienten sind signifikant kürzer in dem beschützten Arbeitsverhältnis tätig (4 Monate, std±4.1 versus 16 Monate, std±14.5). Mit dieser einen Ausnahme sind die beiden Teilstichproben bezüglich der Startbedingungen vergleichbar. Auch unterschiedliche Krankheitsverläufe können eventuell unterschiedliche Rehabilitationsergebnisse gruppenstatistisch nicht erklären. Die Zahl und Dauer stationärer und/oder tagesklinischer Behandlungen im Untersuchungszeitraum ist zwischen beiden Gruppen nicht signifikant unterschiedlich. Im psychischen Befund (AMDP) zeigten sich bei den Nachuntersuchungen wie bei der Eingangsuntersuchung keine signifikanten Unterschiede. In beiden Gruppen wurden etwa zwei Drittel der Patienten durchgängig ambulant psychiatrisch behandelt.

Die 13 von den Beratungsstellen betreuten Klienten waren in den drei Jahren in der Summe länger (im Mittel 28 Monate, std±5.7 versus 21 Monate, std±10.6) auf dem allgemeinen Arbeitsmarkt beschäftigt als die nicht betreuten Klienten. Dieser Unterschied ist signifikant (t-Test, Mann-Whitney Test: $p<0.05$). Zum Abschluß der Untersuchung waren von den 13 betreuten Klienten 12 (92%) weiterhin auf dem allgemeinen Arbeitsmarkt beschäftigt. Nur einer war nach drei Jahren beschäftigungslos. Dagegen waren von den 28 Probanden, die nicht durch eine Beratungsstelle betreut wurden, nur noch 11 (39%) auf dem allgemeinen Arbeitsmarkt beschäftigt, 6 weitere arbeiteten wieder in beschützten Arbeitsverhältnissen, die übrigen 11 waren gänzlich beschäftigungslos. Auch dieser Unterschied ist signifikant ($Chi^2=10.1$, $p<0.01$).

Mittels multipler Regressionsanalysen wurde überprüft, ob sich die Betreuung durch die Beratungsstellen als signifikanter Faktor für eine lange Beschäftigungsdauer auf dem allgemeinen Arbeitsmarkt (multiple Regression) oder für das Verbleiben auf dem allgemeinen Arbeitsmarkt zum Ende des Untersuchungszeitraumes (logistische Regression) belegen läßt.

Bei der kleinen Fallzahl mußte die Zahl der in die Analyse eingeschlossenen Variablen begrenzt werden. Untersucht wurden: Betreuung durch eine Beratungsstelle (ja/nein), Alter, Geschlecht, Schulabschluß, Beschäftigungsdauer im beschützten Arbeitsverhältnis bei Eingangsuntersuchung, berufliche Zukunftserwartungen, Krankheitsdauer, psychiatrische Diagnose, psychischer Befund (AMDP) und soziale Anpassung (GAS) bei Eingangsuntersuchung sowie die Zahl und Dauer stationärer und/oder tagesklinischer Behandlungen im Untersuchungszeitraum.

Beide Analysen führen zum gleichen Ergebnis. Als signifikante Faktoren finden sich sowohl für eine längere Beschäftigungsdauer auf dem allgemeinen Arbeitsmarkt als auch für den Verbleib auf dem allgemeinen Arbeitsmarkt zum Ende der Untersuchung die *Betreuung durch eine Beratungsstelle* und *kurze stationäre bzw. tagesklinische Behandlungszeiten im Untersuchungszeitraum*. Bei der Regression auf die Dauer der Beschäftigungszeit auf dem allgemeinen Arbeitsmarkt werden durch diese beiden Variablen 28% der Varianz erklärt (F=7.3, p<0.05, Beta für die Betreuung=0.41, p<0.01, Beta für die Hospitalisierungsdauer im Untersuchungszeitraum=0.39, p>0.01). Bei der logistischen Regression auf das Kriterium „Arbeitsplatz auf dem allgemeinen Arbeitsmarkt am Ende des Untersuchungszeitraumes" ergibt sich anhand dieser beiden Variablen ein Modell (Modell Chi^2 =23.5, p=0) mit einer Zuordnungswahrscheinlichkeit von 75,6%. Die Wahrscheinlichkeit, nach einem Arbeitsversuch auf dem allgemeinen Arbeitsmarkt im ersten Jahr der Untersuchung auch zum Ende des Untersuchungszeitraumes auf dem allgemeinen Arbeitsmarkt beschäftigt zu sein, steigt bei einer Betreuung durch eine Beratungsstelle (B=3.88, SE=1.9, R=.20, Exp (B)=0.2, p<0.05) und kürzeren stationären oder teilstationären Behandlungen im Untersuchungszeitraum (B=-.20, SE=.97, R=.19, Exp (B)=0.14, p<0.05).

Es zeigt sich somit, daß eine berufliche Eingliederung auf dem allgemeinen Arbeitsmarkt mit der Unterstützung einer Beratungsstelle langfristig erfolgreicher ist als ohne diese Hilfen. Als zweiter wesentlicher Faktor erweist sich ein günstiger, durch wenige stationär oder tagesklinisch behandlungsbedürftige Krisen gekennzeichneter Krankheitsverlauf. Bei der Bewertung des Ergebnisses ist kritisch vor allem die kleine Stichprobengröße zu beachten, die die externe Validität einschränkt. Auch erfolgte keine randomisierte Zuteilung zu einer der beiden Gruppen. Trotz dieser methodischen Einschränkungen sind diese Befunde als wichtige Hinweise auf die Überlegenheit der Bemühungen der Beratungsstellen gegenüber dem Spontanverlauf oder weniger systematischen Hilfen zu werten.

7.6
Diskussion und Kapitelzusammenfassung

Es wurden die Ergebnisse einer prospektiven Untersuchung von 61 Klienten der Beratungsstellen zur beruflichen Eingliederung in Westfalen-Lippe berichtet. Die Hauptziele dieser Untersuchung waren, den Verlauf der Arbeitsrehabilitation über die nächsten Jahre zu dokumentieren und Prädiktoren und den Erfolg bzw. Mißerfolg bestimmende Faktoren zu identifizieren. Im Hinblick auf die Beratungsstellen war nach der Effektivität ihrer Arbeit zu fragen. Methodenkritisch ist die Stichprobengröße und der Untersuchungszeitraum von zwei bzw. drei Jahren hervorzuheben, der zwar deutlich über den ansonsten berichteten Zeiträumen liegt, für den gesamten Prozeß der beruflichen Eingliederung aber immer noch zu kurz bemessen ist.

Die *Stichprobe* repräsentiert die von den drei Beratungsstellen in Westfalen-Lippe auf einen Arbeitsplatz vermittelten Klienten. Entsprechend der beschriebenen Arbeitsweise der Beratungsstellen haben die hier Untersuchten bereits eine Auswahl- und Trainingsphase absolviert, nach der sie die Mitarbeiter der Beratungsstellen für ausreichend belastbar und für eine erfolgreiche Arbeitsintegration genügend vorbereitet hielten. Es handelt sich somit um eine selektierte Stichprobengruppe von hochmotivierten und gut vorbereiteten Rehabilitanden. Das ist bei der Bewertung der Ergebnisse zu beachten.

Die Beratungsstellen unterstützen die berufliche Eingliederung psychisch kranker Menschen, die entweder noch nie längerfristig beruflich integriert waren oder im Rahmen ihrer psychischen Erkrankung aus dem Arbeitsleben ausschieden und lange aus dem Arbeitsprozeß ausgegliedert waren. Es handelt sich mehrheitlich um jüngere Patienten. Bei der ansonsten in fast allen arbeitsrehabilitativen Einrichtungen und Diensten typischen Prädominanz männlicher Klienten weist das ausgeglichene Geschlechterverhältnis hier auf einen besonderen Beitrag zur Rehabilitation psychisch kranker Frauen hin. Mehrheitlich verfügen die Untersuchten über gute schulische Ausbildungen, die Hälfte der Untersuchten konnte jedoch keine Berufsausbildung erfolgreich abschließen. Dieser Befund ist durch den frühen Krankheitsbeginn, prämorbide Handicaps und das Scheitern in begonnenen Ausbildungen zu erklären (Häfner et al. 1994, Häfner & Nowotny 1995). Die berichteten anamnestischen Daten sowie die aktuelle Behandlungssituation belegen, daß es sich um belangvolle und lange bestehende psychische Störungen handelt. Mehr als die Hälfte der Untersuchten leidet an schizophrenen Psychosen und gehört damit zu den psychisch Kranken, deren berufliche Integration besonders problematisch ist (Bean 1968, Bosch 1971, Bell et al. 1990, Massel et al. 1990, Beiser et al. 1994).

Die *soziodemographischen Daten* deuten auf zweierlei hin. Zum einen belegen sie Defizite in der sozialen Integration, die als Folgen der psychischen Erkrankung aufzufassen sind: ein hoher Anteil Lediger, wenig Partnerschaften, geringe Mobilität (wenige besitzen einen Führerschein). Zweitens verweisen sie auf die „Übergangssituation" der Untersuchten. Mit der beruflichen Integration ist in einem Lebensbereich eine soziale Normalität erreicht, die in anderen Lebensbereichen noch längst nicht selbstverständlich ist. Viele Klienten sind (noch) in das regionale psychosoziale Versorgungssystem integriert: ebenfalls betroffene Freunde sind häufig enge Bezugspersonen, ein Viertel der Untersuchten lebt in betreuten Wohnformen, fast 90% werden regelmäßig ambulant psychiatrisch behandelt. Die meisten haben Kontakte zu mehreren psychosozialen Betreuern, auch wenn diese nicht mehrheitlich enge Vertrauenspersonen sind.

In den Interviews wurde diese Situation von den Befragten häufig thematisiert. Sie fühlen sich der „psychosozialen Szene" zunehmend entwachsen und verlieren ihre oft langjährigen Bindungen dorthin. Auf der anderen Seite fühlen sie sich im regelmäßigen Umgang mit „Gesunden" noch unsicher, in einigen Punkten (materieller Lebensstandard, Freizeitgestaltung, Urlaub, Partnerschaften etc.) unterlegen und wissen nicht, ob sie (Zitat eines Befragten) „der neuen Situation trauen können". Diese psychologische Problematik, die sich in den erhobenen Daten nur annähernd abbildet, verdeutlicht, daß es bei der beruflichen Integration psychisch Kranker nicht nur um Arbeitsplatzbeschaffung geht. Für viele Betroffene, die lange arbeitslos waren oder über keinerlei berufliche Vorerfahrungen verfügen, wirft die neue und noch unsichere berufliche Integration Fragen und Probleme auf, die weit über die Bewältigung von Arbeitsanforderungen, Stellenverlängerung und finanziellen Verdienst hinausgehen. Auch hierdurch begründet sich der Bedarf an einer längerfristigen psychosozialen Betreuung. Positive Erfahrungen zur Bewältigung dieser Probleme liegen mit einem Gesprächsgruppenangebot vor, bei dem die Klienten ihre neuen Erfahrungen in der Arbeitswelt austauschen und Probleme besprechen können, die sich aus der neuen beruflichen Situation ergeben.

Mehrheitlich trafen wir die Untersuchten eingangs in regulären Arbeits- oder Ausbildungsverhältnissen an. Knapp ein Drittel hat einen Praktikantenstatus und nur wenige arbeiteten in sog. geringfügigen Beschäftigungsverhältnissen. Die Belastungen an der derzeitigen Arbeitsstelle sind moderat, mehrheitlich sind die Beschäftigungsverhältnisse zeitlich befristet und bestanden bei der Eingangsuntersuchung erst seit wenigen Monaten.

Erfolgsbewertung. Bei zwei Drittel der Untersuchten gelingt eine stabile berufliche Integration. Diese Erfolgsquote ist nach ein, zwei oder drei Jahren annähernd gleich. Häufigste Gründe für ein berufliches Scheitern sind Überforderung oder die Unmöglichkeit, nach dem Ablauf einer zeitlich befristeten Maßnahme eine weitere Stelle zu organisieren. Die berufliche Integration der erfolgreichen Klienten verbessert sich zunehmend, was sich in der steigenden Zahl sozialversicherungspflichtiger und zeitlich unbefristeter Arbeitsverhältnisse, dem Beginn von Berufsausbildungen und dem höheren Verdienst abzeichnet. Gemessen an der beruflichen Vorgeschichte, dem bisherigen Krankheitsverlauf und der aktuellen gesundheitlichen Situation der Patienten liegen diese Erfolgsquoten weit über der Erwartung. Sie belegen, daß - allerdings mit einem nicht unerheblichen Aufwand - eine berufliche Integration psychisch Kranker erfolgreich und zumindest mittelfristig stabil möglich ist. Kritisch betrachtet ist das Ausmaß der beruflichen Integration mehrheitlich bescheiden und bleibt hinter früheren Erwartungen und beruflichen oder ausbildungsbezogenen Standards zurück. Selbst bei diesen ausgewählten und mit großem Aufwand rehabilitierten Patienten bleibt das Rehabilitationsergebnis also deutlich hinter dem prämorbiden Stand und den ursprünglichen Erwartungen zurück (vgl. Bosch 1971).

Diese Ergebnisse müssen vor dem Hintergrund bewertet werden, welche Chancen psychisch Kranke und Behinderte haben, ohne spezielle Hilfen auf den allgemeinen Arbeitsmarkt zu gelangen. Eine Untersuchung von Schubert (1988) beschreibt die betriebliche Seite realistisch. Er fand bei einer großangelegten Befragung von Arbeitgebern, Vertrauensleuten und anderen betrieblichen Helfern, daß eine Neueinstellung von psychisch behinderten Arbeitnehmern von allen Befragten als fast ausgeschlossen angesehen wurde, da sie mit erheblichen betrieblichen Problemen rechneten und häufige Fehlzeiten, „Unberechenbarkeit" im Verhalten und geringe Leistungsfähigkeit befürchteten. Ähnliche Ergebnisse und Hinweise liefern die Untersuchungen von Morgan & Cheadle (1975) in bezug auf die Arbeitslosenquote oder Angermeyer & Siara (1994, 1994a) in bezug auf die Einstellungen gegenüber psychisch Kranken. Vor diesem Hintergrund erweisen sich die umfassenden und intensiven Hilfen der Beratungsstellen als sehr effektiv.

Ein Vergleich mit der amerikanischen Literatur zur Evaluation von Supported Employment Programmen ist wegen der unterschiedlichen Arbeitsmarktsituation, aber auch wegen methodischer Unterschiede nur eingeschränkt möglich. Häufig werden in diesen Untersuchungen alle Teilnehmer an einem Programm als Grundgesamtheit genommen und nicht wie bei uns nur die bereits erfolgreich auf einen Arbeitsplatz vermittelten. Aus diesen Gründen ist es erklärlich, daß in diesen Fällen die Erfolgsquoten deutlich niedriger als in unserer Untersuchung liegen (Trotter et al. 1988, Wehman et al. 1991). In zwei prospektiven Studien wird über den Anteil längerfristig erfolgreich integrierter Klienten berichtet. Fabian und Wiedefeld (1989) fanden bei einer in etwa vergleichbaren Stichprobe von 69 Patienten, die am „Shapiro Training and Employment Program" (S.T.E.P.) teilgenommen hatten, nach 6 Monaten noch 47% der vermittelten Klienten auf ihren Arbeitsplätzen. Häufigster Hintergrund für ein berufliches Scheitern waren Kündigungen durch den Arbeitgeber. In der Untersuchung von Wehman et al. (1991) waren 66,7% der chronisch psychisch Kranken 6 Monate nach der erfolgreichen Plazierung auf dem Arbeitsmarkt weiterhin beruflich integriert. Die Ergebnisse erfolgreicher Klienten liegen somit bei deutlich kürzerem Untersuchungszeitraum etwa in der Größenordnung unserer Studie oder niedriger.

Als *Prädiktoren* einer erfolgreichen beruflichen Eingliederung erweisen sich drei Faktoren: größere berufliche Belastbarkeit zu Beginn der Maßnahme, kürzere Krankheitsdauer und der Einsatz finanzieller Mittel zur Unterstützung und Risikominimierung der Arbeitgeber. Bei bivariater Betrachtung erweisen sich darüber hinaus eine abgeschlossene Berufsausbildung und eine bessere soziale Anpassung als günstige Voraussetzung. Die Patienten mit schizophrenen Psychosen schneiden im Ergebnis etwas schlechter ab. Die psychiatrische Diagnose und auch die psychische Symptomatik haben allerdings keinen prädiktiven Wert.

Aus den ermittelten Prädiktoren leiten sich Konsequenzen für die Praxis ab. Eine berufliche Integration verläuft wahrscheinlich erfolgreicher, wenn die Klienten zu Beginn der Maßnahme über eine ausreichende Leistungsfähigkeit und Belastbarkeit verfügen (vgl. Anthony et al. 1995). Dies ist ein Hinweis auf die Wichtigkeit der Vorbereitungs- und Trainingsphase und spricht - zumindest für die deutschen Verhältnisse - gegen das Konzept des „accelerated placement" (Bond & Dincin 1986, Masheb et al. 1993), in dem eine möglichst frühzeitige Vermittlung ohne längerfristige Vorbereitung und dafür eine intensive Betreuung am Arbeitsplatz favorisiert und die Belastbarkeit der Patienten zum Zeitpunkt der Vermittlung für unbedeutend gehalten wird. Einschränkend ist bei dieser Bewertung allerdings die grundlegend andere Situation auf dem amerikanischen Arbeitsmarkt zu beachten. Praktisch ist die Effektivität der Beratungsstellen somit auch davon abhängig, inwieweit in der Vorbereitung auf Trainingsmöglichkeiten in der Region (z.B. ambulanten Arbeitstherapie, Firmen für psychisch Kranke, anderen Praktikumsstellen) zurückgegriffen werden kann. Darüber hinaus wird die Bedeutung einer realistischen, an den Maßstäben des allgemeinen Arbeitsmarktes orientierten Beratung der Klienten deutlich: eine Plazierung auf einen

7.6 Diskussion und Kapitelzusammenfassung

Arbeitsplatz ist nur bei einer für diese Anforderungen ausreichenden Belastbarkeit erfolgversprechend.

Die berufliche Integration verläuft erfolgreicher, wenn sie früh systematisch angegangen wird. Eine kurze Krankheitsdauer ist ein Erfolgsprädiktor. Aus diesem Befund kann allerdings nicht abgeleitet werden, daß für längerfristig erkrankte Patienten diese Maßnahmen nicht mehr in Betracht kommen oder grundsätzlich nicht erfolgversprechend sind. Praktisch sind mehrere Aspekte von Bedeutung. Für viele Betroffene steht in den ersten Jahren der Krankheit die Auseinandersetzung mit der Erkrankung und der notwendigen langfristigen Behandlung im Vordergrund. Der Verlauf der Krankheit ist noch nicht abzusehen, auch von ärztlicher Seite ist die Prognose im Einzelfall schwer zu beurteilen. Die Betroffenen schwanken in ihren Zielsetzungen und Plänen oft zwischen Resignation und dem unrealistischen Festhalten an alten Karrierezielen. Gegenüber langfristigen Betreuungs- und Rehabilitationsmaßnahmen bestehen häufig sowohl von den Betroffenen, aber auch ihren Angehörigen und den behandelnden Ärzten ambivalente Einstellungen. In der Regel vergehen so einige Jahre bis sich alle Beteiligten zu einer systematischen Arbeitsrehabilitation entschließen können. Diese Phase kann zwar nicht beliebig verkürzt werden, es ergeben sich jedoch Einflußmöglichkeiten durch eine frühe Thematisierung der beruflichen Problematik, eine aktive Motivationsarbeit und eine möglichst frühe Zuweisung zu arbeitsrehabilitativen Maßnahmen.

Finanzielle Angebote an die Arbeitgeber allein schaffen nach den vorliegenden Erfahrungen keine Bereitschaft, einen psychisch kranken Mitarbeiter einzustellen oder weiter zu beschäftigen (Schubert 1988). Im Rahmen eines Gesamtkonzeptes stellen sie jedoch einen signifikanten Prädiktor für eine erfolgreiche berufliche Eingliederung dar. Sie erhöhen die betriebliche Toleranz in bezug auf die u.U. eingeschränkte Produktivität der neuen Mitarbeiter und nehmen gerade in der Anfangsphase den Druck von den Patienten, sofort den Leistungsstand der übrigen Mitarbeiter zu erreichen. Somit werden günstigere Ausgangsbedingungen gerade für die Einarbeitungsphase geschaffen, die eine spätere Übernahme erleichtern.

Krankheitsverlauf und Erfolg bzw. Mißerfolg der beruflichen Integration hängen eng zusammen. Die Zahl und Dauer stationärer und tagesklinischer Behandlungen im Untersuchungszeitraum erweisen sich als wesentliche, den Erfolg bestimmende Faktoren. Die Klienten, deren berufliche Eingliederung nicht erfolgreich verlief, wurden häufiger und länger psychiatrisch hospitalisiert (vgl. Scottish Schizophrenia Research Group 1992). Dabei gehen die Krankenhausaufenthalte dem Verlust des Arbeitsplatzes oder dem Abbruch der Maßnahme zeitlich voraus.

Die berufliche Eingliederung psychisch Kranker stellt eine Komplexleistung dar, die ärztliche und sozialarbeiterische Elemente beinhaltet. Sie ist bei günstigen Voraussetzungen der Betroffenen und intensiven und systematischen Bemühungen möglich und zumindest mittelfristig bei zwei Dritteln der Patienten erfolgreich. Unter Versorgungsaspekten stehen die Beratungsstellen an der Grenze zwischen dem beschützten und dem allgemeinen Arbeitsmarkt. Sie sind eine notwendige Ergänzung, aber keine Alternative zu den beschützten und teilbeschützten Arbeitsplätzen. Sie tragen in der hier belegten Weise dazu bei, die Eingliederungschancen psychisch Kranker zu erhöhen und die erreichte berufliche Integration mittelfristig zu stabilisieren. Damit wirken sie der Ausgrenzung psychisch Kranker aus dem normalen Arbeitsleben entgegen und verhindern, daß der beschützte Arbeitsmarkt zu einer rehabilitativen Sackgasse und einem die Ausgrenzung stabilisierenden Sonderarbeitsmarkt wird.

8 Begleitende Hilfen im Arbeitsleben für psychisch Kranke und Behinderte. Evaluation des Psychosozialen Fachdienstes

8.1
Einleitung

Mit der letzten Novelle des Schwerbehindertengesetzes wurden weitgehende Möglichkeiten geschaffen, psychisch kranke und behinderte Arbeitnehmer im Berufsleben zu unterstützen. Durch die gesetzliche Verankerung der psychosozialen Betreuung im Rahmen der „begleitenden Hilfen im Arbeitsleben" kann der besonderen Problematik und den Bedürfnissen dieser Gruppe besser Rechnung getragen werden (Heuser 1990). Die Hauptfürsorgestellen, in deren Zuständigkeitsbereich die Durchführung des Schwerbehindertengesetzes fällt, haben seit Mitte der 80er Jahre Psychosoziale Fachdienste aufgebaut. Die Zielgruppe ihrer Hilfen sind psychisch kranke und behinderte Arbeitnehmer, die wegen ihrer gesundheitlichen Einschränkungen Probleme am Arbeitsplatz haben und evtl. von Kündigung bedroht sind. Darüber hinaus können auch arbeitslose psychisch Kranke betreut werden. In Westfalen-Lippe wurden speziell für diese Aufgabe die im letzten Kapitel behandelten Beratungsstellen zur beruflichen Eingliederung eingerichtet, so daß arbeitslose Klienten in der Klientel des hiesigen Fachdienstes nur noch eine kleine Gruppe darstellen. Auch die Betriebe, die betroffene Mitarbeiter beschäftigen, können sich an den Dienst wenden. Von administrativer Seite wird die Zielgruppe der Fachdienste seit 1994 sehr eng definiert und mit wenigen Ausnahmen auf anerkannt Schwerbehinderte beschränkt. Vor 1994 bestand über die sog. „Ersatzkriterien" die Möglichkeit, auch Betroffene ohne Anerkennung zu betreuen (s. Kapitel A.5, S. 22).

Dem Fachdienst stehen unterschiedliche Interventionsmöglichkeiten zur Verfügung. Als Vertreter der Hauptfürsorgestelle haben die Mitarbeiter des Dienstes eine gesetzlich definierte Position im Umgang mit den Betrieben. Schwerpunkt ihrer Arbeit ist die Beratung der Betroffenen und der Betriebe, wobei neben den Vorgesetzten, die Kollegen und das innerbetriebliche Helfersystem wichtige Ansprechpartner sind. Eine längerfristige psychosoziale Betreuung der psychisch kranken Arbeitnehmer ist möglich, die auch über die betrieblichen Belange hinausgehen kann. Ein spezielles Angebot der Hauptfürsorgestelle in Westfalen-Lippe ermöglicht den Einsatz arbeitstherapeutischer Hilfe im Betrieb. Darüber

8 Begleitende Hilfen im Arbeitsleben für psychisch Kranke

hinaus können die Mitarbeiter des Fachdienstes den Betrieben im Rahmen des Schwerbehindertengesetzes finanzielle Ausgleichsmöglichkeiten für den besonderen Betreuungsaufwand bei einem psychisch behinderten Mitarbeiter bzw. einen finanziellen Ausgleich für eine überdauernde Leistungsminderung anbieten (sog. Minderleistungsausgleich). Bei Kündigungen anerkannt Schwerbehinderter ist die Zustimmung der Hauptfürsorgestelle notwendig.

Die Fachdienste sind regional organisiert und arbeiten überwiegend einzelfallbezogen. 1995 gibt es in fast jedem Kreis der Region einen Psychosozialen Fachdienst. Die Mitarbeiter des Dienstes sehen sich als Vermittler zwischen den Interessen der Betriebe und denen der Betroffenen. Das Ziel ihrer Arbeit ist nicht der Erhalt von Arbeitsplätzen um jeden Preis; auch die Interessen der Betriebe sollen berücksichtigt werden (Kemper & Mühlum 1988). In der Praxis kooperiert der Dienst mit einer Vielzahl von Personen, Einrichtungen und anderen Diensten, die im weitesten Sinne an der psychosozialen Versorgung beteiligt sind. (Beule 1990, Heuser 1987, 1990, Mühlum 1992). Die konzeptionelle und organisatorische Trennung zwischen dem Psychosozialen Fachdienst (zuständig für den Erhalt bestehender Arbeitsplätze) und den Beratungsstellen zur beruflichen Eingliederung (zuständig für die Beratung und Vermittlung arbeitsloser psychisch Kranker) ist eine Besonderheit der Hauptfürsorgestelle in Westfalen Lippe.

8.2
Fragestellungen

Diese Untersuchung verfolgt folgende Fragestellungen:
- Wie ist die berufliche Situation der vom Fachdienst betreuten Klienten?
- Wie verläuft das Arbeitsleben der Untersuchten im Untersuchungszeitraum? Wie ist der Erfolg zu bewerten?
- Welche Faktoren prädizieren oder beeinflussen den Erhalt von Arbeitsplätzen auf dem allgemeinen Arbeitsmarkt?
- Finden sich Unterschiede zwischen den schizophrenen Patienten und denen mit anderen Diagnosen?
- Wie ist die Effektivität des Psychosozialen Fachdienstes zu bewerten?

8.3
Methode

An der Untersuchung beteiligten sich 12 Mitarbeiter des Psychosozialen Fachdienstes in Westfalen-Lippe. Der Dienst ist im Untersuchungszeitraum quantitativ erheblich expandiert. Die Zahl der Mitarbeiter stieg von 9 im Jahr 1991 auf 22 im Jahr 1995. Während zu Beginn der Studie alle Mitarbeiter des Dienstes einbezogen wurden, war dies bei der zunehmenden Zahl der Stellen nicht mehr möglich.

8.3 Methode

Die an der Studie beteiligten Mitarbeiter des Dienstes repräsentieren den Dienst in Westfalen-Lippe insofern, als zwölf städtische und ländliche Regionen erfaßt wurden, in denen der Dienst schon länger tätig war. In die Untersuchung sollten alle Klienten dieser 12 Mitarbeiter einbezogen werden, die längerfristig betreut werden (nicht nur ein oder zwei kurze Beratungskontakte hatten) und die sich nach entsprechender Aufklärung zumindest zu einem ersten Gespräch bereit erklärten.

Tabelle 54 zeigt die Ergebnisse der Rekrutierung und den zeitlichen Ablauf der Untersuchung. In den drei Jahren von 1991 bis 1993 konnten insgesamt 143 Klienten des Fachdienstes erstmalig befragt werden. Der dreijährige Rekrutierungszeitraum war notwendig, um eine genügend große Stichprobe untersuchen zu können. Allerdings ergeben sich bei dem begrenzten Untersuchungszeitraum dadurch für die Nachuntersuchungen unterschiedliche Stichprobengrößen. Die Patienten, die 1991 erstmals befragt wurden, konnten im Untersuchungszeitraum dreimal nachbefragt werden. Alle in 1992 erstbefragten Probanden konnten dagegen im Untersuchungszeitraum nur noch zweimal nachuntersucht werden. Allerdings wurde bei sechs Probanden, die im Januar bzw. Februar 1992 zum erstenmal befragt worden waren, die dritte Nachuntersuchung um einen bzw. zwei Monate vorgezogen. Die in 1993 erstmals untersuchten Patienten konnten nur noch einmal nachbefragt werden. Unter Berücksichtigung der echten drop-outs konnte der Verlauf der Arbeitsrehabilitation über ein Jahr für 136, über zwei Jahre für 83 und über drei Jahre für 65 Klienten dokumentiert werden.

Tabelle 54: Ergebnis der Rekrutierung und zeitlicher Ablauf der prospektiven Untersuchung der Klienten des Psychosozialen Fachdienstes

	Eingangs-untersuchung	1. Nachuntersuchung	2. Nachuntersuchung	Abschluß-untersuchung
Rekrutierung 1991	n = 70	n = 66	n = 63	n = 59
Rekrutierung 1992	n = 21	n = 20	n = 20	·/.* n = 6**
Rekrutierung 1993	n = 52	n = 50	·/.*	·/.*
Σ	n = 143	n = 136	n = 83	n = 65
Drop-out		n = 7	n = 3	n = 4

Wegen des begrenzten Untersuchungszeitraumes und der Rekrutierung über drei Jahre konnten insgesamt 64 Klienten nicht ein zweites (n=50) oder ein drittes Mal (n=14) nachuntersucht werden.

**Für 6 Klienten, die im Januar/Februar 1992 erstmals befragt worden waren, wurde die 3. Nachuntersuchung vorgezogen.*

Lediglich 14 der 143 Klienten (9,8%) sind also echte drop-outs und konnten nicht nachuntersucht werden, weil sie im Untersuchungszeitraum verstarben (n=3), nicht mehr auffindbar waren (n=6) oder weitere Befragungen ablehnten (n=5).

Bei diesen 14 Patienten handelt es sich um 13 Männer und 1 Frau, die im Mittel x=34,6 Jahre alt sind (std±10.1, Spanne 20 bis 50 Jahre). Bei der Eingangsuntersuchung waren 11 auf dem allgemeinen Arbeitsmarkt und 3 arbeitslos gewesen. Von diesen 14 Untersuchten litten 7 an schizophrenen Psychosen, 2 an Affektpsychosen, 4 an neurotischen Störungen und 1 an einer Intelligenzstörung. Nur das Geschlechterverhältnis ist im Vergleich zwischen drop-outs und Nachuntersuchten unterschiedlich verteilt. Überproportional viele Männer schieden aus der Untersuchung aus.

Für die *Erfolgsbewertung* wird bei dieser Untersuchung nur der erste der drei im Kapitel 2 erläuterten Maßstäbe angelegt, nämlich die erreichte bzw. in diesem Fall erhaltene Arbeitsintegration am Ende des Untersuchungszeitraumes. Entsprechend dem Arbeitsauftrag des Psychosozialen Fachdienstes (Erhalt von bestehenden Arbeitsverhältnissen auf dem allgemeinen Arbeitsmarkt), den Erwartungen der betreuten Patienten und ihrer beruflichen Ausgangssituation (in der überwiegenden Mehrheit bestand bei der Eingangsuntersuchung ein Arbeitsverhältnis auf dem allgemeinen Arbeitsmarkt) wird dabei nur der Erhalt der beruflichen Integration auf dem allgemeinen Arbeitsmarkt als Erfolg gewertet. Demzufolge sind alle Klienten „erfolgreich", bei denen bei den Nachuntersuchungen weiterhin ein Arbeitsverhältnis auf dem allgemeinen Arbeitsmarkt bestand. Patienten, die ihren Arbeitsplatz verloren und bei der Nachuntersuchung arbeitslos oder in beschützten Arbeitsverhältnissen angetroffen wurden, werden als „nicht erfolgreich" bezeichnet. Die 17 Patienten, die bei der Eingangsuntersuchung nicht auf dem allgemeinen Arbeitsmarkt beschäftigt waren, werden bei der Erfolgsbewertung nicht berücksichtigt.

8.4
Stichprobe

Die Mitarbeiter des Psychosozialen Fachdienstes dokumentieren ihre klientenbezogene Arbeit in einer Basisdokumentation, in der neben personenbezogenen Daten zu den betreuten Klienten auch die eigenen Interventionen und deren Ergebnisse festgehalten werden. Gemessen an der Gesamtzahl aller längerfristig betreuten Klienten der 12 an dieser Studie beteiligten Mitarbeiter des Dienstes in den Jahren 1991 bis 1993 haben wir etwa ein Viertel der Klienten untersuchen können, auf die die Eingangskriterien zutrafen. Die wesentliche Ursache für den großen Anteil nicht erfaßter Klienten lag in praktischen Schwierigkeiten bei der Rekrutierung. Bezüglich soziodemographischer und anamnestischer Basisdaten fanden sich im Vergleich zwischen unserer Stichprobe und den Angaben der Basisdokumentation keine Unterschiede. Dennoch kann unsere Stichprobe nur mit großen Einschränkungen als repräsentativ für die Klientel des Fachdienstes in Westfalen-Lippe bezeichnet werden, da nur ein Viertel aller potentiellen Proban-

8.4 Stichprobe 179

den untersucht wurde und nicht systematisch erfaßt werden konnte, welche Klienten die Befragung ablehnten.

Bei den 143 untersuchten Klienten des Psychosozialen Fachdienstes handelt es sich um 93 Männer (65%) und 50 Frauen (35%), die im Mittel 34,6 Jahre alt sind (std±8.4). Die Spanne liegt zwischen 19 und 54 Jahren, alle sind somit im arbeitsfähigen Alter. Gegliedert nach Dekaden stellen die 30 bis 39jährigen mit 43% die größte Gruppe. Nur wenige Patienten (8%) sind älter als 50 Jahre. Zwischen Männern und Frauen finden sich keine Unterschiede in der Altersverteilung. Die schizophrenen Patienten sind im Mittel zwei Jahre jünger als die Untersuchten mit anderen Diagnosen. Das Geschlechterverhältnis ist zwischen den beiden diagnostischen Gruppen nicht unterschiedlich verteilt.

Mit fast 40% leiden die meisten vom Psychosozialen Fachdienst betreuten Arbeitnehmer an schizophrenen Psychosen (Tabelle 55). An zweiter Stelle der Häufigkeit stehen Patienten, die an neurotischen Störungen oder Persönlichkeitsstörungen erkrankt sind. Ein weiteres Fünftel leidet an affektiven Störungen, in der überwiegenden Mehrzahl an Affektpsychosen. Etwas weniger als 10% der Untersuchten leiden an organisch bedingten psychischen Störungen. Am häufigsten sind dies Klienten mit organischen Psychosyndromen bei einem langjährigen Anfallsleiden. Wie bei den Beratungsstellen ist der geringe Anteil Suchtkranker konzeptionell begründet. Bei einem Fünftel der Klienten bestehen Comorbiditäten. Am häufigsten sind dies organisch bedingte Störungen oder Intelligenzstörungen.

Tabelle 55: Psychiatrische Erstdiagnosen (ICD 10) von 143 Klienten des Psychosozialen Fachdienstes

Diagnose	Patienten
organisch bedingte psychische Störungen (F0)	n = 12 (8,4%)
Suchterkrankungen (F1)	n = 6 (4,2%)
schizophrene Psychosen (F2)	n = 56 (39,2%)
affektive Störungen (F3)	n = 29 (20,3%)
neurotische Störungen, Verhaltensauffälligkeiten mit körperlichen Störungen, Persönlichkeitsstörungen (F4-F6)	n = 34 (23,7%)
Intelligenzstörungen	n = 6 (4,2%)

Tabelle 56 zeigt soziodemographische Daten und Angaben zur beruflichen Vorgeschichte der 143 Untersuchten. Gemessen an der Altersverteilung ist der hohe Anteil von Ledigen auffällig. Dieses Bild verändert sich nur wenig, wenn man nicht den Familienstand, sondern die Partnerschaften betrachtet. Nur 41% der Befragten haben einen festen Partner. Diese Befunde finden sich regelmäßig in der Literatur und können als ein Ausdruck der sozialen Behinderungen gewertet

8 Begleitende Hilfen im Arbeitsleben für psychisch Kranke

werden (vgl. Isele et al. 1985). Die Schulausbildung der Patienten ist in der Regel gut. Lediglich 10% der Untersuchten haben einen geringeren Schulabschluß als den Hauptschulabschluß, 45% dagegen Mittlere Reife oder Abitur bzw. Fachabitur. Immerhin drei Viertel der Befragten konnten eine Berufsausbildung abschließen. Die meisten Untersuchten (85%) sind lange und kontinuierlich berufstätig. Nur ein Fünftel war bisher in der Summe länger als ein Jahr arbeitslos. 57% der Untersuchten sind als Schwerbehinderte anerkannt oder vom Arbeitsamt gleichgestellt.

Tabelle 56: Soziodemographische Daten und Angaben zur Arbeitsvorgeschichte von 143 Klienten des Psychosozialen Fachdienstes

Merkmal	Patienten (n=143)
Familienstand	
ledig	n = 92 (64,3%)
verheiratet	n = 33 (23,1%)
getrennt / geschieden	n = 18 (12,6%)
Wohnform	
betreutes Wohnen	n = 3 (2,1%)
bei den Eltern	n = 44 (30,8%)
selbständig	n = 96 (67,1%)
Schulabschluß	
kein Abschluß/Sonderschule	n = 15 (10,5%)
Hauptschulabschluß	n = 64 (44,8%)
Mittlere Reife/Abitur	n = 64 (44,8%)
Berufsausbildung	
keine abgeschlossene Berufsausbildung	n = 38 (26,6%)
abgeschlossene Berufsausbildung	n = 105 (73,4%)
Schwerbehindertenstatus	
Anerkannte Schwerbehinderte	n= 80 (55,9%)
Gleichstellung durch das Arbeitsamt	n = 2 (1,4%)
Keine Anerkennung	n= 61 (42,7%)
Berufserfahrung auf dem allgemeinen Arbeitsmarkt	
bis 5 Jahre	n = 22 (15,4%)
6 bis 10 Jahre	n = 31 (21,7%)
mehr als 10 Jahre	n = 88 (61,5%)
unklare Angabe	n = 2 (1,4%)

Im Mittel benennen die Untersuchten etwa 7 Personen, zu denen sie enge und vertrauensvolle Beziehungen pflegen. An erster Stelle der Häufigkeit stehen Angehörige, gefolgt von nicht betroffenen Freunden und Partnern sowie an dritter Stelle Ärzte und psychosoziale Betreuer. Von quantitativ geringerer Bedeutung sind demgegenüber ebenfalls erkrankte Freunde sowie die an letzter Stelle genannten Arbeitskollegen. Die Klienten des Fachdienstes sind in der Regel sozial und emotional nicht in das psychosoziale Versorgungssystem integriert. Dies unterstreicht auch die Verteilung der Wohnformen. Nur 3 Befragte leben in betreuten Wohnformen, zwei Drittel wohnen dagegen selbständig, die übrigen noch oder wieder bei den Eltern.

Bei den bisher genannten Parametern finden sich Unterschiede zwischen schizophrenen Patienten und denen mit anderen Krankheiten mit einer Ausnahme nur in der Tendenz. Die schizophrenen Untersuchten sind tendenziell noch häufiger ledig, haben häufiger eine hohe Schulbildung, sind noch stärker an die Ursprungsfamilien gebunden und besitzen seltener die Anerkennung als Schwerbehinderte. Sie verfügen über signifikant kürzere berufliche Erfahrung. Dieser Unterschied ist nicht durch die Altersdifferenz zu erklären.

Die Patienten erkrankten im Mittel mit 25 Jahren (Tabelle 57). Nur knapp ein Drittel der Befragten war zum Zeitpunkt der Eingangsuntersuchung weniger als vier Jahre krank. Im Mittel besteht die psychische Erkrankung seit 8 Jahren. Lediglich 24 Patienten (und nur einer der schizophrenen) wurden in der Vorgeschichte nicht psychiatrisch hospitalisiert. Im arithmetischen Mittel ergeben sich 2,5 Krankenhausaufenthalte, wobei gut ein Drittel der Patienten mehr als zweimal stationär psychiatrisch behandelt werden mußte. In der Summe liegt die mittlere Verweildauer bei 10 Monaten, wobei 40% länger als ein halbes Jahr im psychiatrischen Krankenhaus behandelt wurden. Die schizophrenen Patienten wurden bei kürzerer mittlerer Krankheitsdauer häufiger und in der Summe länger psychiatrisch hospitalisiert.

Tabelle 57: Krankheitsdaten von 143 Klienten des Psychosozialen Fachdienstes

Merkmal	Patienten (n=143)
Krankheitsdauer	x = 8.5 Jahre(std±7.7)
1-3 Jahre	n = 45 (31,5%)
4-10 Jahre	n = 55 (31,5%)
> 10 Jahre	n = 40 (27,9%)
unklare Angabe	n = 3 (2,1%)
Alter bei Ersterkrankung	x = 26,2 Jahre(std±9.4)
vor dem 20. Lebensjahr	n = 25 (17,5%)
zwischen dem 20. und 29. Lj.	n = 73 (51,0%)
nach dem 29. Lebensjahr	n = 42 (29,4%)
unklare Angabe	n = 3 (2,1%)
Zahl bisheriger psychiatrischer Hospitalisierungen	x = 2.5 (std±2.6)
keinmal	n = 24 (16,8%)
1-2mal	n = 68 (47,6%)
mehr als 2mal	n = 51 (35,7%)
Dauer bisheriger psychiatrischer Hospitalisierungen *	x = 9,8 Mon.(std±2.6)
nicht hospitalisiert	n = 24 (16,8%)
bis 6 Monate	n = 60 (42,0%)
mehr als 6 Monate	n = 59 (41,2%)

Im Vordergrund der psychischen Symptomatik (dokumentiert nach dem AMDP) stehen depressive und apathische Syndromanteile. Hostile Syndromanteile stehen an dritter Stelle der Häufigkeit, gefolgt von manischen Symptomen und sog. psychoorganischen Syndromanteilen. Symptome des paranoid-halluzinatorischen Syndroms spielen auch bei den schizophrenen Patienten kaum eine Rolle. Bei 10% fanden sich zum Zeitpunkt der Eingangsuntersuchung keine psychopathologischen Auffälligkeiten. Mittels der Global Assessment Scale GAS (Endicott et. al. 1976) wurde die soziale Anpassung gemessen. Im Mittel liegt der Score bei 60 Skalenpunkten. Fast die Hälfte der Klienten findet sich im mittleren Bereich der Skala (51-60), der durch die Merkmale „mäßige psychische Symptomatik" oder „eingeschränkte Leistungsfähigkeit" definiert ist. 10% wurden als schlechter angepaßt eingeschätzt, die übrigen als besser. Unterschiede zwischen den schizophrenen und den anderen Patienten fanden sich nicht.

Fast alle schizophrene Patienten (95%) und zwei Drittel der anderen befanden sich zum Zeitpunkt der Eingangsuntersuchung in ambulanter psychiatrischer Behandlung. Die meisten anderen wurden von ihren Hausärzten behandelt. Nur 17 Untersuchte gaben an, zur Zeit keinen Arzt regelmäßig zu konsultieren.

8.5
Ergebnisse

8.5.1
Arbeitssituation bei Eingangsuntersuchung

Entsprechend dem Arbeitsauftrag des Fachdienstes sind fast 90% der 143 Untersuchten in Arbeitsverhältnissen auf dem allgemeinen Arbeitsmarkt beschäftigt. Die übrigen 17 waren arbeitslos, wobei 6 davon bei der Eingangsuntersuchung einer Beschäftigung im beschützten Arbeitsmarkt nachgingen.

Die Tatsache, daß der Fachdienst zu einem geringen Teil auch arbeitslose Klienten betreut, hat mehrere Gründe. Zu Beginn unserer Untersuchung gab es noch nicht in allen Kreisen das Angebot der Beratungsstellen zur beruflichen Eingliederung, so daß die Mitarbeiter des Fachdienstes unter bestimmten Voraussetzungen auch für diese Klienten zuständig waren. Dies entspricht sowohl dem Auftrag des Schwerbehindertengesetzes als auch der Praxis Psychosozialer Fachdienste in Regionen, in denen es kein spezielles Angebot für arbeitslose Patienten gibt (AG-Hfst 1988, 1993). Meist hatten diese Klienten ihren letzten Arbeitsplatz vor kurzer Zeit verloren und suchten mit Unterstützung des Dienstes eine neue Stelle.

8.5 Ergebnisse

Tabelle 58: Beschäftigungsstatus bei Eingangsuntersuchung von 143 Klienten des Psychosozialen Fachdienstes

Arbeitsverhältnis		Patienten	
allgemeiner Arbeitsmarkt		n = 126	(88,1%)
arbeitslos		n = 17	(11,9%)
davon: in ambulanter AT	n = 3		
Zuverdienstfirma	n = 1		
Werkstatt für Behinderte	n = 2		
Σ		**n = 143**	**(100%)**

Die folgenden Angaben zu den Arbeitsverhältnissen beziehen sich auf die 126 Patienten, bei denen zum Zeitpunkt der Eingangsuntersuchung ein Arbeitsverhältnis auf dem allgemeinen Arbeitsmarkt bestand. Die meisten Untersuchten (81%) arbeiten vollzeitig. Bei 4 Klienten ruht das Arbeitsverhältnis. Diese vier Sonderfälle sind auf Interventionen des Fachdienstes zurückzuführen. Bei länger dauernder Arbeitsunfähigkeit und einer evtl. notwendigen zwischenzeitlichen befristeten Berentung konnte mit den Arbeitgebern eine entsprechende Regelung vereinbart werden, daß nach gesundheitlicher Stabilisierung eine Rückkehr an den Arbeitsplatz möglich ist.

Mit einer Ausnahme handelt es sich um sozialversicherungspflichtige Arbeitsverhältnisse, von denen 10% - meist Ausbildungsverhältnisse - zeitlich befristet sind. Über die Hälfte ist länger als 5 Jahre am derzeitigen Arbeitsplatz beschäftigt. Dagegen ist auffällig, daß nur 47% der Untersuchten im erlernten Beruf arbeiten und ein Viertel minderqualifizierte Tätigkeiten ausübt, die nicht ihrer ursprünglichen beruflichen Qualifikation entsprechen. Beide Parameter sind als Hinweis auf einen beruflichen Abstieg bzw. krankheitsbedingte Schwierigkeiten der beruflichen Integration zu werten. Der Blick auf den von den Klienten angegebenen monatlichen Nettoverdienst zeigt, daß es sich bei den Untersuchten um die untere Hälfte der betrieblichen Hierarchie handelt. Nur etwas mehr als ein Zehntel der Untersuchten verdient im Monat netto mehr als 2500 DM. Von daher sind einige neben ihrem Verdienst weiterhin auf private Unterstützung oder Leistungen der Sozialhilfe (z.B. Wohngeld) angewiesen.

Sehr ausgeprägte Belastungen am Arbeitsplatz werden von den Patienten seltener angegeben als moderate oder geringe Belastungen. Weniger als ein Zehntel der Klienten muß regelmäßig Überstunden machen, Schichtarbeit verrichten, hat einen erheblichen Verantwortungsbereich und Leitungsumfang oder ist mit gefährlichen Arbeiten betraut. Bei jeweils etwa einem Fünftel lassen sich ausgeprägte Belastungen durch lange Anfahrtszeiten zum Arbeitsplatz, körperliche Anstrengungen, häufig wechselnde Arbeitsanforderungen oder starken Publikumsverkehr belegen. Am häufigsten (25%) werden ausgeprägte Belastungen durch Zeitdruck bei der Arbeit benannt. Der Summenscore für die Belastungen

8 Begleitende Hilfen im Arbeitsleben für psychisch Kranke

am Arbeitsplatz liegt im Mittel bei 14,8 Skalenpunkten (std±3.2, Spanne 10 bis 25). Auch diese Ergebnisse weisen darauf hin, daß die psychisch kranken Arbeitnehmer eher in der unteren Hälfte der betrieblichen Hierarchie beschäftigt sind, wo die Anforderungen und die Verantwortung geringer sind als in höheren Positionen.

Tabelle 59: Angaben zu den Arbeitsbedingungen von 126 Klienten des Psychosozialen Fachdienstes auf dem allgemeinen Arbeitsmarkt

Merkmal	Patienten (n=126)
Teilzeitarbeitsverhältnis bis 20 Std.	n = 13 (10,3%)
Teilzeitarbeitsverhältnis bis 30 Std.	n = 7 (5,5%)
Vollzeitarbeitsverhältnis	n = 102 (81,0%)
ruhendes Arbeitsverhältnis	n = 4 (3,2%)
Klient arbeitet im erlernten Beruf	n = 59 (46,8%)
Klient arbeitet nicht im erlernten Beruf	n = 32 (25,4%)
keine Angabe / nicht zutreffend	n = 35 (27,8%)
Arbeitsplatz entspricht der beruflichen Qualifikation	n = 94 (74,6%)
Arbeitsplatz entspricht nicht der berufl. Qualifikation	n = 32 (25,4%)
Beschäftigungsdauer am derzeitigen Arbeitsplatz	
bis 12 Monate	n = 18 (14,3%)
13 bis 60 Monate	n = 37 (29,4%)
mehr als 60 Monate	n = 71 (56,3%)
Nettogehalt	x = 1831 DM (std±1026.7)
bis 1.500,-- DM	n = 38 (30,2%)
bis 2.500,-- DM	n = 69 (54,7%)
über 2.500,--DM	n = 14 (11,1%)
keine Angabe/nicht zutreffend	n = 5 (4,0%)

Bei zwei Dritteln der Untersuchten ist die psychische Erkrankung mehreren Kollegen und den Vorgesetzten bekannt. Mehrheitlich erfahren sie deswegen besondere Rücksichtnahme (z.B. häufigere Pausen, Reduktion der Leistungsanforderungen bei schlechter Befindlichkeit). Bei der Hälfte der Klienten erfolgt eine besondere Betreuung/Anleitung am Arbeitsplatz entweder in betrieblich organisierter Form oder als informelle Unterstützung durch Arbeitskollegen oder direkte Vorgesetzte. Andererseits geben 16% der Befragten an, daß ihre psychischen Probleme in ihrer direkten Arbeitsumgebung bisher niemandem bekannt sind, daß sie keine besondere Rücksichtnahme erfahren (30%) und daß keine besondere Anleitung oder Betreuung erfolgt (53%).

Bei einem Drittel der Befragten auf dem allgemeinen Arbeitsmarkt läßt sich in der Vorgeschichte ein krankheitsbedingter *beruflicher Abstieg* belegen. Die Patienten wurden im Gefolge der Erkrankung auf andere Arbeitsplätze innerhalb des Betriebes versetzt und sind nun mit weniger qualifizierten (und damit in der Regel auch weniger belastenden) Tätigkeiten betraut. Dies ging in vielen Fällen mit einer Reduktion der Arbeitszeit oder finanzieller Rückstufung einher. Diese Arbeitsplätze konnten bisher also nur um den Preis eines beruflichen Abstieges erhalten werden. Positiv formuliert hatten sich die Betriebe bereit und in der Lage gezeigt, ihren in der Leistungsfähigkeit und Belastbarkeit eingeschränkten Mitarbeitern neue Aufgaben zuzuweisen, die eine Fortführung des Arbeitsverhältnisses ermöglichen. In einigen Fällen handelt es sich um ausgesprochene „Nischenarbeitsplätze".

Bei allen Untersuchten bestanden berufliche *Probleme oder Konflikte am Arbeitsplatz*, die zu dem Kontakt mit dem Psychosozialen Fachdienst geführt hatten. Bei 29 Klienten (23%) war der Arbeitsplatz akut gefährdet. Der Betrieb hatte eine Kündigung in Aussicht gestellt oder bereits ausgesprochen bzw. beantragt. Hintergründe dieser Kündigungen oder Kündigungsabsichten waren in den meisten Fällen häufige Fehlzeiten, mangelnde Arbeitsleistung, Verhaltensauffälligkeiten oder in seltenen Fällen betriebliche Gründe wie Personalabbau im Rahmen von Rationalisierungen oder bei Auftragsmangel. Bei 64 Klienten (51%) bestanden Probleme am Arbeitsplatz, ohne daß eine Kündigung ausgesprochen oder auch nur in Aussicht gestellt worden war. Das Spektrum dieser Probleme ist sehr groß. Auch hier sind die häufigsten Hintergründe mangelnde Arbeitsleistung, soziale Auffälligkeiten und krankheitsbedingte Fehlzeiten. Im Einzelfall können es aber auch sehr spezielle Schwierigkeiten einzelner Klienten sein, mit denen der Dienst konfrontiert wird. Als Beispiel hierfür seien die betrieblichen Probleme eines transsexuellen Patienten angeführt, der sich mit den Reaktionen seiner Kollegen und Vorgesetzten im Hinblick auf die anstehende Geschlechtsumwandlung auseinandersetzen mußte. Die Probleme im Betrieb bestehen unterschiedlich lange, sind von verschiedener Qualität und unterschiedlichem Ausmaß. Die Reaktionen des betrieblichen Umfeldes, die Bewertung der Problematik und die angestrebten Lösungen werden im Einzelfall von einer Vielzahl von Faktoren beeinflußt. Die übrigen 33 Klienten (26%) waren in Kontakt zum Fachdienst gekommen, als sie nach einer längeren Krankheitsphase (meist verbunden mit einer stationären Behandlung) wieder an ihren Arbeitsplatz zurückkehren wollten. In diesen Fällen wurde der Fachdienst in der Regel von den psychiatrischen Krankenhäusern, Tageskliniken oder ambulant behandelnden Ärzten eingeschaltet. Diese Wiedereingliederung ist nicht immer problemlos oder konfliktfrei. Die Unsicherheit der Klienten über ihre Belastbarkeit nach der langen Krankheitsphase, evtl. anstehende Wechsel auf einen neuen Arbeitsplatz innerhalb des Betriebes, Scham- oder Peinlichkeitsgefühle wegen Verhaltensauffälligkeiten am Arbeitsplatz zu Beginn der Erkrankung oder Ressentiments und Widerstände der Kollegen und Vorgesetzten können den beruflichen Wiedereinstieg erschweren.

Zukunftserwartungen: Die meisten Befragten (90%) gehen davon aus, auch im nächsten Jahr auf dem allgemeinen Arbeitsmarkt beschäftigt zu sein. Nur wenige erwarten Arbeitslosigkeit, Berentung oder den Wechsel in ein beschütztes Arbeitsverhältnis. Ebenfalls wenige äußerten unklare Erwartungen.

Die *subjektive Arbeitszufriedenheit* der untersuchten psychisch kranken Arbeitnehmer auf dem allgemeinen Arbeitsmarkt weicht im Vergleich der Mittelwerte für die einzelnen Bereiche mit einer Ausnahme nicht von den von Neuberger & Allerbeck (1978) berichteten Daten ab. Während sich die gesunden Arbeitnehmer in der zusammenfassenden Beurteilung mit ihren Lebensumständen außerhalb der Arbeit (allgemeine Lebenszufriedenheit) deutlich zufriedener zeigen als mit ihrer Arbeitssituation (allgemeine Arbeitszufriedenheit), ist dieses Verhältnis bei den Klienten des Fachdienstes genau umgekehrt. Die Arbeit ist für sie offenbar ein Bereich, der trotz aller Schwierigkeiten mehr Zufriedenheit vermittelt als die übrigen Lebensumstände.

Es finden sich zwischen den schizophrenen Patienten und denen mit anderen Diagnosen in bezug auf die Arbeitssituation signifikante Unterschiede, die für eine schlechtere berufliche Integration der schizophrenen Patienten sprechen. Bei ihnen ist die mittlere wöchentliche Arbeitszeit geringer; häufiger arbeiten sie nur in Teilzeitarbeitsverhältnissen. Entsprechend sind die Verdienste geringer. Dieser Befund findet sich in der Tendenz auch bei vergleichbarer Arbeitszeit. Die schizophrenen Arbeitnehmer sind ferner auf Arbeitsplätzen beschäftigt, an denen niedrigere Anforderungen bestehen. Möglicherweise vor diesem Hintergrund äußern sie sich mit ihrer Arbeit zufriedener als die anderen Patienten. Dies betrifft vor allem die Zufriedenheit mit den Kollegen, Vorgesetzten und den Arbeitsbedingungen.

8.5.2
Übersicht der Verläufe und Erfolgsbewertung

Abb. 2 gibt eine Übersicht über die Arbeitssituation der untersuchten Klienten des Psychosozialen Fachdienstes bei der Eingangsuntersuchung und nach ein, zwei bzw. drei Jahren. Angegeben sind die Stichprobengröße und der prozentuale Anteil von Klienten, die ein Arbeitsverhältnis auf dem allgemeinen Arbeitsmarkt haben und solchen, die beschäftigungslos sind. Hierunter werden auch die wenigen Klienten subsumiert, die in beschützten Arbeitsverhältnissen beschäftigt sind. Der Anteil von Untersuchten auf dem allgemeinen Arbeitsmarkt sinkt über die drei Jahre von 88% bei der Eingangsuntersuchung auf 66% nach 3 Jahren ab. Veränderungen finden vor allem nach einem bzw. nach zwei Jahren statt. Zwischen dem zweiten und dritten Jahr finden sich keine Unterschiede mehr.

8.5 Ergebnisse

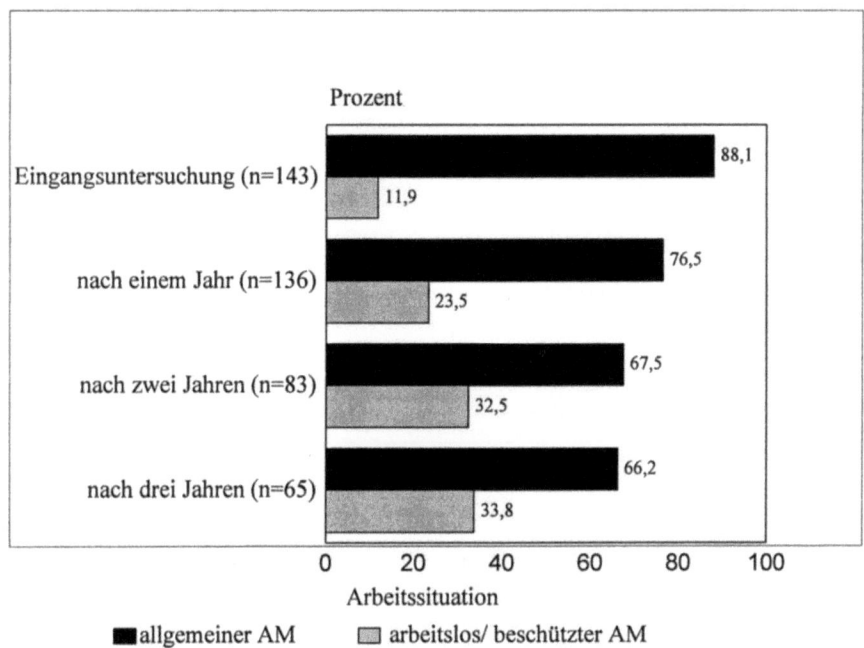

Abb. 2: Arbeitssituation der Klienten des Psychosozialen Fachdienstes bei der Eingangsuntersuchung und nach ein bis drei Jahren.

Von den 65 Patienten, die über drei Jahre nachuntersucht werden konnten, blieben 26 (40%) konstant am gleichen Arbeitsplatz. Weitere 13 (20%) blieben auf dem allgemeinen Arbeitsmarkt, wechselten im Untersuchungszeitraum aber ein oder mehrmals den Arbeitsplatz und waren dabei zum Teil zwischenzeitlich kurzfristig arbeitslos gewesen. Dagegen verloren 16 Patienten (25%) ihren Arbeitsplatz und waren am Ende unserer Untersuchung arbeitslos. Von den eingangs 10 Arbeitslosen schafften 4 (6%) einen beruflichen Wiedereinstieg, die übrigen 6 (9%) blieben beschäftigungslos. Häufigste Gründe für Arbeitsplatzverluste waren Kündigungen durch die Arbeitgeber (16mal), Auslaufen zeitlich befristeter Arbeitsverhältnisse (9mal), Kündigungen durch die Patienten (8mal) und Auflösungsverträge (3mal).

Für die *Erfolgsbewertung* wird nur ein Maßstab verwendet. Entsprechend der Ausgangssituation der Patienten und dem Arbeitsauftrag des Psychosozialen Fachdienstes ist das Erfolgskriterium der *Erhalt der Integration in das normale Arbeitsleben*. Es kann nur auf Patienten angewandt werden, die bei der Eingangsuntersuchung auf dem allgemeinen Arbeitsmarkt beschäftigt waren. Die übrigen Patienten werden nicht berücksichtigt, so daß sich bei den Zahlen der Tabelle 60 Abweichungen zur Abbildung 3 ergeben. In der zweiten Spalte der Tabelle 60 ist die Zahl der Patienten angegeben, die eingangs auf dem allgemeinen Arbeitsmarkt beschäftigt waren und für die Nachuntersuchungen über den in Spalte 1 genannten Zeitraum vorliegen. In den beiden folgenden Spalten wird die Anzahl der erfolgreichen und der nicht erfolgreichen Patienten angegeben.

Tabelle 60: Erhalt der beruflichen Integration auf dem allgemeinen Arbeitsmarkt nach ein bis drei Jahren

Zeitraum	Patienten bei Eingangsuntersuchung auf dem allgemeinen Arbeitsmarkt	erfolgreiche Patienten	nicht erfolgreiche Patienten
nach einem Jahr	n = 120 (100%)	n = 99 (82,5%)	n = 21 (17,5%)
nach zwei Jahren	n = 70 (100%)	n = 50 (71,4%)	n = 20 (28,6%)
nach drei Jahren	n = 55 (100%)	n = 39 (70,9%)	n = 16 (30,1%)

Von den 120 Klienten, die bei der Eingangsuntersuchung auf dem allgemeinen Arbeitsmarkt beschäftigt waren, blieben nach einem Jahr 99 in das normale Arbeitsleben integriert. Dies entspricht einer Erfolgsrate von 82%. Nach zwei Jahren sinkt diese Quote auf 71% und bleibt auch nach drei Jahren genau bei diesem Wert. Zu keinem Zeitpunkt finden sich zwischen den schizophrenen Patienten und denen mit anderen Diagnosen Unterschiede in den Erfolgsraten.

Zusammengefaßt belegen diese Ergebnisse, daß es auch unter den gegenwärtigen Bedingungen des Arbeitsmarktes und der Arbeitswelt in einem hohen Maße gelingt, die Arbeitsintegration der untersuchten psychisch kranken und behinderten Arbeitnehmer längerfristig zu erhalten. Dies ist bei dem vielfach verbreiteten Pessimismus auf diesem Gebiet besonders hervorzuheben.

8.5.3
Prädiktoren und verlaufsbestimmende Faktoren

Für den Erfolg oder Mißerfolg nach drei Jahren findet sich bei multivariater Verrechnung (logistische Regression) aller bei der Eingangsuntersuchung erhobenen Variablen kein teststatistisch befriedigendes prädiktives Modell. Die Bedingungen am Arbeitsplatz bei der Erstuntersuchung, die berufliche Vorgeschichte, die Krankheitsvorgeschichte und die gesundheitliche oder soziale Situation wirken sich bei dieser Betrachtungsweise auf den Erfolg oder Mißerfolg nach drei Jahren nicht mehr nachweislich aus. Das Ergebnis nach drei Jahren läßt sich aus den Startbedingungen nicht prädizieren. Der langfristige Erfolg wird weniger durch die Ausgangsbedingungen als durch Ereignisse und Veränderungen innerhalb des Untersuchungszeitraumes beeinflußt.

Auch bei bivariater Auswertung finden sich wenige Unterschiede: die nach drei Jahren erfolgreichen Patienten haben signifikant häufiger eine höhere Schulbildung. Im psychischen Befund nach dem AMDP fanden wir bei ihnen eingangs eine tendenziell geringe Belastung mit sog. psychoorganischen Syndromanteilen. Darüber hinaus erlebten die nach drei Jahren erfolgreichen Patienten in der Vorgeschichte häufiger (36% versus 16%) bereits einen beruflichen Abstieg.

Als ein verlaufsbestimmender Faktor erweist sich der *Krankheitsverlauf*, hier erfaßt durch Zahl und Dauer stationärer oder teilstationärer Behandlungen im Untersuchungszeitraum. Im Verlauf der drei Jahre wurden 23 Patienten mindestens einmal psychiatrisch hospitalisiert. Die Zahl der Krankenhausaufnahmen liegt zwischen 1 und 6, die Dauer der Behandlungen in der Summe zwischen 2 und 44 Wochen. Tagesklinische Behandlungen sind gegenüber stationären Aufnahmen seltener: In drei Fällen schlossen sie sich einer Krankenhausbehandlung an. Nur vier Patienten wurden ausschließlich tagesklinisch behandelt. Somit wurden in den drei Jahren insgesamt 27 Patienten (49%) mindestens einmal stationär oder teilstationär behandelt.

Tabelle 61 Krankheitsverlauf und Erfolg der Arbeitsrehabilitation nach drei Jahren von den 55 Klienten des Psychosozialen Fachdienstes, die bei der Eingangsuntersuchung auf dem allgemeinen Arbeitsmarkt beschäftigt waren

Merkmal *	Alle Patienten (n=55)	Erfolgreiche Patienten (n=39)	Nicht erfolgreiche Patienten (n=16)
Anteil rehospitalisierter Patienten	n=27 (49,1%)	n=16 (41,0%)	n=11 (68,8%)
Anzahl der Aufnahmen	x=2,2 (std±1.4)	x=1,9 (std±1.3)	x=2,5 (std±1.6)
Dauer der Behandlungen (Wochen)**	x=18,9 (std±12.8)	x=15,3 (std±12.3)	x=24,0 (std±12.0)

* *für alle Angaben wurden stationäre und tagesklinische Behandlungen addiert.*
** *t-Test, Mann-Withney Test: p<0.05*

Von den 39 erfolgreichen Patienten wurden 41% und von den 16 nicht erfolgreichen Patienten dagegen 69% rehospitalisiert. Die erfolgreichen Patienten wurden im Untersuchungszeitraum darüber hinaus seltener und v.a. signifikant kürzer hospitalisiert. Ein ungünstiger Krankheitsverlauf mit häufigen und langen (teil-)stationären Behandlungen erweist sich als ein Faktor, der für das Scheitern der beruflichen Integration von Bedeutung ist. Aus betrieblicher Sicht stellt sich der gleiche Sachverhalt als häufige und lange Fehlzeiten dar.

Als zweiter wichtiger Faktor erweist sich der *berufliche Abstieg*. Von den 55 Patienten hatten 26 innerbetriebliche Versetzungen auf Arbeitsplätze mit weniger anspruchsvollen Arbeiten, tarifliche Zurückstufungen, Beschneidung von Kompetenzen, Reduktion der Arbeitszeit etc. erlebt. Diese Veränderungen waren bei 12 Patienten vor Beginn unserer Untersuchung aufgetreten, bei 10 im Untersuchungszeitraum und bei 4 sowohl jetzt als auch früher. Ein beruflicher Abstieg vor und/oder im Untersuchungszeitraum ist eine Veränderung, die mit dem erfolgreichen Verbleiben auf dem allgemeinen Arbeitsmarkt überzufällig assoziiert ist. Bei 22 der 39 erfolgreichen Patienten (56%) war ein solcher Prozeß entweder vor oder im Laufe der hier betrachteten drei Jahre nachweisbar. Dagegen fanden sich vergleichbare Veränderungen nur bei 4 der 16 nicht erfolgreichen Patienten (25%). Dieser Unterschied erreicht gerade das Signifikanzniveau (Chi^2 Test: p=0.05).

Die *anerkannt Schwerbehinderten* unterscheiden sich bezüglich der Erfolgsquote nicht von den übrigen Klienten. Allerdings weisen sie in den drei Jahren einen deutlich ungünstigeren Krankheitsverlauf auf, der sich in häufigeren und v.a. längeren Hospitalisierungen objektivieren läßt. Aus dieser Perspektive wird die Schutzfunktion des Schwerbehindertenausweises deutlich. Trotz des schlechteren Krankheitsverlaufes und den mehr als doppelt so langen krankheitsbedingten Fehlzeiten verlieren diese Klienten ihren Arbeitsplatz nicht häufiger als die übrigen Untersuchten. Dies kann in die Richtung interpretiert werden, daß der Schutz des Schwerbehindertenstatus das größere Risiko kompensiert, den Arbeitsplatz bei ungünstigem Krankheitsverlauf und längeren Fehlzeiten zu verlieren.

8.5.4
Zur Effektivität des Psychosozialen Fachdienstes

Von den Erfolgsquoten der Patienten kann nur mit Einschränkungen auf die Effektivität der Arbeit des Fachdienstes geschlossen werden. Unter strengen methodischen Maßstäben wäre ein Effektivitätsbeweis nur in einem Kontrollgruppendesign mit randomisierter Zuweisung der Klienten möglich. Darüber hinaus sind noch weitere Aspekte zu bedenken. Der gesetzliche Auftrag des Dienstes - und unter methodischen Aspekten das angemessene Erfolgskriterium - ist der Erhalt von Arbeitsplätzen psychisch kranker Arbeitnehmer auf dem allgemeinen Arbeitsmarkt. Dies ist allerdings nicht absolut zu sehen, denn konzeptionell geht es den Fachdiensten nicht um den Erhalt eines Arbeitsplatzes um jeden Preis. Berechtigte Interessen der Betriebe, aber auch die subjektive Einstellung der Betroffenen, ihr gesundheitlicher Zustand, Aspekte der sozialen Absicherung und andere Faktoren relativieren dieses Ziel. Eine Kündigung, eine Berentung oder ein Wechsel in ein beschütztes Arbeitsverhältnis können somit nicht in jedem Fall und ausschließlich als ein Mißerfolg der Arbeit des Fachdienstes bewertet werden. Im Einzelfall ist eine Bewertung nur bei kasuistischer Betrachtung und unter Berücksichtigung der unterschiedlichen Perspektiven (Betroffener, Betrieb, Familie, Arzt etc.) zu treffen. Ferner ist die Heterogenität der Ausgangssituationen zu bedenken. Auf eine Reihe von Faktoren, die im Einzelfall eine vielleicht entscheidende Rolle spielen, haben die Mitarbeiter des Dienstes auch bei größtem Engagement keinen oder nur geringen Einfluß. Beispielhaft zu nennen sind die Arbeitsmarktlage, die wirtschaftliche Situation der beteiligten Betriebe, der Zeitpunkt, wann sie von einem Betroffenen oder Betrieb zu Rate gezogen werden, aber auch Faktoren des Krankheitsverlaufes, der Behandlung oder der Familienkonstellation.

Es lassen sich trotz dieser Einschränkungen einige Befunde anführen, die für die Effektivität der Arbeit des Dienstes sprechen. So war von den 25 Klienten, bei denen der Arbeitsplatz zum Zeitpunkt der Eingangsuntersuchung durch angedrohte oder bereits ausgesprochene Kündigungen akut bedroht war, nach einem Jahr tatsächlich nur 7 Beschäftigten gekündigt worden. Weitere 3 hatten Auflösungsverträgen zugestimmt und ein Klient hatte selber gekündigt. Somit ergibt sich, daß 14 der 25 akut gefährdeten Arbeitsplätze, das ist mehr als die Hälfte, erhalten blieben. Der Erhalt des Arbeitsplatzes kann zwar nicht ausschließlich auf die Interventionen des Dienstes zurückgeführt werden, wegen des engen zeitlichen Zusammenhanges zwischen dem Anlaß zur Kontaktaufnahme und dem Ergebnis ist dies jedoch als ein Hinweis auf die Effektivität der Intervention.

Auch für die Effektivität einer langfristigen Betreuung durch den Fachdienst finden sich Hinweise. Von den 39 Klienten, die nach drei Jahren weiterhin ein Arbeitsverhältnis auf dem allgemeinen Arbeitsmarkt hatten, wurden 15 (39%) über den gesamten Zeitraum von Mitarbeitern des Fachdienstes betreut, bei den übrigen 24 wurde die Betreuung vor Ende der Untersuchung beendet. Als Bedingungen für eine langfristige Betreuung ergeben sich (in einer logistischen Regressionsanalyse) ausschließlich krankheitsbezogene Merkmale. Die langfristig betreuten Klienten weisen im Untersuchungszeitraum häufigere und längere Hospitalisierungen und eine Zunahme apathischer Syndromanteile auf. Dieses Ergebnis ist in zweierlei Hinsicht interessant. Zum einen belegt es, daß die Mitarbeiter des Dienstes gerade die besonders schwierigen Klienten langfristig betreuen und unterstützen. Weiterhin kann auf einen Effekt der Arbeit des Dienstes geschlossen werden: Durch eine langfristige psychosoziale Betreuung können die Auswirkungen eines ungünstigen Krankheitsverlaufes etwas kompensiert und die Integration in das Arbeitsleben trotz der schwierigen gesundheitlichen Situation mit ähnlicher Wahrscheinlichkeit erhalten werden.

8.6
Diskussion und Kapitelzusammenfassung

Es wurden Ergebnisse einer dreijährigen prospektiven Untersuchung von 143 längerfristig betreuten Klienten des Psychosozialen Fachdienst in Westfalen-Lippe referiert. Die Hauptziele dieser Studie waren, die Klientel des Dienstes zu beschreiben, den Verlauf des Berufslebens über drei Jahre zu dokumentieren, Prädiktoren und verlaufsbestimmende Einflüsse zu bestimmen und Aussagen über die Effektivität der Arbeit des Dienstes zu machen.

Der Psychosoziale Fachdienst betreut psychisch kranke und behinderte Arbeitnehmer, die aufgrund ihrer psychischen Erkrankung oder Behinderung Probleme am Arbeitsplatz haben (51%), von Kündigung bedroht sind (23%) oder nach längerer krankheitsbedingter Fehlzeit an ihren Arbeitsplatz zurückkehren wollen

(26%). Entsprechend den konzeptionellen Vorgaben sind die meisten Klienten (88%) auf dem allgemeinen Arbeitsmarkt beschäftigt. Die Befunde zum Verdienst und zu den Belastungen am Arbeitsplatz belegen, daß die Klienten eher zur unteren Hälfte der betrieblichen Hierarchie gehören. Untersuchte, die höher dotierte und qualifizierte Leitungstätigkeiten bekleiden, finden sich nur in Ausnahmefällen. Es ist zu vermuten, daß diese Berufsgruppen bei vergleichbaren Problemen andere Lösungsstrategien als die Inanspruchnahme von Hilfen im Rahmen des Schwerbehindertengesetzes wählen.

Die *Daten zur beruflichen Situation* der Untersuchten weisen im Vergleich zu den Patienten der anderen Teilstichproben eine Reihe positiver Merkmale auf: mehrheitlich abgeschlossene Berufsausbildung; lange Berufserfahrung und Betriebszugehörigkeit, meist unbefristete Arbeitsverhältnisse. Andererseits findet sich, daß viele Patienten einen beruflichen Abstieg oder zumindest keine erfolgreiche berufliche Karriere erlebten. Je ein Viertel der Klienten arbeitet nicht im erlernten Beruf und/oder an einem Arbeitsplatz, der der ursprünglichen beruflichen Qualifikation entspricht. Die v.a. hinsichtlich des Verdienstes bescheidenen beruflichen Positionen bestehen trotz der mehrheitlich langen Betriebszugehörigkeit. Ein beruflicher Abstieg psychisch kranker Arbeitnehmer ist in der Literatur wiederholt beschrieben worden und auch in kontrollierten Studien belegt (z.B. Cole & Shupe 1970, Stein & Schmitt 1982, Hubschmid & Aebi 1986, Beiser et al. 1994).

Die *soziodemographischen Daten* weisen auf Defizite der sozialen Integration hin: nur 23% der Befragten sind verheiratet, weniger als die Hälfte lebt in einer Partnerschaft, das soziale Netz ist hauptsächlich durch enge Beziehungen zu Familienmitgliedern charakterisiert. Im Vergleich mit den entsprechenden Daten der Klienten der Beratungsstellen und der Beschäftigten in beschützten Arbeitsverhältnissen (s. Kapitel 3 und 7) zeigt sich aber auch, daß die Untersuchten nicht überwiegend in das regionale psychosoziale Versorgungssystem integriert sind und daß gerade die Arbeit und die Wohnsituation soziale Normalität und Integration repräsentieren.

Die subjektive Arbeitszufriedenheit weicht im Vergleich der Mittelwerte für die einzelnen Bereiche nur geringfügig von den von Neuberger & Allerbeck (1978) berichteten Ergebnissen nicht psychisch kranker Arbeitnehmer ab. Dabei zeigen sich auch die Klienten des Psychosozialen Fachdienstes mit ihrer Arbeit zufriedener als mit anderen Lebensbereichen wie Wohnen, Gesundheit, persönliche Beziehungen etc. Dieser Befund, der sich in unserer Untersuchung regelmäßig bei allen Teilstichproben findet, unterstreicht die Bedeutung und die besondere Wertschätzung der Arbeit durch die Patienten.

Am häufigsten leiden die Untersuchten an schizophrenen Psychosen (39%) und zu je etwa 20% an affektiven Störungen - meist Affektpsychosen - oder neurotischen Erkrankungen bzw. Persönlichkeitsstörungen. Die meisten sind länger als vier Jahre krank und wurden mindestens einmal stationär psychiatrisch behandelt. Die anamnestischen Daten und die psychischen Befunde zeigen wie zu erwarten große Spannweiten. Eine betriebliche Problematik und damit der Kontakt zum Fachdienst kann ebenso im Rahmen einer Ersterkrankung wie auch bei chronischen Verläufen auftreten. Die unterschiedlichen Symptome psychischer Krankheiten können im Arbeitsprozeß ähnliche Auswirkungen haben und zu langen Fehlzeiten, Leistungsminderung und sozialen Konflikten führen.

Erfolgsbewertung. Die berufliche Integration auf dem allgemeinen Arbeitsmarkt bleibt bei knapp drei Viertel der Untersuchten längerfristig erhalten. Nach einem Jahr sind 82% der Untersuchten weiterhin auf dem allgemeinen Arbeitsmarkt beschäftigt, nach drei Jahren sinkt diese Quote auf 71%. In mehr als der Hälfte der Fälle konnten anstehende Kündigungen verhindert werden. Diese Ergebnisse belegen, daß es auch unter den gegenwärtigen Bedingungen des Arbeitsmarktes und der Arbeitswelt in einem hohen Maße gelingt, die Arbeitsintegration und die Arbeitsplätze psychisch kranker Arbeitnehmer längerfristig zu erhalten. Kritisch muß berücksichtigt werden, daß es sich um bescheidene berufliche Positionen handelt. Während sich die berufliche Situation der schizophrenen Patienten im Querschnitt bei der Eingangsuntersuchung etwas schlechter darstellt (häufiger Teilzeitarbeit, geringere Anforderungen, geringere Bezahlung), läßt sich für den Verlauf und den Erfolg der Arbeitsrehabilitation kein Einfluß der Diagnose nachweisen.

Diese Erfolgsquoten liegen deutlich über den in der Literatur genannten Zahlen, wobei die Studien wegen der unterschiedlichen Stichproben und der verschiedenen Ausgangsbedingungen nur mit großen Einschränkungen vergleichbar sind. In aller Regel werden nämlich Stichproben von Krankenhauspatienten untersucht. Die vorliegenden Studien zu anderen Psychosozialen Fachdiensten (Bungard Reihl & Schubert 1989, Pohlmann 1990, Kunow & Willis 1992, Reimer, Kunow & Becker 1983) sind wegen der grundsätzlich unterschiedlichen Methodik - es wurden nur Daten aus Basisdokumentationen ausgewertet - nicht vergleichbar. Auch im angloamerikanischen Schrifttum gibt es keine prospektiven Studien zu vergleichbaren Patienten oder Diensten, die dort unter dem Begriff „post employment services " firmieren (Bond & Boyer 1988). McGurrin (1994) weist auf einen nicht publizierten Kongreßbeitrag von Cook, Jusko & Dincin (1985) hin, die bei der Evaluation eines solchen Programms fanden, daß bei multivariater Analyse der Daten von 192 psychisch kranken Arbeitnehmern eine psychosoziale Betreuung im Arbeitsleben als einziger Faktor einen signifikanten Einfluß auf den Erhalt der Arbeitsintegration über 6 Monate hatte.

Die Erfolgsquoten liegen deutlich über den von Anthony (1978, 1980) als „baseline" definierten Quoten des Spontanverlaufes nach der Entlassung aus stationärer psychiatrischer Behandlung, wonach ein halbes Jahr nach der Klinikentlassung 30-50%, nach einem Jahr 20- 30% und nach drei bis fünf Jahren nur noch 25% der entlassenen Patienten beruflich integriert sind. Die Günzburger Arbeitsgruppe (Vogel et al. 1988, Bell et al. 1990) fand bei einer diagnostisch gemischten Stichprobe erstaufgenommener Patienten, von denen allerdings nur 55% vor der Erkrankung gut beruflich integriert waren, bei 30% einen sehr guten Verlauf der Arbeitsintegration, bei 52% einen wechselhaften, von zwischenzeitlicher Arbeitslosigkeit beruflichem Abstieg gekennzeichneten Verlauf und bei 18% einen schlechten Verlauf mit dauerhafter Arbeitslosigkeit. Nach fünf Jahren wurden 35% der Gruppe mit dem guten Verlauf zugeordnet; 29% der mit wechselhaftem und 36% der mit ungünstigem Verlauf (dauerhafte Arbeitslosigkeit). Wenige Patienten erhielten Unterstützung im beruflichen Bereich. Reimer, Kunow & Kuhnt (1990) fanden bei der Nachbefragung einer geschichteten Stichprobe von 474 Patienten des PLK Weinsberg nach einem Jahr 33% der Patienten voll berufstätig, 10% eingeschränkt berufstätig und 4% in beruflichen Randstellungen. In einer prospektiven Studie mit 44 ersthospitalisierten schizophrenen Patienten fand die Scottish Schizophrenia Research Group (1992), daß nach fünf Jahren nur 19% der Untersuchten auf dem allgemeinen Arbeitsmarkt beschäftigt waren. Arbeitslosigkeit und häufige Rehospitalisierungen waren hoch miteinander korreliert.

Prädiktoren und verlaufsbestimmende Faktoren. Das Ergebnis nach drei Jahren wird durch die Ausgangsbedingungen nicht mehr nachweislich prädiziert. Vielmehr sind es Veränderungen im Verlauf, die für den langfristigen Erfolg oder Mißerfolg entscheidend sind. Ein ungünstiger Krankheitsverlauf, der durch häufige und lange Rehospitalisierungen im Untersuchungszeitraum und demzufolge lange Fehlzeiten im Betrieb gekennzeichnet ist, erschwert den Erhalt der beruflichen Integration erheblich (Scottish Schizophrenia Research Group 1992). Dieser Befund verdeutlicht noch einmal den engen Zusammenhang zwischen Krankheits- und Rehabilitationsverlauf und weist auf Grenzen der Arbeit des Dienstes hin.

Die Wahrscheinlichkeit, im Arbeitsleben zu bleiben, steigt mit der Bereitschaft der Betroffenen, einen beruflichen Abstieg, d.h. geringere Bezahlung, weniger qualifizierte Tätigkeiten, Reduktion der Arbeitszeit etc. zu akzeptieren. Die berufliche Integration ist gegenwärtig oft nur um diesen Preis zu erhalten. Dabei sind zwei Aspekte bedeutsam. Zum einen ist die Bereitschaft der Betroffenen notwendig, diese Schritte und die damit verbundene Kränkung zu akzeptieren. Aus persönlichen und krankheitsspezifischen Gründen ist dies oft schwierig oder unmöglich. In einer Untersuchung zur Arbeitsrehabilitation schizophrener Patienten identifizierte Bosch (1971) „ein überhöhtes oder zwischen Extremen schwankendes Anspruchsniveau" bei 46% der Untersuchten als „das weitaus überwiegende psychologische Hindernis für die berufliche Eingliederung". Die Bereitschaft und Einsicht der Betroffenen ist aber nicht die einzige Voraussetzung. Auch die Betriebe müssen bereit und in der Lage sein, einem Mitarbeiter, dessen Leistungsfähigkeit nachgelassen hat, einen seinen Fähigkeiten angemessenen Arbeitsplatz zu bieten. Beide Aspekte betonen die Notwendigkeit und die Möglichkeiten einer intensiven psychosozialen Beratung und Betreuung sowohl der Klienten als auch der Betriebe.

Bei den untersuchten Klienten des Psychosozialen Fachdienstes stehen klinisch belangvolle psychische Störungen und Behinderungen einer Normalität der Lebensumstände gegenüber, die neben der Wohnsituation und den erhaltenen Bindungen an die Ursprungsfamilien vor allem auf der beruflichen Integration beruht. Der Erhalt der Arbeitsplätze bedeutet somit nicht nur den Erhalt der materiellen Lebensgrundlage, sondern darüber hinaus den Erhalt eines wesentlichen Bestandteiles der sozialen Normalität. Es lassen sich aus dieser Untersuchung zwei Effekte der Arbeit des Psychosozialer Fachdienstes belegen: Es gelingt in einem hohen Maße, die Integration psychisch kranker und behinderter Arbeitnehmer auf dem allgemeinen Arbeitsmarkt auch längerfristig zu erhalten. Durch die psychosoziale Betreuung können die Auswirkungen eines ungünstigen Krankheitsverlaufes teilweise kompensiert werden. Vor dem Hintergrund der Arbeitsmarktsituation, dem Ausmaß der psychischen Störungen der Klienten und den bisher in der Literatur mitgeteilten Ergebnissen ist die Arbeit des Dienstes erfolgreich. Den Bemühungen sind durch die betriebliche Realität, die Kooperationsfähigkeit und -bereitschaft der Betriebe und Klienten und nicht zuletzt durch die psychischen Erkrankungen selbst Grenzen gesetzt.

9 Zusammenfassende Diskussion

9.1
Aufgabenstellung und Methode

Diese Untersuchungen evaluieren die gegenwärtige Praxis der psychiatrischen Arbeitsrehabilitation. In der großen und komplementär psychiatrisch relativ gut versorgten Region Westfalen-Lippe (ca. 9 Millionen Einwohner) wurden alle Dienste und Einrichtungen erfaßt, die arbeitsrehabilitative Hilfen für psychisch Kranke und Behinderte bieten. Unter psychiatrischer Arbeitsrehabilitation werden hier alle systematischen und organisierten Bemühungen um eine Integration und Förderung psychisch kranker und behinderter Patienten in den Bereichen Beruf, Ausbildung oder Beschäftigung verstanden. Aus institutioneller Sicht lassen sich fünf Typen von arbeitsrehabilitativen Einrichtungen bzw. Diensten unterscheiden: ambulante Arbeitstherapie, spezielle Abteilungen für psychisch Behinderte an den Werkstätten für Behinderte, Firmen für psychisch Kranke, Beratungsstellen zur beruflichen Eingliederung und der Psychosoziale Fachdienst der Hauptfürsorgestelle.

Mit dieser Auswahl wurde eine enge Eingrenzung vorgenommen. Psychisch kranke Patienten werden auch in anderen Einrichtungen beruflich rehabilitiert, z.B. in anderen Maßnahmen des Arbeitsamtes, in Berufsbildungs- und Berufsförderungswerken, in überbetrieblichen Ausbildungszentren, in den Werkstätten für Behinderte etc. Mit der genannten Auswahl wurden alle die Einrichtungen und Dienste in der Region erfaßt, die sich schwerpunktmäßig oder ausschließlich auf die Arbeitsrehabilitation *psychisch kranker und behinderter* Menschen konzentrieren.

Eine für diese Dienste und Einrichtungen in der Region weitgehend repräsentative Stichprobe von 706 Patienten wurde zwischen 1991 und 1994 über drei Jahre prospektiv untersucht. Die Einschränkungen bezüglich der Repräsentativität beziehen sich auf die Teilstichprobe der Klienten des Psychosozialen Fachdienstes. Die Patienten wurden über die Einrichtungen bzw. die Mitarbeiter der beiden Dienste rekrutiert. Wegen der mehrjährigen Rekrutierungsphase bei den Beratungsstellen und dem Psychosozialen Fachdienst konnten bei diesen Teilstichproben nicht alle Patienten im vorgegebenen Untersuchungszeitraum dreimal nachuntersucht werden. Die drop-out Rate der Studie war mit 7,4% sehr gering.

Anders als in den meisten vorliegenden deutschsprachigen Studien (Rintelen 1978, Hodel, Schärer & Steiner 1979, Kunow & Kuhnt 1986, Hubschmid & Aebi 1986, Pieschl 1986, Vogel et al. 1988, Steinhart & Terhorst 1988, Lorenzen 1989,

Reimer, Kunow & Kuhnt 1990, Wöhrl 1990, Rudas 1990) rekrutierten wir die Patienten also nicht über das Krankenhaus oder über eine einzelne Rehabilitationseinrichtung. Vielmehr sind mit diesem Ansatz Aussagen über die Inanspruchnahmepopulation und die Effekte der gegenwärtigen arbeitsrehabilitativen Bemühungen im komplementären Bereich möglich. Dieser methodische Zugang trägt besonders der Tatsache Rechnung, daß Arbeitsrehabilitation heute überwiegend im außerklinischen Bereich stattfindet.

Die Grenzen dieses methodischen Zugriffs liegen auf der Hand. Es wurden nur Patienten erfaßt, die bereits in einer arbeitsrehabilitativen Einrichtung beschäftigt waren oder von einem der beiden Dienste betreut wurden. Aus klinischer Sicht handelt es sich bei unserer Stichprobe in doppelter Weise um eine Auswahl. Es wurden keine Patienten erfaßt, bei denen - aus den unterschiedlichsten Gründen - kein Rehabilitationsbedarf besteht. Ebenso konnten wir auch keine Patienten untersuchen, bei denen zwar ein Bedarf an arbeitsrehabilitativen Maßnahmen besteht, die dazu aber nicht bereit oder unter den gegebenen Versorgungsbedingungen nicht in der Lage waren, ein solches Angebot in Anspruch zu nehmen. Kritisch könnte man einwenden, daß es sich um einen institutions- und nicht um einen bedürfnisbezogenen methodischen Ansatz handelt. Diese Einschränkungen haben wir in Kauf genommen, um empirisch belegte Aussagen über das so definierte und eingegrenzte *komplementäre System der psychiatrischen Arbeitsrehabilitation* zu machen, das sich in den letzten 10 bis 15 Jahren weitgehend aus den Bedürfnissen und unter dem Primat der Praxis entwickelt hat.

Für diese Untersuchungen ließen sich keine Kontrollgruppen bilden. Zu fragen wäre, welche Patienten praktisch überhaupt als Kontrollgruppe herangezogen werden könnten. Auch schien es uns ethisch nicht vertretbar, Patienten, die zu einer arbeitsrehabilitativen Maßnahme bereit und motiviert sind, über den Zeitraum von drei Jahren von entsprechenden Hilfen auszuschließen. Methodisch ergeben sich daraus natürlich wesentliche Einschränkungen. Die beschriebenen Veränderungen lassen sich nach strengen wissenschaftlichen Maßstäben nicht eindeutig als Effekte der Rehabilitationsmaßnahmen belegen. Die Vielzahl der Abhängigkeiten, der intervenierenden Variablen und unkontrollierbarer Einflüsse lassen nur vorsichtige Interpretationen zu. Diese Einschränkungen können auch nur teilweise durch komplexe statistische Verfahren, eine differenzierte Erfolgsbewertung und kasuistische Belege kompensiert werden. Diese methodischen Probleme sind allerdings vor dem gegenwärtigen Wissens- und Forschungsstand zu dieser Thematik zu bewerten.

Diese Untersuchung, die prospektiv, multizentrisch und von einer von den untersuchten Einrichtungen und Diensten unabhängigen Forschungsstelle durchgeführt wurde und eine große und für die Region weitgehend repräsentative Stichprobe erfaßte, stellt eine erste Bestandsaufnahme und Übersicht zum Thema Arbeitsrehabilitation im komplementären Bereich dar.

9.2
Patientenbedürfnisse und institutionelle Angebote

Bei der Eingangsuntersuchung trafen wir die Patienten in sehr unterschiedlichen Arbeitssituationen an: 502 Patienten waren in ambulanter Arbeitstherapie oder in beschützten Arbeitsverhältnissen beschäftigt, also in Werkstattabteilungen für psychisch Behinderte und Firmen für psychisch Kranke, sog. Selbsthilfe- oder Zuverdienstfirmen. Die 204 Klienten der beiden Fachdienste hatten mit wenigen Ausnahmen Arbeitsverhältnisse auf dem allgemeinen Arbeitsmarkt.

Der *beschützte Arbeitsmarkt* erfüllt Funktionen, die früher dem psychiatrischen Krankenhaus oblagen. Positiv betrachtet bietet er unterschiedliche Arbeits- und Beschäftigungsmöglichkeiten für diejenigen Patienten, die zwar außerhalb des Krankenhauses leben können, einer Arbeit auf dem allgemeinen Arbeitsmarkt jedoch nicht mehr oder noch nicht wieder nachgehen können. Beschützte Arbeitsverhältnisse sind ein notwendiger Bestandteil der komplementären Versorgung chronisch psychisch Kranker, deren Alltag und Befindlichkeit ansonsten noch mehr durch Untätigkeit und deren negative Auswirkungen geprägt wäre (Wing & Brown 1970, Watts & Bennett 1983). Zudem ersetzen sie die im Zuge der Rationalisierung weggefallenen „Nischenarbeitsplätze", auf denen psychisch Kranke zu Zeiten der Vollbeschäftigung einen Platz im normalen Arbeitsleben finden konnten. Mit Ausnahme der regulären Arbeitsverhältnisse in den Firmen für psychisch Kranke reichen die Verdienstmöglichkeiten in den beschützten Arbeitsverhältnissen jedoch nicht für eine eigenständige Finanzierung des Lebensunterhaltes aus.

Mit unterschiedlicher Schwerpunktsetzung finden sich in allen drei Einrichtungstypen Elemente produktivitätsorientierter und bezahlter Arbeit, tagesstrukturierender Beschäftigung und arbeitstherapeutischen, sozialen bzw. beruflichen Trainings. Trotz der unterschiedlichen Rahmenbedingungen der Einrichtungstypen finden sich in der Praxis und bei den beschäftigten Patienten erhebliche Überschneidungen. Die Pole markieren auf der einen Seite die ambulante Arbeitstherapie, die im Krankenhaus stattfindet und in der die therapeutischen Elemente eindeutig überwiegen, und auf der anderen Seite die regulären Arbeitsverhältnisse in den Firmen für psychisch Kranke, die tarifliche Entlohnung, berufliche Qualifikation und eine weitgehend normale betriebliche Umgebung bieten (Seyfried, Melcop & Roth 1993). Neben den Unterschieden gibt es jedoch auch viele Gemeinsamkeiten.

In einigen Arbeitstherapieabteilungen finden sich werkstattmäßig organisierte Bereiche, in denen Patienten ganztägig und mit rein produktorientierten Arbeiten beschäftigt sind. Andere Patienten kommen über viele Jahre stundenweise in die Arbeitstherapie und arbeiten wie in einer Zuverdienstfirma überwiegend aus Gründen der Tagesstrukturierung. Praktisch findet sich dies auch in vielen Werkstattabteilungen, in denen Patienten zwar ganztägig anwesend sind (sein müssen), häufig aber nur für wenige Stunden am Tage in der Lage sind zu arbeiten. Andere Werkstattabteilungen organisieren wie die ambulante Arbeitstherapie extramurale Praktika oder verfügen über Bereiche, in denen leistungsstärkere Patienten unter sehr normalen betrieblichen Bedingungen arbeiten und ähnlich wie in den Selbsthilfefirmen ihren Lebensunterhalt durch ihren Verdienst bestreiten können. In einzelnen Fällen unterstützen die Mitarbeiter aller Einrichtungstypen den Wechsel eines Patienten auf den allgemeinen Arbeitsmarkt und übernehmen dabei Aufgaben der Beratungsstellen. Viele Firmenprojekte bieten neben den festen Arbeitsverhältnissen befristete Praktikumsstellen oder Erprobungsmaßnahmen an, bei denen arbeitstherapeutische und belastungstrainierende Aspekte im Vordergrund stehen.

Die in vielen Regionen noch unzureichende institutionelle Differenzierung stellt die vorhandenen Einrichtungen vor die Aufgabe, mehrere Funktionen zu übernehmen und unterschiedliche Angebote zu machen. Einer internen Differenzierung sind jedoch Grenzen gesetzt. Auf Dauer kann sie die Entwicklung eines regional organisierten und kooperierenden Systems von unterschiedlichen Einrichtungen nicht ersetzen.

Aufgabenstellung und konzeptuelles Profil der beiden *arbeitsrehabilitativen Dienste* sind enger gefaßt. Den Beratungsstellen zur beruflichen Eingliederung kommt eine Brückenfunktion zwischen beschütztem und allgemeinem Arbeitsmarkt zu. Sie tragen wesentlich zur „Durchlässigkeit" des beschützten Arbeitsmarktes bei und wirken seiner Fehlentwicklung zu einem reinen Sonderarbeitsmarkt entgegen. Die Arbeit des Psychosozialen Fachdienstes hat einen präventiven Charakter. Durch psychosoziale Hilfen für die Betroffenen und Maßnahmen für die Betriebe werden bestehende Arbeitsplätze und damit ein wesentlicher Pfeiler der gesellschaftlichen Integration der Patienten erhalten. Die administrative Vorgabe, die Hilfen beider Dienste auf anerkannt Schwerbehinderte zu beschränken, ist unter fachlichen Aspekten sehr problematisch und schränkt ihre Möglichkeiten erheblich ein.

Dieses komplementäre Versorgungssystem muß sehr unterschiedlichen Bedürfnissen von Patienten gerecht werden. In Anlehnung an Anthony (Anthony, Howell & Danley 1984) soll es Wahlmöglichkeiten zwischen verschiedenen Arbeits- und Beschäftigungsmöglichkeiten sowie Hilfen bei der Entscheidung bieten, welches Angebot zur Zeit angemessen ist. Ferner benötigen Patienten Hilfen, den gewählten Arbeitsplatz auch tatsächlich zu bekommen und Unterstützung, den erreichten Arbeitsplatz auszufüllen und behalten zu können. Im Idealfall wäre zu wünschen, daß keine Kapazitätsprobleme, bürokratischen Hindernisse oder institutionell motivierten Zugangsbeschränkungen bestehen, die beteiligten Personen und Einrichtungen flexibel und kooperativ sind, institutionelle Interessen gegenüber individuellen Bedürfnissen zurückstehen und eine repetitive und zeitlich prinzipiell unbegrenzte Nutzung der Angebote möglich ist (Harding et al. 1987). In der Praxis sind erhebliche Abstriche zu machen. Die Zuweisung ist oft mehr von diesen Faktoren als von den Bedürfnissen und Möglichkeiten der Patienten bestimmt. Darüber hinaus gibt es besondere Problemgruppen, z.B. psychisch kranke Studierende, die sehr spezielle Bedürfnisse haben (Reker, Eikelmann & Schnell 1997).

Es existieren bislang keine epidemiologischen Untersuchungen über die Zahl chronisch Kranker in der Gemeinde und ihren Bedarf an rehabilitativen Hilfen. Die vorliegenden Zahlen stammen aus den 60er Jahren und sind auf die heutigen Verhältnisse nur eingeschränkt übertragbar (Susser et al. 1970) Neben den praktischen Schwierigkeiten einer Felduntersuchung besteht das bisher ungelöste methodische Problem, daß es keine allgemein fachlich akzeptierte und operationalisierbare Definition von „chronisch psychisch krank" „psychisch behindert" gibt (Schinnar et al. 1990). Weitere Schwierigkeiten gibt es, die Bedürfnisse und den Hilfsbedarf im einzelnen zu erfassen (Hanson, Björkman & Svenson 1995). Unsere Untersuchung kann auf diese (versorgungs-) epidemiologischen Fragen keine exakten Antworten geben, da nur Patienten erfaßt wurden, die bereits einen Einstieg in die Arbeitsrehabilitation gefunden haben. Für diese lassen sich jedoch Bedürfnisse beschreiben und Versorgungslücken benennen. Dörner (1986) ist zuzustimmen, daß „in der Regel psychiatrische Patienten arbeiten, einen Arbeitsplatz haben (wollen), was sie sozial kompetenter und selbstbewußter macht". Nach unseren Erfahrungen besteht der quantitativ größte Bedarf an unbefristeten, teilzeitigen und bezahlten Arbeitsplätzen außerhalb des Krankenhauses, wie sie in Zuverdienstfirmen, sog. geringfügigen Beschäftigungsverhältnissen (590-DM Stellen) oder sozialversicherungspflichtigen Teilzeitstellen auf dem allgemeinen Arbeitsmarkt möglich sind.

9.3
Typische Verläufe in der Arbeitsrehabilitation

In den Kapiteln 4 bis 6 wurde von typischen Rehabilitationsverläufen der Patienten (Verlaufstypen) berichtet. Diese Ergebnisse sollen hier für alle Patienten aus ambulanter Arbeitstherapie und beschützten Arbeitsverhältnissen zusammengefaßt dargestellt werden. Dabei bedeuten:
Verlaufstyp 1: Integration in den allgemeinen Arbeitsmarkt oder in weiterführende Maßnahmen der beruflichen Rehabilitation. Diese Patienten wechseln von der Arbeitstherapie oder aus beschützten Arbeitsverhältnissen auf dem allgemeinen Arbeitsmarkt, in reguläre schulische Ausbildungen oder in weiterführende Rehabilitationsmaßnahmen (z.B. Berufsbildungs-, Berufsförderungswerke, überbetriebliche Ausbildung) und bleiben im Untersuchungszeitraum dort.
Verlaufstyp 2: gescheiterter Versuch einer Integration auf den allgemeinen Arbeitsmarkt, mehrfache Arbeitsplatzwechsel. Alle diese Patienten unternehmen in den drei Jahren einen oder mehrere Arbeitsversuche auf dem allgemeinen Arbeitsmarkt. Sie erreichen jedoch keine dauerhafte berufliche Integration und sind zwischenzeitlich arbeitslos und/oder in verschiedenen beschützten Arbeitsverhältnissen beschäftigt. Zum Ende der Untersuchung ist der Rehabilitationsprozeß bei den meisten noch nicht zu einem stabilen Ergebnis gekommen. Die Patienten haben noch keinen ihren Fähigkeiten und Ansprüchen angemessenen Arbeitsplatz gefunden. Die am Ende unserer Studie vorgefundene Arbeitssituation erscheint beinahe zufällig und repräsentiert nicht wie bei den anderen Verlaufstypen die Entwicklung im Untersuchungszeitraum.
Verlaufstyp 3: Integration in beschützte Arbeitsverhältnisse. Diese Patienten wechseln von der ambulanten Arbeitstherapie in ein beschütztes Arbeitsverhältnis oder wechseln innerhalb des beschützten Arbeitsmarktes (Firmen bzw. Werk-

stattabteilungen) den Arbeitsplatz und bleiben - allenfalls durch kurze Phasen von Beschäftigungslosigkeit unterbrochen - dort beschäftigt.
Verlaufstyp 4: Verbleib am gleichen Arbeitsplatz. Diese Patienten bleiben - allenfalls mit kurzen Unterbrechungen - in den drei Jahren am gleichen Arbeitsplatz bzw. im gleichen Einrichtungstyp des beschützten Arbeitsmarktes beschäftigt.
Verlaufstyp 5: Wechsel in dauerhafte Beschäftigungslosigkeit. Diese Patienten scheiden aus der Arbeitstherapie oder einem beschützten Arbeitsverhältnis aus und bleiben im Untersuchungszeitraum beschäftigungslos. Sie unternehmen keine weiteren Versuche einer Arbeitsrehabilitation.

Tabelle 62: Fünf Typen von Rehabilitationsverläufen von 471 Patienten aus ambulanter Arbeitstherapie und beschützten Arbeitsverhältnissen

Verlaufstyp	ambulante Arbeitstherapie (n=112)	Werkstätten für Behinderte (n=259)	Firmen für psychisch Kranke (n=100)	Gesamtstichprobe (n=471)
Typ 1	n=23 (21%)	n= 11 (4%)	n=12 (12%)	n= 46 (10%)
Typ 2	n=23 (21%)	n= 12 (5%)	n= 8 (8%)	n= 43 (9%)
Typ 3	n=25 (22%)	n= 5 (1%)	n=19 (19%)	n= 49 (11%)
Typ 4	n=26 (23%)	n=209 (82%)	n=52 (52%)	n=287 (60%)
Typ 5	n=15 (13%)	n= 22 (8%)	n= 9 (9%)	n= 46 (10%)

Mit Ausnahme der ambulanten Arbeitstherapie sind die Rehabilitationsverläufe überwiegend von Konstanz und Verbleib am gleichen Arbeitsplatz bzw. dem gleichen Einrichtungstyp gekennzeichnet. Dies trifft für insgesamt 60% der untersuchten Rehabilitanden zu. Die Konstanz ist besonders in den Werkstätten sehr ausgeprägt. Mit einigen Abstrichen trifft dies auch für die Firmen zu, zumal hier ohne die Umwandlung einer Zuverdienstfirma in eine Werkstattabteilung fast alle Patienten des Verlaufstyp 3 dem Typ 4 zugeordnet worden wären. Alle übrigen Verlaufstypen sind mit jeweils etwa 10% vertreten: ungefähr gleich viele Patienten erreichen eine im Untersuchungszeitraum stabile Integration auf den allgemeinen Arbeitsmarkt oder unternehmen nicht erfolgreiche Arbeitsversuche, wechseln innerhalb des beschützten Arbeitsmarktes oder fallen ganz aus der Arbeitsrehabilitation heraus und bleiben beschäftigungslos. Mehrheitlich bedeutet Arbeitsrehabilitation in der Praxis also langfristige Beschäftigung dieser chronisch kranken Patienten unter besonderen beschützten oder teilbeschützten Bedingungen.

Die Ausnahme bildet die ambulante Arbeitstherapie, in der sich die fünf Verlaufstypen etwa gleichmäßig verteilen. Nur ein Viertel der Patienten verbleibt über die drei Jahre hier. Der ambulanten Arbeitstherapie kommt eine Start- und

Verteilerfunktion zu. Sie stellt in der psychiatrischen Arbeitsrehabilitation das dynamische Element dar.

9.4 Erfolgsbewertung und Effektivität der Einrichtungen bzw. Dienste

Der Erfolg der Arbeitsrehabilitation kann für die Patienten der Arbeitstherapie, der Werkstätten und der Firmen für psychisch Kranke anhand von drei Maßstäben differenziert beurteilt werden. Beim ersten Maßstab, bei dem in Anlehnung an Anthony und Mitarbeiter (1972, 1978, 1980) das Erfolgskriterium die erreichte Integration in das Arbeitsleben zum Ende des Untersuchungszeitraumes ist, wird unterschieden zwischen *sehr erfolgreichen Patienten,* die eine Integration auf dem allgemeinen Arbeitsmarkt oder ein vergleichbar hohes Rehabilitationsziel erreichen; *erfolgreichen Patienten,* die in beschützte Arbeitsverhältnisse außerhalb der Kliniken wechseln oder dort verbleiben; *wenig erfolgreichen Patienten,* die in der ambulanten Arbeitstherapie verbleiben oder dorthin wechseln und *nicht erfolgreichen Patienten,* die zum Ende der Untersuchung beschäftigungslos sind. Beim zweiten Maßstab werden in Anlehnung an Ciompi und Mitarbeiter (1977) intraindividuell relative Veränderungen der Arbeitsintegration zwischen Eingangs- und Abschlußuntersuchung zugrunde gelegt. Dabei wird zwischen *Verbesserungen, Verschlechterungen oder Konstanz* unterschieden. Grundlage dieser Bewertung ist eine fünfstufige Rangreihe der Arbeitsplätze, in der in aufsteigender Folge unterschieden wird zwischen: 1. Beschäftigungs- bzw. Arbeitslosigkeit, 2. ambulante Arbeitstherapie, 3. Zuverdienstarbeitsplätze oder Arbeitsplätze in Werkstätten für Behinderte, 4. sozialversicherungspflichtige Arbeitsverhältnisse in Firmen für psychisch Kranke, 5. Arbeits- und Beschäftigungsverhältnisse auf dem allgemeinen Arbeitsmarkt oder eine vergleichbar hohe berufliche Integration wie Ausbildungen oder weiterführende Rehamaßnahmen. Beim dritten Maßstab ist das Kriterium, inwieweit die Patienten ihre subjektiven Ziele erreichen (goal attainment: Kirusek & Lund 1979). Dabei wird unterschieden, inwieweit diese Ziele und Erwartungen erreicht bzw. sogar übertroffen oder nicht erreicht wurden. Tabelle 63 zeigt eine Übersicht über die Erfolgsquoten der Patienten aus ambulanter Arbeitstherapie, Werkstätten für Behinderte und Firmen für psychisch Kranke nach den Maßstäben 1 und 3.

Die drei Maßstäbe betonen unterschiedliche Aspekte der Erfolgsbewertung und haben unter methodischen Gesichtspunkten jeweils verschiedene Einschränkungen und Grenzen. Der erste Maßstab, die erreichte Integration in das Arbeitsleben am Ende des Untersuchungszeitraumes, ist ein an normativen Kriterien orientierter Maßstab. Er wird in der Literatur am häufigsten empfohlen und verwendet (Dion & Anthony 1987, Bond & Boyer 1988, Weis 1990, Bond 1991, Rittmannsberger 1993). Es liegt auf der Hand, daß die Ergebnisse erheblich von arbeitsmarkt- und versorgungsbezogenen Faktoren abhängen, was Vergleiche im internationalen Maßstab erheblich einschränkt bzw. unmöglich macht. Nach unserer Operationalisierung sind 11% aller Untersuchten zum Ende des Untersuchungszeitraumes sehr erfolgreich rehabilitiert, weil sie auf dem allgemeinen Arbeitsmarkt beschäftigt sind bzw. ein vergleichbar hohes Rehabilitationsziel erreichten.

Tabelle 63: Bewertungen des Rehabilitationsergebnisses für 471 Patienten aus ambulanter Arbeitstherapie, Werkstätten für Behinderte und Firmen für psychisch Kranke nach drei Jahren

Stichprobe	1. Maßstab: Erreichte Integration in das Arbeitsleben nach drei Jahren		3. Maßstab: Erreichen subjektiver Ziele (goal attainment) *	
ambulante Arbeitstherapie (n=112)	sehr erfolgreich erfolgreich wenig erfolgreich nicht erfolgreich	n= 26 (23%) n= 28 (25%) n= 28 (25%) n= 30 (27%)	Ziel erreicht/übertroffen nicht erreicht	64% 36%
Werkstätten für Behinderte (n=259)	sehr erfolgreich erfolgreich wenig erfolgreich nicht erfolgreich	n= 12 (5%) n=215 (83%) n= 2 (1%) n= 30 (11%)	Ziel erreicht/übertroffen nicht erreicht	76% 24%
Firmen für psychisch Kranke (n=100)	sehr erfolgreich erfolgreich wenig erfolgreich nicht erfolgreich	n= 12 (12%) n= 74 (74%) n= 1 (1%) n= 13 (13%)	Ziel erreicht/übertroffen nicht erreicht	78% 22%
Gesamt (n=471)	sehr erfolgreich erfolgreich wenig erfolgreich nicht erfolgreich	n= 50 (11%) n=317 (67%) n= 31 (7%) n= 73 (15%)	Ziel erreicht/übertroffen nicht erreicht	74% 26%

* 24 Patienten, die unklare Erwartungen äußerten, konnten nicht berücksichtigt werden.

Diese Quote könnte Grund für eine sehr kritische Bewertung sein, zumal die erreichten beruflichen Positionen dieser Patienten zum Teil sehr bescheiden sind und geringfügige Beschäftigungsverhältnisse, schulische Ausbildungen und weiterführende Rehamaßnahmen in nicht-psychiatrischen Einrichtungen hier eingeschlossen sind. Zählt man nur sozialversicherungspflichtige, mindestens halbtägige Arbeitsverhältnisse auf dem allgemeinen Arbeitsmarkt, sinkt diese Quote sogar auf 7%.

Diese sehr kritische Sichtweise ist allerdings in mehrfacher Weise zu relativieren. Berufliche Reintegration ist nur ein Teilaspekt der psychiatrischen Arbeitsrehabilitation. Für den Großteil der schwer und chronisch Kranken kommt ein solches Ziel unter den gegenwärtigen Bedingungen selten in Betracht, wird von den Betroffenen subjektiv nicht mehr angestrebt und birgt für die Patienten die Gefahr einer Überforderung und eines erneuten Scheiterns (Hoffmann & Pia 1990). Für diese Patienten ist das Erreichen oder der Erhalt der beruflichen Integration in

9.4 Erfolgsbewertung und Effektivität der Einrichtungen bzw. Dienste

einem bezahlten Arbeitsverhältnis außerhalb der Klinik in einem beschützten oder teilbeschützten Rahmen ohne Euphemismus als Erfolg zu bezeichnen (Bond & Boyer 1988). In diesem Sinne ist die Rehabilitation bei 67% der Patienten erfolgreich verlaufen, da sie weiterhin oder erstmals in einem bezahlten Arbeitsverhältnis außerhalb der Klinik beschäftigt sind.

Diese hohe Quote erfolgreich rehabilitierter Patienten beruht mehrheitlich auf dem Erhalt der schon eingangs bestandenen Arbeitssituation (65%). Relativ betrachtet (Maßstab 2) halten sich Verbesserungen (18%) und Verschlechterungen (17%) in den drei Jahren in etwa die Waage. Dabei bleibt die Arbeitssituation in unterschiedlichem Ausmaß und auf sehr unterschiedlichem Niveau unverändert: in der ambulanten Arbeitstherapie auf einem relativ bescheidenen, bei den regulären Arbeitsverhältnissen in den Firmen für psychisch Kranke auf einem sehr hohen und weitgehend normalen Niveau.

Drei Viertel der Untersuchten erreichen oder übertreffen nach drei Jahren die eingangs geäußerten beruflichen Erwartungen und Ziele, bei einem Viertel werden sie enttäuscht. Erwartungsgemäß werden hohe Erwartungen häufiger enttäuscht als niedrige. Im einzelnen ist dabei nicht zu unterscheiden, inwieweit Erfolg auf einer resignativen Reduktion von Ansprüchen und Mißerfolg auf unrealistischen hohen Ansprüchen beruht. Die Analyse der Determinanten der Zukunftserwartungen ergab, daß es sich überwiegend um realistische Erwartungen handelt, weil hohe und optimistische Erwartungen von Patienten mit objektiv günstigen Ausgangsbedingungen geäußert werden. Vor diesem Hintergrund bleibt der Anteil enttäuschter Erwartungen unbefriedigend.

Die Erfolgsquoten verändern sich noch einmal erheblich, wenn man die subjektiven Ziele der Patienten, ihre beruflichen Zukunftserwartungen, mit berücksichtigt (Tabelle 64). Unterteilt man die Patienten in zwei Gruppen, solche mit hohen Zukunftserwartungen (allgemeiner Arbeitsmarkt oder vergleichbar hohes Rehabilitationsziel) und solche, die keine bzw. nur geringe Veränderungen erwarteten oder sich unklar geäußert hatten, ergeben sich deutliche Unterschiede in bezug auf das Rehabilitationsergebnis nach drei Jahren. Von den Patienten mit hohen Zukunftserwartungen sind doppelt bis viermal so viele am Ende der Untersuchung auf dem allgemeinen Arbeitsmarkt beschäftigt, als in der anderen Gruppe. Betrachtet man nur Patienten, die subjektiv das Ziel einer normalen beruflichen Integration hatten, liegen die Erfolgsquoten (nach dem Maßstab 1) zwischen 12% in den Werkstattabteilungen und 41% in der ambulanten Arbeitstherapie. Insgesamt sind ein Viertel der Patienten mit hohen Zukunftserwartungen sehr erfolgreich rehabilitiert.

Die institutionellen Unterschiede sind erheblich. Mit Ausnahme des dritten Maßstabes schneiden die Patienten der Arbeitstherapie deutlich und signifikant besser ab, als die Beschäftigten der Werkstätten oder der Firmen. Am deutlichsten und ohne die methodischen Einschränkungen, die bei der relativen Betrachtungsweise zu bedenken sind (von der Arbeitstherapie aus gibt es mehr Möglichkeiten der Verbesserung als von den Firmen oder Werkstattabteilungen), wird dies bei dem Anteil sehr erfolgreich rehabilitierter Patienten: 23% der Patienten der Arbeitstherapie, die zum Ende der Studie auf dem allgemeinen Arbeitsmarkt beschäftigt sind, stehen 12% bei den Firmen und nur 5% bei den Werkstätten gegenüber.

Tabelle 64: Berufliche Zukunftserwartungen und Erfolg der Arbeitsrehabilitation nach drei Jahren von 471 Patienten aus ambulanter Arbeitstherapie und beschützten Arbeitsverhältnissen

Einrichtung	Anteil von Patienten mit hohen (H) bzw. niedrigen (N) Erwartungen	Patienten mit hohen Erwartungen: Anteil (%) sehr erfolgreich rehabilitierter Patienten	Patienten mit niedrigen Erwartungen: Anteil (%) sehr erfolgreich rehabilitierter Patienten	Gesamtstichprobe: Anteil (%) sehr erfolgreich rehabilitierter Patienten
ambulante AT (n=112)	H=40% N=60%	41%	12%	23%
Werkstätten (n=259)	H=17% N=83%	12%	3%	5%
Firmen (n=100)	H=14% N=86%	21%	11%	12%
Alle (n=471)	H=21% N=79%	25%	7%	11%

Daraus ist aber nicht zu folgern, daß die ambulante Arbeitstherapie das „bessere" rehabilitative Konzept hat oder der „bessere" Einrichtungstyp ist. Vielmehr sind die unterschiedlichen Eingangsvoraussetzungen der Patienten und v.a. ihre unterschiedlichen Ziele und Erwartungen zu beachten.

Diesen Bewertungen liegt ein weitgefaßtes Konzept psychiatrischer (Arbeits)-Rehabilitation zugrunde. Es unterscheidet sich von dem überwiegend von den Erfahrungen mit Körper- oder Sinnesbehinderten geprägten Verständnis einer Stufenrehabilitation, demzufolge eine Rehabilitation nur dann erfolgreich ist, wenn durch aufeinanderfolgende, zeitlich befristete Maßnahmen eine vollständige Wiedereingliederung in das gesellschaftliche Leben, hier in Arbeit und Beruf, erreicht wird (Barton 1966). Auch in der deutschen Sozialgesetzgebung und bei den Auffassungen der Kostenträger überwiegt ein solches Verständnis von Rehabilitation (Bundesministerium für Arbeit und Sozialordnung 1987). Moderne psychiatrische Rehabilitationskonzepte sind komplexer, individueller ausgerichtet und in ihren Zielen differenzierter.

Uchtenhagen (1973) hat dies treffend formuliert: „Für einen bedeutet Rehabilitation eine zeitlich befristete Übergangshilfe, für den anderen ein langfristiges Angebot von Lebenshilfen, die ihm seine Selbstbehauptung mit einem Minimum von Einschränkungen ermöglicht". Auch Hoffmann & Pia (1990) betonen die Notwendigkeit, bei chronisch Kranken Rehabilitationsziele individuell zu formu-

9.4 Erfolgsbewertung und Effektivität der Einrichtungen bzw. Dienste

lieren und lehnen rein normativ orientierte Rehabilitationskonzepte ab: „Es ist das Ziel, eine für den Patienten subjektiv möglichst befriedigende (Wieder-) Abstimmung seiner eigenen Möglichkeiten mit den Anforderungen seiner jeweiligen Lebenssituation zu erreichen." Dabei verlaufen Rehabilitationsprozesse diskontinuierlich, der Zeitbedarf ist vorher nicht abschätzbar und das Tempo der Veränderungen wird von den Betroffenen vorgegeben. In ganz ähnlicher Weise definiert Anthony (1980, Anthony & Liberman 1986) das allgemeine Ziel psychiatrischer Rehabilitationsbemühungen: die Betroffenen sollen außerhalb des Krankenhauses mit der geringst möglichen professionellen Unterstützung leben können. Um dieses Ziel zu erreichen, können zwei Strategien verfolgt werden: die Fähigkeiten der Betroffenen verbessern (skills training) und/oder besondere, beschützte Umgebungsbedingungen gestalten (environmental support).

Eine derart differenzierte und individuelle Betrachtungsweise, die den Bedürfnissen der Patienten in besonderer Weise gerecht wird, führt andererseits zu erheblichen methodischen Schwierigkeiten der wissenschaftlichen Evaluation psychiatrischer Rehabilitationsmaßnahmen und Versorgungsstrukturen. Der Versuch einer objektivierenden Erfolgsmessung gerät in Widerspruch zu einer individuellen Rehabilitationsplanung und -praxis. Eine Möglichkeit, diesen Widerspruch aufzulösen, besteht darin, möglichst homogene Stichproben von Patienten zu untersuchen, die definierte Rehabilitationsziele haben. Bei sehr heterogenen Stichproben, wie in unserer Untersuchung, besteht die andere Möglichkeit in der hier vorgestellten mehrdimensionalen Erfolgsbewertung, die die unterschiedlichen Ausgangsbedingungen und Ziele der Rehabilitanden berücksichtigt.

Bei den Klienten der Beratungsstellen zur beruflichen Eingliederung und des Psychosozialen Fachdienstes fällt die Erfolgsbewertung leichter. Entsprechend ihrer Ausgangsposition, ihren Zielvorstellungen und der Aufgabenstellung der beiden Dienste kann der Erhalt von Arbeitsverhältnissen auf dem allgemeinen Arbeitsmarkt als einziges Kriterium zur Erfolgsbewertung verwendet werden.

Tabelle 65: Übersicht über die Erfolgsquoten der Klienten der Beratungsstellen und des Psychosozialen Fachdienstes nach einem, zwei und drei Jahren

	nach einem Jahr	nach zwei Jahren	nach drei Jahren
Beratungsstellen	(n = 57) erfolgreiche Klienten: 67%	(n = 56) erfolgreiche Klienten: 63%	(n = 33) erfolgreiche Klienten: 64%
Psychosozialer Fachdienst *	**nach einem Jahr** (n = 120)* erfolgreiche Klienten: 83%	**nach zwei Jahren** (n = 70)* erfolgreiche Klienten: 71%	**nach drei Jahren** (n = 55)* erfolgreiche Klienten: 71%

nur Patienten, bei denen eingangs ein Arbeitsverhältnis auf dem allg. Arbeitsmarkt bestand

Bei zwei Dritteln der von den Beratungsstellen auf einen Arbeitsplatz vermittelten Klienten bleibt die berufliche Integration im Untersuchungszeitraum erhalten. Bei der Bewertung dieses Ergebnisses ist zu beachten, daß es sich um eine selektierte Stichprobe von hochmotivierten und langfristig vorbereiteten Patienten handelt, die bei ihrem beruflichen Wiedereinstieg auf ausgesuchten Arbeitsplätzen intensiv unterstützt wurden. Dieser Umstand erlaubt es auch, vom Erfolg der Klienten auf die Effektivität der Arbeit der Beratungsstellen zu schließen. Ihre Effektivität ist auch im Vergleich mit der Literatur als sehr hoch zu bewerten. Einen weiteren gewichtigen Hinweis dafür liefert der Vergleich von Patienten, die mit bzw. ohne Unterstützung durch eine Beratungsstelle den Wechsel vom beschützten auf den allgemeinen Arbeitsmarkt vollzogen. Dabei läßt sich zeigen, daß die von den Beratungsstellen betreuten Patienten erfolgreicher waren und häufiger und länger beruflich integriert bleiben. Durch bi- und multivariate Analysen konnten andere Faktoren zur Erklärung dieses Unterschiedes weitgehend ausgeschlossen werden. Einschränkend muß allerdings bemerkt werden, daß es sich nicht um eine randomisierte Zuteilung der Patienten zu den beiden Gruppen gehandelt hat.

Die berufliche Integration psychisch kranker Arbeitnehmer auf dem allgemeinen Arbeitsmarkt, die sich wegen Problemen am Arbeitsplatz, drohender Kündigungen oder der Wiederaufnahme der Arbeit nach einer längeren Krankheitsphase an den Psychosozialen Fachdienst gewandt hatten, bleibt längerfristig bei 71% der Untersuchten erhalten. Anders als bei den Beratungsstellen ist wegen der unterschiedlichen Ausgangssituationen der Betroffenen und ihrer Betriebe ein Rückschluß von dieser Erfolgsquote der Patienten auf die Effektivität des Dienstes nur mit Einschränkungen möglich. Dabei ist auch noch zu berücksichtigen, daß es nicht das Ziel und der gesetzliche Auftrag dieses Dienstes ist, Arbeitsplätze „um jeden Preis" zu erhalten. Hinweise für die Effektivität der Arbeit liefern die Befunde, daß die Hälfte der ausgesprochenen oder angedrohten Kündigungen abgewendet werden konnten, und daß bei langfristiger psychosozialer Betreuung der Betroffenen die berufliche Integration von Patienten mit einem ungünstigen Krankheitsverlauf ebenso häufig erhalten werden konnte wie bei den Patienten mit günstigerem Krankheitsverlauf.

Die berichteten Erfolgsquoten beschreiben die gegenwärtigen Möglichkeiten und Grenzen der beruflichen Integration psychisch Kranker, die in Zeiten der Vollbeschäftigung durchaus Chancen auf dem Arbeitsmarkt hatten (Morgan & Cheadle 1975). Bei hoher Dauerarbeitslosigkeit und fortschreitender Rationalisierung sind den Integrationsbemühungen enge Grenzen gesetzt. Neben den realen Einschränkungen der Leistungsfähigkeit und den krankheitsbedingten Qualifikationsdefiziten spielen Vorurteile, Unwissenheit und gesellschaftliche Stigmatisierung psychisch Kranker eine wichtige Rolle (Schubert 1988, Angermeyer & Sierra 1994, 1994a). Eine Integration gelingt derzeit nur bei erheblichen Rehabilitationsanstrengungen *und* günstigen Voraussetzungen bei den Betroffenen. Mehrheitlich verbleiben die Patienten in besonderen, beschützten Arbeitsverhältnissen, wo sie zumindest partiell am Arbeitsleben teilnehmen können. Die beschützten Arbeitsverhältnisse sind deshalb auch daran zu messen, inwieweit sie den beschäftigten Patienten angemessene Dauerarbeitsplätze bieten. Neben den genannten Erfolgsquoten müssen bei einer umfassenden Bewertung die subjektive Arbeitszufriedenheit, die Bezahlung und die Organisationsstruktur mit einbezogen werden. Vergleicht man unter diesen Aspekten z.b. die Werkstattabteilungen mit den Firmen für psychisch Kranke, erweisen sich die Firmenprojekte als konzeptionell und praktisch überlegen. Ihre Schwierigkeiten sind besonders im Zuverdienstbereich durch die unbefriedigende Fördersituation bedingt. Darüber hinaus sind die Firmen in stärkerem Maße von der wirtschaftlichen Gesamtentwicklung abhängig.

9.5
Prädiktoren und verlaufsbestimmende Faktoren

Prädiktoren eines erfolgreichen Rehabilitationsverlaufes bzw. des Ergebnisses ließen sich bei zwei der fünf Teilstichproben ermitteln, nämlich den schizophrenen Patienten der ambulanten Arbeitstherapie und den Klienten der Beratungsstellen. Bei den Beschäftigten der Werkstattabteilungen und der Firmen war eine entsprechende multivariate Analyse aus methodischen Gründen (zu ungleichmäßige Verteilung) nicht möglich. Bei den Klienten des Fachdienstes wird das Ergebnis nach drei Jahren durch die Ausgangsbedingungen nicht mehr nachweislich prädiziert.

Der Erfolg der Arbeitsrehabilitation wird bei den schizophrenen Patienten der ambulanten Arbeitstherapie in geringem Maße durch eine hohe Schulbildung prädiziert. Zu einem ähnlichen Ergebnis kam Fabian (1992) bei der Evaluation eines supported employment Programms. Deutlicher als das Ergebnis wird der Verlauf durch die Ausgangsbedingungen prädiziert. Der Versuch, auf dem allgemeinen Arbeitsmarkt Fuß zu fassen - nicht der Erfolg dieser Bemühung - wird durch optimistische Zukunftserwartungen (also die Motivation der Betroffenen), frühen Rehabilitationsbeginn, einen bisher günstigen Krankheitsverlauf mit wenigen Hospitalisierungen und einen hohen Schulabschluß prädiziert.

Das überzeugendste Prädiktorenmodell läßt sich für den Erfolg der Klienten der Beratungsstellen ermitteln. Der Erfolg der beruflichen Eingliederung wird durch eine hohe berufliche Belastbarkeit der Patienten zu Beginn der Maßnahme, einen möglichst frühen Beginn der Rehabilitationsbemühungen und finanzielle Zuwendungen für den beschäftigenden Betrieb prädiziert. Anhand dieser drei Variablen läßt sich der Erfolg oder Mißerfolg mit einer Vorhersagewahrscheinlichkeit von 77% prädizieren. Diese Prädiktoren haben weitreichende Konsequenzen für die Praxis.

Im Gegensatz zu einem durchgängigen Tenor der Literatur (Cheadle & Morgan 1972, Watts & Bennett 1977, Ciompi et al. 1979, Hodel, Schärer & Steiner 1979, Anthony & Jansen 1984, Möller et al. 1982, Kunow & Kuhnt 1986, Bell et. al 1990) erwiesen sich bei den statistischen Analysen der Teilstichproben Variablen der beruflichen Vorgeschichte nicht von prädiktiver Bedeutung. Die wesentliche

Erklärung für dieses überraschende Ergebnis dürfte darin liegen, daß es sich bei unseren Stichproben um chronisch kranke Patienten in arbeitsrehabilitativen Diensten und Einrichtungen und nicht um klinische oder nach anderen Kriterien rekrutierte Patienten handelt. Die Patienten unserer Untersuchung sind nämlich unabhängig von ihren beruflichen Voraussetzungen, Qualifikationen oder Vorerfahrungen wegen der psychischen Erkrankung im Arbeitsleben gescheitert oder in erhebliche Schwierigkeiten gekommen und nehmen jetzt mit sehr unterschiedlichen subjektiven Zielen an arbeitsrehabilitativen Maßnahmen teil.

Ein ganz anderes Bild ergibt sich, wenn man die Gesamtstichprobe aller 706 Patienten bezüglich Prädiktoren einer erfolgreichen beruflichen Integration untersucht. Der Erfolg der Arbeitsrehabilitation nach drei Jahren wird durch die Ausgangsbedingungen in hohem Maße prädiziert. Nimmt man als Erfolgskriterium „Arbeitsplatz auf dem allgemeinen Arbeitsmarkt bei der Abschlußuntersuchung", finden sich in einer logistischen Regressionsanalyse sieben Variablen, die den Erfolg prädizieren. Anhand dieser Variablen lassen sich 84% der Patienten richtig zuordnen. In Übereinstimmung mit der Literatur (z.B. Anthony & Jansen 1984) fanden wir als stärksten Prädiktor die Arbeitssituation zu Beginn der Untersuchung und die Dauer der beruflichen Vorerfahrungen. Ferner prädizieren hohe Zukunftserwartungen, also die Motivation zu einer möglichst normalen beruflichen Integration, den Erfolg (Ciompi et al. 1979) ebenso wie eine gute soziale Anpassung (GAS-Score). Etwas überraschend erweist sich eine gute Schulbildung aber nicht der erfolgreiche Abschluß einer Berufsausbildung als ein Erfolgsprädiktor. Dies ist möglicherweise dadurch zu erklären, daß Patienten eher auf Arbeitsplätzen mit weniger qualifizierten Tätigkeiten eine Chance haben. Schließlich haben zwei krankheitsbezogene Variablen einen prädiktiven Einfluß: als günstig erweisen sich ein spätes Ersterkrankungsalter und eine kurze Krankheitsdauer, mit anderen Worten ein möglichst früher Beginn der rehabilitativen Bemühungen.

Wir fanden durchgängig einen engen Zusammenhang zwischen dem Krankheitsverlauf, hier im wesentlichen erfaßt durch die Zahl und Dauer stationärer oder teilstationärer Behandlungen im Untersuchungszeitraum, und dem Verlauf und Erfolg der Arbeitsrehabilitation. Häufige und lange Rehospitalisierungen sind mit einem ungünstigen Verlauf und Ergebnis der Arbeitsrehabilitation in hohem Maße assoziiert (Scottish Schizophrenia Research Group 1992). Dies gilt für die Beschäftigten in ambulanter Arbeitstherapie und beschützten Arbeitsverhältnissen ebenso wie für die Klienten der beiden Fachdienste. Die Analyse der zeitlichen Abfolge - zuerst Rehospitalisierungen, dann Arbeitsplatzverlust - legt einen kausalen Zusammenhang nahe. Diese Überlegung wird allerdings durch den Befund relativiert, daß sich in allen Teilstichproben erfolgreiche Patienten finden, die rehospitalisiert wurden und umgekehrt Patienten auch trotz günstiger Krankheitsverläufe in der Rehabilitation scheitern oder nur geringen Erfolg haben. Zudem sind einfache Kausalmodelle der Komplexität nicht angemessen. Die Befunde lassen sich dahingehend zusammenfassen, daß bei ungünstigem Krankheitsverlauf Rehabilitationserfolge sehr unwahrscheinlich sind, umgekehrt ein günstiger

Krankheitsverlauf aber nicht notwendigerweise zu einer erfolgreichen Arbeitsrehabilitation führt.

Für die schizophrenen Patienten der ambulanten Arbeitstherapie deuten die Ergebnisse einer Spiegeluntersuchung auf einen positiver Effekt der Maßnahme auf den Krankheitsverlauf hin. Die Patienten werden im Untersuchungszeitraum seltener und kürzer rehospitalisiert als in den drei Jahren vor Beginn der Arbeitstherapie. Dieser Effekt ist für alle Patienten nachweisbar, die mindestens ein Jahr an der Maßnahme teilnehmen. Er ist unabhängig von der dauerhaften Teilnahme an der Arbeitstherapie im Untersuchungszeitraum. Trotz der berichteten Analysen, die versteckte Covarianzen und Stichprobenartefakte weitgehend ausschließen, bleibt methodenkritisch anzumerken, daß nicht alle relevanten Einflußfaktoren, v.a. die ärztliche und medikamentöse Behandlung im Spiegelzeitraum, kontrolliert werden konnten. Andererseits wäre ein solcher therapeutischer Effekt durch Intensität, Umfang und Dauer der Maßnahme erklärlich (Rössler & Riechler-Rössler 1994) und wird zudem durch Ergebnisse kontrollierter Studien gestützt (Bell & Ryan 1984, Bell et al 1996).

9.6 Schizophrene Patienten im Vergleich mit anderen psychisch Kranken

Mit Ausnahme der Klienten der Beratungsstellen fanden sich bei allen Teilstichproben zum Zeitpunkt der Eingangsuntersuchung Hinweise dafür, daß die schizophrenen Patienten beruflich schlechter integriert waren als die Patienten mit anderen psychischen Krankheiten (vgl. Muntaner et al. 1993, Beiser et al. 1994). Bei den schizophrenen Patienten fanden wir eine kürzere mittlere Wochenarbeitszeit. Häufiger arbeiteten sie nur teilzeitig. Die Anforderungen am Arbeitsplatz waren geringer und der Verdienst - zum Teil sogar bei vergleichbarer Arbeitszeit - war niedriger. Am deutlichsten sind diese Unterschiede bei den Firmen für psychisch Kranke, wo wir die schizophrenen Patienten überwiegend im Zuverdienstbereich und die Patienten mit anderen Diagnosen mehrheitlich in den regulären Arbeitsverhältnissen antrafen.

Auf den Verlauf und Erfolg der Arbeitsrehabilitation hat die Diagnose in unserer Untersuchung dagegen keinen nachweisbaren Einfluß. Bei keinem der drei verwendeten Maßstäbe zur Erfolgsbewertung finden sich bei den Patienten der ambulanten Arbeitstherapie, der Firmen oder Werkstattabteilungen signifikante Unterschiede. Auch bei zusammenfassender Betrachtung dieser Patienten erweist sich der Erfolg der Arbeitsrehabilitation (beurteilt nach Maßstab 1 und 3) von der Diagnose unabhängig, denn einerseits gibt es bei schizophrenen Patienten nicht nur ungünstige (Rehabilitations-) Verläufe und andererseits leiden die anderen Patienten nicht etwa an leichten psychischen Störungen, was besonders bei den (am häufigsten rehospitalisierten) Patienten mit bipolaren Affektpsychosen deutlich wird. Eine Analyse nach dem zweiten Maßstab (relative Veränderungen) ist wegen der unterschiedlichen Verteilung der beiden diagnostischen Gruppen auf die Einrichtungstypen nicht sinnvoll. Von den Klienten der Beratungsstellen schneiden die schizophrenen Patienten in den ersten beiden Jahren etwas schlechter ab. Nach drei Jahren ist - wie bei den Klienten des Psychosozialen Fachdienstes - kein Unterschied zwischen den beiden diagnostischen Gruppen mehr nachweisbar.

In der Literatur wird die Bedeutung der Diagnose kontrovers diskutiert (Weis 1990). Vor allem die Arbeitsgruppe um Anthony (Anthony 1980, Anthony & Jansen 1984, aber auch Solberg & Raschmann 1980, Trotter et al. 1988) betonte die „Bedeutungslosigkeit" der psychiatrischen Diagnose als Prädiktor für den Rehabilitationserfolg. Andere Autoren berichten dagegen von einem schlechteren Abschneiden der schizophrenen Patienten gegenüber Sucht- und Neurosekranken (Cole & Shupe 1970, Stein & Schmitt 1982, Bell et al. 1990), gegenüber Patienten mit Affektpsychosen (Fabian 1992, Beiser et al 1994), gegenüber Patienten mit Persönlichkeitsstörungen (Fabian 1992) bzw. gegenüber allen anderen diagnostischen Gruppen (Bosch 1971). Für die widersprüchlichen Ergebnisse sind v.a. unterschiedliche Stichprobenzusammensetzungen, Operationalisierungen in der Diagnostik und Analysemethoden verantwortlich.

Eine wesentliche Ursache für das gleiche Abschneiden der beiden diagnostischen Gruppen dürfte sein, daß es sich bei unserer Stichprobe um chronisch kranke Patienten in arbeitsrehabilitativen Einrichtungen handelt, bei denen sich von der Grunderkrankung relativ unabhängige Behinderungen herausgebildet haben. Bei der Bewertung dieses Ergebnisses darf aber die schlechtere berufliche Situation der schizophrenen Patienten bei der Eingangsuntersuchung nicht vergessen werden. Sie findet sich bei den Patienten, die in den Firmen, den Werkstätten oder der Arbeitstherapie bleiben ebenso wie bei den weiterhin beruflich integrierten Klienten des Fachdienstes in beinahe unveränderter Weise auch zum Ende unserer Untersuchung. Insofern erweist sich die Art der psychischen Störung als bedeutsam für die berufliche Situation der Patienten.

9.7
Indikationen arbeitsrehabilitativer Maßnahmen

Aus den Ergebnissen lassen sich Empfehlungen für eine differentielle Indikationsstellung formulieren. Arbeitsrehabilitative Maßnahmen sind immer dann indiziert, wenn die bestehende berufliche Situation problematisch ist, Veränderungswünsche bestehen oder Patienten gänzlich ohne Beschäftigung sind und eine schwere und lang andauernde psychische Erkrankung erwarten läßt, daß diese Probleme von den Patienten (und ihren Angehörigen) nicht ohne intensive Unterstützung zu lösen sind. Der Arzt soll die Problematik der beruflichen Situation und Perspektive im Rahmen der Behandlung thematisieren und Patienten und Angehörige motivieren und beraten. Durch diese aktive ärztliche Haltung kann die Zeit verkürzt werden, die ungenutzt bis zum Beginn einer Arbeitsrehabilitation verstreicht.

Dadurch werden die Erfolgsaussichten für die Patienten besser. Die Richtschnur für arbeitsrehabilitative Maßnahmen sind die Bedürfnisse und Ziele der Betroffenen. Eine „Verordnung" arbeitsrehabilitativer Maßnahmen ohne Motivation und Einverständnis der Betroffenen ist nicht möglich. Uchtenhagen (1980) weist darauf hin, daß es besonders günstige Zeitpunkte für den Beginn rehabilitativer Maßnahmen gibt, nämlich dann „wenn sie ... spontan auftretende Entwicklungsbereitschaften zu unterstützen vermögen."

In der Praxis müssen die konkreten Gegebenheiten beachtet werden. In vielen Regionen stellt sich noch das Problem, daß kein genügend differenziertes Angebot vorhanden ist oder die Auswahlmöglichkeiten durch Kapazitätsprobleme und institutionell motivierte Zugangsbeschränkungen eingeschränkt oder gar nicht vorhanden sind. Insofern besteht die Aufgabe, durch quantitativen Ausbau und institutionelle Differenzierung ein komplementäres Angebot zu entwickeln, das eine Entscheidung und Auswahl überhaupt ermöglicht. Es ist zu vermuten, daß viele Patienten besser und schneller rehabilitiert werden könnten, wenn sie auf ihren Bedürfnissen und Vorstellungen angemessene Angebote stoßen würden. Die Ergebnisse dieser Untersuchungen sollen hier noch einmal unter dem Aspekt der differentiellen Indikationsstellung zusammengefaßt werden.

Die *ambulante Arbeitstherapie* bietet die Möglichkeit eines sehr frühen Beginns der Arbeitsrehabilitation und kann den Übergang zwischen stationärem Aufenthalt und ambulanter Behandlung erheblich erleichtern. Im Vordergrund stehen das arbeitstherapeutische Training von praktischen Fertigkeiten, Grundarbeitsfähigkeiten, Konzentration und Ausdauer. Darüber hinaus erfolgt ein Training sozialer Fähigkeiten. Extramurale Praktika bieten die Möglichkeit einer ersten beruflichen Orientierung und Erprobung in einem normalen Arbeitsumfeld (Winkelmann & Theyson-Schwendhelm 1979). Die dadurch gewonnene realistischere Selbsteinschätzung (Lysaker & Bell 1995) ist die Grundlage der weiteren Rehabilitationsplanung. Die Teilnahme an der Arbeitstherapie trägt wie jede Beschäftigung zur Tagesstrukturierung bei. Nach den Ergebnissen dieser Untersuchung ist darüber hinaus ein rezidivprophylaktischer Effekt zu vermuten. Spätestens nach zwei bis drei Jahren Arbeitstherapie sollte in Absprache mit dem Patienten ein Wechsel, z.B. in ein beschütztes Arbeitsverhältnis erfolgen. Eine spätere Wiederaufnahme der Arbeitstherapie sollte ebenso wie bei Abbrüchen möglich sein.

Bei einen Wechsel in ein *beschütztes Arbeitsverhältnis* und der Auswahl des geeigneten Einrichtungstyps müssen - ein regional verfügbares Angebot vorausgesetzt - verschiedene Aspekte berücksichtigt werden. Die Anforderungen hinsichtlich der Belastbarkeit und Zuverlässigkeit sind in den regulären Arbeitsverhältnissen in Firmen höher als in den Werkstattabteilungen. Häufig sind reguläre Arbeitsverhältnisse in den Firmen zunächst allerdings zeitlich befristet und wegen der Maßnahmefinanzierung an entsprechende Voraussetzungen gebunden. Zuverdienstarbeitsplätze eignen sich besonders für Patienten mit geringer Belastbarkeit, die aus anderen Quellen finanziell abgesichert sind. Die Firmen sind kleiner als die Werkstattabteilungen und damit vom Klima persönlicher und überschaubarer.

Trotz der Bemühungen vieler Werkstattabteilungen um ein möglichst normales Erscheinungsbild bestehen bei vielen Betroffenen weiterhin ein negatives Image und Vorurteile, v.a. in bezug auf die enge Zusammenarbeit mit geistig Behinderten. Informationen über die speziellen Abteilungen und Informationsbesuche sind hier oft hilfreich. Die Firmen werden dagegen überwiegend positiv beurteilt, die Beschäftigten sind hoch mit „ihrem Betrieb" identifiziert (Mair 1991). Die wesentlichen Vorteile der Werkstätten sind, daß sie einen festen und verläßlichen Rahmen mit sicheren und von der wirtschaftlichen Entwicklung weitgehend unabhängigen Dauerarbeitsplätzen bieten. Zudem wird ein Rentenanspruch erworben, dessen Höhe unabhängig vom realen Verdienst ist. Im Trainingsbereich kann bei entsprechenden Voraussetzungen das Übergangsgeld zur eigenständigen Finanzierung ausreichen. Das Arbeitsangebot der einzelnen Einrichtungen ist auf die Bedürfnisse der Patienten im einzelnen hin zu überprüfen. Beide Einrichtungstypen bieten Dauerarbeitsplätze. Auch im komplementären Bereich bestehen institutionelle Haltekräfte und die Gefahr eines „komplementären Hospitalismus" (Uchtenhagen 1980). Aus ärztlicher Sicht ist die Arbeitssituation von daher in größeren Abständen immer wieder zu problematisieren und mit dem Patienten zu besprechen. Chancen und Risiken einer möglichen Veränderung sind sorgfältig abzuwägen.

Die *Beratungsstellen zur beruflichen Eingliederung* unterstützen Patienten, die eine Integration auf dem allgemeinen Arbeitsmarkt anstreben und beraten zu Fragen der beruflichen Perspektive. Aufgrund ihrer Nähe zur betrieblichen Realität, der genauen Kenntnis der Arbeitsmarktsituation und der aktuellen Fördermöglichkeiten stellt ihre Einschätzung eine wichtige Ergänzung der ärztlichen Sicht dar. Für die Patienten ist es besonders wichtig, ganz konkrete Einzelheiten der beruflichen Problematik und Perspektive besprechen zu können und eine kontinuierliche, den Kontakt zu den Betrieben einschließende Unterstützung zu haben. Durch die der Vermittlung vorgeschalteten Trainings- und Erprobungsmaßnahmen besteht eine enge Kooperation mit den übrigen arbeitsrehabilitativen Einrichtungen der Region. Für die Patienten ergibt sich durch den Kontakt zur Beratungsstelle eine längerfristige Perspektive: die verschiedenen Maßnahmen sind auf das Ziel gerichtet, die berufliche Leistungsfähigkeit abzuklären, zu steigern und im Falle eines Erfolges in ein reguläres Arbeitsverhältnis zu wechseln.

Die Aufgabe des *Psychosozialen Fachdienstes* besteht darin, durch psychosoziale Betreuung der Betroffenen und Beratung der Betriebe den Erhalt bestehender Arbeitsverhältnisse psychisch kranker und behinderter Arbeitnehmer zu unterstützen. Die häufigsten Gründe für seine Inanspruchnahme sind Probleme am Arbeitsplatz, drohende Kündigung oder Wiederaufnahme der Arbeit nach längerer krankheitsbedingter Fehlzeit. Gerade wegen des letzten Hintergrundes wird der Dienst von Krankenhäusern, Tageskliniken und ambulant behandelnden Ärzten in Anspruch genommen. Die rechtlich definierte Position der Mitarbeiter der Hauptfürsorgestelle im Betrieb und ihre speziellen Interventionsmöglichkeiten qualifizieren den Fachdienst gegenüber anderen psychosozialen Hilfen.

9.8
Arbeitsrehabilitation aus der Sicht der Patienten

Unsere Untersuchungen zielten hauptsächlich auf objektivierbare Befunde ab, um verläßliche Aussagen zu Effektivität, Indikation und institutioneller Organisation der psychiatrischen Arbeitsrehabilitation zu machen. Dabei wissen wir, daß dies nur die eine Seite ist. Sie muß ergänzt werden durch die subjektive Sicht der Betroffenen. Soweit hierzu systematisch Daten erhoben wurden (subjektive Arbeitszufriedenheit, Motivation zur Teilnahme an der Arbeitstherapie, Bewertung des Rehabilitationsverlaufes etc.) wurden die Befunde in den jeweiligen Kapiteln behandelt.

Die Arbeitszufriedenheit ist konstant hoch und im beschützten Arbeitsmarkt - nur mit Ausnahme der Bezahlung - sogar höher als bei psychisch gesunden Arbeitnehmern auf dem allgemeinen Arbeitsmarkt. Auch die Patienten der Beratungsstellen zeigen sich mit ihrer Arbeitssituation zufriedener, während die subjektive Arbeitszufriedenheit der Fachdienstklienten den von Neuberger & Allerbeck (1978) berichteten Werten psychisch gesunder Arbeitnehmer entspricht. Durchgängig ist die Arbeit ein Lebensbereich, der besonders positiv und besser als andere Lebensbereiche bewertet wird. Dies bestätigen Befunde aus Untersuchungen zur Lebensqualität (quality of live) schizophrener Patienten, daß das Fehlen einer Arbeit oder Beschäftigung neben der gesundheitlichen Situation und den mangelnden sozialen Kontakte als besonders negativ bewertet wird (Skantze et al. 1992) und eine Arbeitsstelle zur Verbesserung der Lebensqualität beiträgt (Fabian 1992).

Geringfügige Veränderungen (z.B. etwas höherer Verdienst) oder die Konstanz der Arbeitssituation tragen zur mehrheitlich positiven subjektiven Bewertung der Rehabilitationsverläufe bei. Größere objektive Verbesserungen schlagen sich auch in der subjektiven Bewertung positiv nieder. Die untersuchten Patienten sind trotz der geringen Verdienstmöglichkeiten und der oft einfachen Tätigkeiten motiviert zu arbeiten und betonen als wesentliche Gründe die Tagesstrukturierung und die Möglichkeit der sozialen Kontakte am Arbeitsplatz. Die Arbeit vermittelt trotz des beschützten Rahmens das Gefühl sozialer Normalität. Für die meisten Patienten ist die derzeitige Arbeitssituation praktisch ohne Alternative. Ein Beschäftigter faßte dies mit der Formulierung zusammen „Ich mache das, um morgens einen Grund zum Aufstehen zu haben ". Andere Patienten sind hochmotiviert, rehabilitative Fortschritte zu machen und konzentrieren ihre Anstrengungen dabei bewußt auf den Arbeitsbereich.

Um eine euphemistische Darstellung zu vermeiden, sollen diese Ergebnisse durch einige Überlegungen ergänzt werden, die auf Erfahrungen aus den Interviews und der Literatur beruhen. Als erstes ist ein methodischer Aspekt zu erwähnen. Wir haben in unserer Studie nur Patienten erfaßt, die arbeitsrehabilitative Hilfen angenommen haben, also in der Arbeitstherapie bzw. einem beschützten Arbeitsverhältnis beschäftigt waren oder von einem der beiden Dienste betreut wurden. Unsere Ergebnisse sind aber nicht auf alle psychisch kranken Patienten zu übertragen, da diejenigen nicht erfaßt wurden, die die gegenwärtigen arbeitsrehabilitativen Hilfen nicht in Anspruch nehmen, die keine regelmäßige Beschäftigung, Arbeit oder berufliche Integration anstreben oder sich auf überhaupt keine Behandlung oder rehabilitative Unterstützung einlassen können. Die Gründe hierfür sind vielfältig und können in den Einstellungen des Patienten und seiner Umgebung, der regionalen Versorgungssituation oder den bestehenden arbeitsrehabilitativen Konzepten bedingt sein.

Cohen (1990) hält die gegenwärtige Sichtweise von Arbeit in der Rehabilitation psychisch Kranker für idealisierend und zu einfach. In seinem sehr kritischen Beitrag weist er auf ökonomische, konzeptuelle und soziale Widersprüche in der Theorie und Praxis der psychiatrischen Arbeitsrehabilitation hin. Auch wenn nicht allen Positionen zuzustimmen ist, fanden wir einzelne Aspekte auch in der Sichtweise der von uns interviewten Patienten wieder. Mit dem Wechsel aus dem Krankenhaus in die Gemeinde ist der Widerspruch zwischen Arbeit als Methode der Rehabilitation einerseits und institutionellen Eigeninteressen, ökonomischer Ausbeutung und institutioneller Abhängigkeit andererseits nicht aufgehoben (vgl. auch Kunce 1970). Auch von uns untersuchte Patienten beklagten die niedrigen Löhne, die trotz ganztägiger Beschäftigung nicht von der Sozialhilfe unabhängig machen, die mangelnde Bereitschaft von Betreuern, Veränderungswünsche ernstzunehmen und zu unterstützen, das Bestreben der Einrichtungen, leistungsfähige Mitarbeiter zu behalten, den Druck, arbeiten zu müssen, um den Platz in der Wohngemeinschaft oder dem Heim behalten zu können, die repetitiven und monotonen Tätigkeiten oder die mangelnde Transparenz von Entscheidungen. In diesen Patientenvoten spiegeln sich die von Harding et al. (1987) benannten Schwächen der komplementären arbeitsrehabilitativen Versorgung wider: mangelnde Flexibilität in der Praxis, aber auch in bezug auf die Konzepte, mangelnde Zusammenarbeit zwischen verschiedenen Diensten und Einrichtungen, unsystematische, zufällige Rehabilitationsbemühungen, die vom Engagement und Einfallsreichtum einzelner Mitarbeiter abhängen (und im Falle junger, hochmotivierter aber unerfahrener Betreuer zu kurzfristigen, die Patienten nur belastenden und wenig hilfreichen Bemühungen führen können) und mangelnde Verständigung zwischen den rehabilitativen Einrichtungen und den behandelnden Ärzten und Kliniken. Cohen (1990) faßt pointiert zusammen, daß Ausbeutung und Zwang in keiner arbeitsrehabilitativen Einrichtung notwendigerweise, in allen aber potentiell vorhanden sind.

Sachse & Arndt (1994) weisen auf einen wichtigen psychodynamischen Aspekt hin, den auch einzelne Patienten in den Interviews ansprachen, der aber für Patienten, die bisher keinen Einstieg in die (Arbeits)-rehabilitation gefunden haben, wahrscheinlich noch wichtiger ist. Nicht nur die psychische Erkrankung selbst, sondern auch die rehabilitativen Bemühungen können auf unterschiedliche Weise als erhebliche „narzißtische Kränkung" erlebt werden. Zunächst bedeutet jede noch so gut dosierte Teilnahme an arbeitsrehabilitativen Maßnahmen eine Konfrontation mit den eigenen Leistungsdefiziten, Schwierigkeiten und Einschränkungen. Zusätzlich bewirken gutgemeinte therapeutische Rückmeldungen wie etwa, daß die Steigerung der Konzentrationsfähigkeit von einer halben auf eine Stunde bereits ein bedeutender Erfolg der bisherigen Anstrengungen des Patienten sei, gemessen an seinen beruflichen Zielen und Maßstäben nicht unbedingt immer die intendierte positive Verstärkung, sondern können eine (zusätzliche) Kränkung sein. Diese Konfrontation mit den eigenen Defiziten kann zum Abbruch der Maßnahme, zur Verleugnung der Schwierigkeiten oder sogar zu bilanzierenden, suizidalen Krisen führen. Psychotherapeutisch besteht die Aufgabe, zwischen dem Anspruch einer möglichst weitgehenden beruflichen Integration und dem „Immer-Besser-Akzeptieren-Können" der eigenen Behinderung zu vermitteln (Hoffmann & Pia 1990). Dies wird dann besonders wichtig, wenn nach einer längeren Zeit von Rehabilitationsbemühungen Grenzen des Erreichbaren deutlich werden und alte Berufs- und Karriereziele endgültig aufgegeben werden müssen. Eine besondere Problematik besteht in diesem Zusammenhang bei Patienten aus hochqualifizierten Berufen oder psychisch kranken Studierenden (Reker, Eikelmann & Schnell 1997).

Als wichtigstes psychologisches Hindernis in der Arbeitsrehabilitation nennt Bosch (1971) bei schizophrenen Patienten „ein überhöhtes und zwischen Extremen schwankendes Anspruchsniveau". Lee & Romney (1990) fanden als wesentliches Merkmal von Abbrechern eines arbeitstherapeutischen Trainingsprogramms hohe berufliche Zukunftserwartungen. In unserer eigenen Untersuchung fanden wir hohe Zukunftserwartungen häufig auch bei den Patienten, die ganz aus der Arbeitsrehabilitation ausschieden und langfristig beschäftigungslos blieben. Diese Befunde unterstützen die oben diskutierte Sichtweise, daß Rehabilitation - durch die Konfrontation mit den eigenen Leistungsdefiziten und der Differenz zu früheren beruflichen Plänen und Erwartungen der Umgebung - für die Patienten eine erhebliche psychische Belastung bedeuten kann.

Diese Überlegungen eröffnen eine psychotherapeutische Perspektive auf die Arbeitsrehabilitation und betonen die Notwendigkeit einer Integration in die ärztliche Behandlung. Eine erfolgreiche Arbeitsrehabilitation wird nämlich nicht nur durch objektive Faktoren wie die Arbeitsmarktsituation, berufliche Erfahrung oder arbeitsrehabilitative Programme und komplementäre Versorgungsstandards bedingt. Neben der psychischen Symptomatik und den sich darauf begründenden funktionellen Einschränkungen sind Motivation, Erwartungen und das subjektive Erleben ebenso wichtige Faktoren. Dies gilt für die Patienten, die bereits an arbeitsrehabilitativen Maßnahmen teilnehmen und noch mehr für diejenigen, die zunächst dazu motiviert werden müssen.

9.9
Perspektiven der Arbeitsrehabilitation

Arbeit und Beschäftigung wird ein wichtiges Thema der psychiatrischen Behandlung, Rehabilitation und Versorgung bleiben. Die Expertenkommission der Bundesregierung zur Reform der Versorgung im psychiatrischen und psychotherapeutisch/psychosomatischen Bereich hat in ihren Empfehlungen (1988) den Stellenwert der Arbeitsrehabilitation nachdrücklich betont: „Die Arbeitslosigkeit psychisch Kranker hat ein beängstigendes Ausmaß angenommen. An der Teilhabe am Arbeitsleben kann der Fortgang der Reform scheitern". Der Bedarf an arbeitsrehabilitativen Hilfen steigt in dem Maße, in dem eine hohe Dauerarbeitslosigkeit die Chancen psychisch Kranker auf dem Arbeitsmarkt verschlechtert und die Erfolge der Enthospitalisierungsbemühungen immer mehr Patienten ein Leben außerhalb des Krankenhauses ermöglichen.

Den unterschiedlichen Bedürfnissen der Betroffenen muß ein differenziertes Angebot an Hilfen gegenüberstehen, das echte Wahlmöglichkeiten eröffnet. Die derzeitigen institutionellen Lösungen sind von daher nicht alternativ, sondern komplementär zu sehen. Es geht nicht darum, welcher Einrichtungstyp „besser" ist, sondern welchen Patientenbedürfnissen er entgegenkommt und entspricht. Die Konzeptualisierung und Realisierung regionaler Hilfsangebote erfordert neben psychiatrischem Sachverstand, betriebswirtschaftliches, juristisches und verwaltungstechnisches Wissen sowie sozialpolitisches Engagement. Eine gleichberechtigte Zusammenarbeit der verschiedenen Berufsgruppen ist notwendig. Ebenso sind an der Rehabilitation eines einzelnen Patienten praktisch unterschiedliche Institutionen und Berufsgruppen beteiligt. Auch dies erfordert auf allen Seiten die Bereitschaft zu Kooperation und Austausch.

Arbeit und Arbeitstherapie sind die wahrscheinlich ältesten Behandlungsverfahren in der Psychiatrie. Ihr Stellenwert und ihre Bedeutung ändern sich mit den übrigen zur Verfügung stehenden Therapiemöglichkeiten, den Zielvorstellungen psychiatrischer Behandlung und der gesellschaftlichen Organisation und Bewertung von Arbeit allgemein. Perioden relativen Desinteresses und der Vernachlässigung folgen immer wieder Phasen einer „Renaissance" der Arbeitstherapie und Arbeitsrehabilitation, die auch mit erneuten wissenschaftlichen Anstrengungen verbunden sind (Fidler & Fidler 1994, Lamb 1994). Diese sind immer dann notwendig, wenn veränderte Bedingungen eine Neubestimmung und Überprüfung der Praxis, der therapeutischen Effekte, der Effektivität und der Indikationen notwendig machen. Arbeit und Arbeitstherapie müssen dabei nicht jedesmal neu erfunden werden, vielmehr müssen sie im Hinblick auf die neuen Anforderungen und Bedingungen überprüft werden. Diese „zyklische", immer wieder erneut notwendige wissenschaftliche Evaluation ist eine Besonderheit soziotherapeutischer und speziell arbeitsrehabilitativer Verfahren. Denn anders als z.B. Psychopharmakatherapie ist Arbeitsrehabilitation stärker von gesellschaftlichen Bedingungen abhängig.

Diese Untersuchungen evaluieren Arbeitsrehabilitation unter den Versorgungsbedingungen und der Arbeitsmarktsituation der 90er Jahre in Deutschland. Sie geben aus einer Makroperspektive einen Überblick über die gegenwärtige Praxis. Viele Einzelfragen mußten dabei offen bleiben. Strengere methodische Designs können Befunde zu Effekten einzelner Maßnahmen mit größerer Sicherheit erbringen, qualitative Forschungsmethoden das Verständnis der Wirkweise erhöhen. Insgesamt ist eine stärkere Einbeziehung arbeitsrehabilitativer Fragestellungen in die psychiatrische Forschung zu fordern. Therapiestudien sollten nicht nur die Auswirkungen der untersuchten Behandlungsmethode auf psychopathologische Parameter untersuchen, sondern soziale Parameter und hier als einen der wichtigsten die Auswirkungen auf die Arbeitsfähigkeit und die berufliche Integration erfassen (Mintz, Mintz & Phipps 1991).

Praktisch wie wissenschaftlich ist psychiatrische Arbeitsrehabilitation unter zwei sich ergänzenden Perspektiven zu sehen: unter Versorgungsaspekten als ein unverzichtbarer Bestandteil eines modernen, gemeindenahen Hilfssystems zur Unterstützung chronisch psychisch Kranker und aus der individuellen, therapeutischen Perspektive als ein ebenso unverzichtbarer Bestandteil einer mehrdimensionalen ärztlichen Behandlung.

Literatur

Anders D (1987) Die Werkstatt für Behinderte - eine Reformruine? Blätter der Wohlfahrtspflege 134: 259–262

Andres LW (1987) Marketing Konzept einer Werkstatt für Behinderte. Blätter der Wohlfahrtspflege 134: 274–277

Angermeyer MC (1984) Mitten in der Gemeinde und doch allein? Gruppenpsychotherapie 19: 313–333

Angermeyer MC, Siara CS (1994) Auswirkungen der Attentate auf Lafontaine und Schäuble auf die Einstellung der Bevölkerung zu psychisch Kranken. Teil 1: Die Entwicklung im Jahr 1990. Nervenarzt 65: 41–48

Angermeyer MC, Siara CS (1994a) Auswirkungen der Attentate auf Lafontaine und Schäuble auf die Einstellung der Bevölkerung zu psychisch Kranken. Teil 2: Die Entwicklung im Jahr 1991. Nervenarzt 65: 49–56

Anthony WA, Buell JG, Sharratt S, Althoff ME (1972) Efficacy of psychiatric rehabilitation. Psycholog Bull 78: 447–456

Anthony WA, Cohen RM, Vitalo R (1978) The measurement of rehabilitation outcome. Schizophr Bull 4: 365–383

Anthony WA (1980) The principles of psychiatric rehabilitation. University Park Press, Baltimore

Anthony WA, Jansen M (1984) Predicting the vocational capacity of the chronically mentally ill. Research and policy implications. Am Psychologist 39: 365–398

Anthony WA, Howell J, Danley KS (1984) Vocational Rehabilitation of the Psychiatrically Disabled. In: Mirabi M (ed) The Chronically Mentally Ill: Research and Services. Spectrum Publications: 215–237

Anthony WA, Liberman RP (1986) The Practice of Psychiatric Rehabilitation: Historical, Conceptual, and Research Base. Schizophr Bull 12: 542–559

Anthony WA, Rogers ES, Cohen M, Davies R (1995) Relationships Between Psychiatric Symptomatology, Work Skills and Future Vocational Performance. Psychiatric Services 46: 353–358

Apolz H, Hippius H, Lange M (1971) Zur Arbeitssituation der Schizophrenen. In: Krenz H, Heinrich U (Hrsg.) Schizophrenie und Umwelt. 5. Bad Kreuznacher Symposium. Thieme, Stuttgart

Arbeitsgemeinschaft der Deutschen Hauptfürsorgestellen (1988) Rahmenvorstellungen der Arbeitsgemeinschaft der Deutschen Hauptfürsorgestellen zur Beteiligung psychosozialer Dienste freier gemeinnütziger Einrichtungen und Organisationen bei der psychosozialen Betreuung Schwerbehinderter im Arbeits- und Berufsleben. (unveröff. Arbeitspapier)

Arbeitsgemeinschaft der Deutschen Hauptfürsorgestellen (1993) Aufgabeninhalte der psychosozialen Betreuung schwerbehinderter Arbeitnehmer im Rahmen der begleitenden Hilfe nach dem SchwbG. (unveröff. Arbeitspapier)

Arbeitsgemeinschaft für Methodik und Dokumentation in der Psychiatrie (1981) Das AMDP System. Manual zur Dokumentation psychiatrischer Befunde. Springer, 4. korrigierte Auflage, Berlin Heidelberg New York

Aschoff-Pluta R, Bell V, Blumenthal St, Lungershausen E, Vogel R (1985) Über den Bedarf und die tatsächlich erfolgten berufsbezogenen Rehabilitationsmaßnahmen bei ersteingewiesenen psychiatrischen Patienten. Rehabilitation 24: 83–91

Azrin NH, Philip RA (1980) The job club method for the job handicapped: A comparative outcome study. Rehabil Counseling Bull 23: 144–155

Bach O (1993) Rehabilitation ohne das „Recht auf Arbeit"? Sozialpsych. Informationen 23: 7–11

Bachrach LL (1976) A note on some recent studies of released mental hospital patients in the community. Am J Psychiatry 133: 73–75

Bachrach LL (1992) Psychosocial Rehabilitation and Psychiatry in the Care of Long-Term Patients. Am J Psychiatry 149: 1455–1463

Badelt I (1992) Die Werkstatt für Behinderte: Geschütztes Arbeiten und Integration im Sonderarbeitsmarkt. In: Mühlum A, Oppl H (Hrsg) Handbuch der Rehabilitation. Luchterhand, Neuwied

Balck F, Cordshagen H, Basten GE, Göpfert M, Guldager S, Hoffmann D (1993) Entwicklung von Beschäftigungsmöglichkeiten für psychisch Kranke in kleinstädtisch-ländlichen Regionen. In: Bundesministerium für Gesundheit (Hrsg) Modellverbund Psychiatrie: Ambulante psychiatrische und psychotherapeutisch-psychosomatische Versorgung. Nomos, Baden-Baden

Barbee MS, Berry KL, Micek LA (1969) Relationship of Work Therapy to Psychiatric Length of Stay and Readmission. J Consult Clinical Psychology. 33/6: 735–738

Barton, R (1966) Institutional Neurosis. John Wright, Bristol

Bean, LL (1968) Mental Illness and Occupational Adjustment: A 10 Year Follow-Up-Study. Soc. Sci. & Med. 2: 435–446

Becker RE (1967) An Evaluation of a Rehabilitation Program for Chronically Hospitalized Psychiatric Patients. Social Psychiatry 2: 32–38

Beiser M, Bean G, Erickson D, Zhang J, Iacono WG, Rector NA (1994) Biological and Psychosocial Predictors of Job Performance Following a First Episode of Psychosis. Am J Psychiatry 151: 857–863

Bell MD, Ryan ER (1984) Integrating Psychosocial Rehabilitation into the Hospital Psychiatric Service. Hosp Community Psychiatry 35: 1017–1028

Bell MD, Lysaker PH, Milstein RM (1996) Clinical benefits of paid work in Schizophrenia. Schizophr. Bull. 22: 51–67

Bell MD, Lysaker PH (1997) Clinical benefits of paid work in Schizophrenia: 1-year- follow-up. Schizophr. Bull. 23: 317–328

Bell V, Blumenthal St, Neumann NU, Schüttler R, Vogel R (1988) Rehabilitation oder Rente - Welchen Weg nehmen psychiatrische Patienten nach ihrer ersten stationären Behandlung in einem psychiatrischen Krankenhaus? Ergebnisse einer prospektiven Längsschnittuntersuchung. Rehabilitation 27: 97–102

Bell V, Blumenthal St , Neumann NU, Schüttler R, Vogel R (1990) Integration und Reintegration ersteingewiesener Patienten. Psychiat. Prax. 17: 144–150

Bellack AS, Mueser KT (1993) Psychosocial Treatment for Schizophrenia. Schizophr Bull 19, 2: 317–336

Bennett DH (1970) The value of work in psychiatric rehabilitation. Social Psychiatry 5: 244–250

Bennett DH (1972) Die Bedeutung der Arbeit für die psychiatrische Rehabilitation. In: Cranach M,. Finzen A (Hrsg) Sozialpsychiatrische Texte. Springer, Berlin, S 68–78

Bennett DH (1975) Techniques of Industrial Therapy, Ergotherapy and Recreative Methods. In: Kisker KP et al (Hrsg) Psychiatrie der Gegenwart Bd. III. Springer, Berlin

Bennett DH (1977) Das Arbeitstraining in teilstationären Einrichtungen Englands. In: Reimer F (Hrsg) Arbeitstherapie. Praxis und Probleme in der Psychiatrie. Thieme, Stuttgart
Bennett DH (1978) Social Forms of psychotic treatment. In: Wing IK (ed) Schizophrenia: Towards a new synthesis. Longman, London
Bennett DH (1986) Prognostische Kriterien der Rehabilitation chronisch psychisch Kranker. In: Rose HK, Haselbeck H (Hrsg) Rehabilitation chronisch psychotisch Kranker. Janssen, Neuss
Bennett DH (1987) Warum Patienten während der psychiatrischen Behandlung arbeiten. Beschäftigungstherapie und Rehabilitation 2: 80–83
Beule P (1990) Psychosoziale Betreuung im Rahmen der begleitenden Hilfen. Behindertenrecht 6/90: 145–153
Black BJ (1988) Work and mental illness. Transitions to employment. The Johns Hopkins University Press, Baltimore London
Blaschke D (1990) Verlauf und Erfolg der beruflichen Ausbildung im Jugendalter. Rehabilitation 29: 76–83
Bleuler E (1911) Dementia praecox oder Gruppe der Schizophrenien. Deuticke, Leipzig Wien
Blumenthal St, Bell V, Neumann NU, Vogel R (1985) Arbeitszufriedenheit bei erstmals stationär behandelten psychiatrischen Patienten. Zeitschrift für Klinische Psychologie 14: 1–11
Bolm W (1980) Zum Einfluß beruflicher Belastungen auf die Entstehung psychischer Krisen - Eine klinische Untersuchung. Psychiat. Praxis 7: 172–177
Bolton W, Oatley K (1987) A longitudinal study of social support and depression in unemployed men. Psycholog Medicine 17: 453–460
Bond GR, Dincin J (1986) Accelerating entry into transitional employment in a psychosocial rehabilitation agency. Rehabilitation Psychology 31: 143–155
Bond GR, Boyer SL (1988) Rehabilitation Programs and Outcomes. In: Ciardiello JA, Bell MD (eds) Vocational Rehabilitation of Persons with Prolonged Psychiatric Disorders. The Johns Hopkins University Press, Baltimore London
Bond GR (1991) Vocational Rehabilitation. In: Liberman RP (ed) Handbook of Psychiatric Rehabilitation. Allyn and Bacon, Boston London Toronto Sydney Tokyo Singapore, pp 244–275
Bosch G (1971) Berufliches Versagen beim Schizophrenen und Chancen seiner beruflichen Rehabilitation. In: Kranz H, Heinrich K (Hrsg) Schizophrenie und Umwelt, Thieme, Stuttgart
Brandt F (1984) Ursachen für die Schwierigkeiten bei der Eingliederung von Schwerbehinderten auf dem allgemeinen Arbeitsmarkt. Bundesminister für Arbeit und Sozialordnung. Bonn
Brenner MH (1973) Mental illness and the economy. Massachussetts: Harvard: University Press, Cambridge
Bromberger JT, Matthews KA (1994) Employment Status and Depressive Symptoms in Middle-Aged Women: A Longitudinal Investigation. Am J Pub Health 84: 202–206
Brown GW, Harris T (1978) Social origins of depression. The Free Press, New York
Brücher K (1988) Therapie und Alltag im Wohnheim - Ausschnitte einer Ethnographie. Fortschr Neurol Psychiatr 56: 193–203
Bruggemann A, Großkurth P, Ulich E (1975) Arbeitszufriedenheit. Huber, Bern
Buell G, Anthony WA (1973) Demographic characteristics as predictors of recidivism, and post-hospital employment. J. Couns. Psychol. 20: 361–365
Bundesministerium für Arbeit und Sozialordnung (1987) Die berufliche Eingliederung psychisch Behinderter. Bonn
Bungard W, Reihl D, Schubert A (1989) Psychosoziale Betreuung im Arbeitsleben. Ergebnisse der wissenschaftlichen Begleitforschung zum Modellversuch „Psychosozialer Dienst Ludwigshafen". Deutscher Studien Verlag, Weinheim

Büschges-Abel W, Rustige K (1993) Arbeitsangebote für psychisch Kranke und Behinderte als Hilfe zur Integration in die Gesellschaft. In: Bundesministerium für Gesundheit (Hrsg) Modellverbund Psychiatrie: Ambulante psychiatrische und psychotherapeutisch-psychosomatische Versorgung. Nomos, Baden-Baden

Bungard W, Bähr B (1987) Zur Situation psychisch Behinderter im Berufsleben Bd. I. Schriftenreihe der Hauptfürsorgestelle, Köln

Bungard W, Bähr B (1989) Zur Situation psychisch Behinderter im Berufsleben Bd. II. Schriftenreihe der Hauptfürsorgestelle, Köln

Bungard W, Reihl D, Schubert A (1989) Psychosoziale Betreuung im Arbeitsleben. Ergebnisse der wissenschaftlichen Begleitforschung zum Modellversuch „Psychosozialer Dienst Ludwigshafen". Deutscher Studien, Weinheim

Cheadle AJ, Morgan R (1972) The Measurement of Work Performance of Psychiatric Patients: A Reappraisal. Br J Psychiatry 120: 437–441

Ciompi L, Müller C (1976) Lebensweg und Alter der Schizophrenen. Eine katamnestische Langzeitstudie bis ins Senium. Springer, Berlin

Ciompi L, Agué C, Dauwalder JP (1977) Ein Forschungsprogramm über die Rehabilitation psychisch Kranker I. Konzepte und methodologische Probleme. Nervenarzt 48: 12–18

Ciompi L, Agué A, Dauwalder JP (1978) Ein Forschungsprogramm zur Rehabilitation psychisch Kranker II. Querschnittsuntersuchung chronischer Spitalpatienten in einem modernen psychiatrischen Sektor. Nervenarzt 49: 332–338

Ciompi L, Agué A, Dauwalder JP (1979): Ein Forschungsprogramm zur Rehabilitation psychisch Kranker III. Längsschnittuntersuchung zum Rehabilitationserfolg und zur Prognostik. Nervenarzt 50: 366–378

Cohen LJ (1990) Work and mental health. Personal, social and economic contexts. Soc Psychiatry Psychiatr Epidemiol. 25: 108–113

Cole NJ, Shupe DR (1970) A Four-Year Follow up of Former Psychiatric Patients in Industry. Arch Gen Psychiat 22: 222–229

Cook JA, Jusko R, Dincin J (1985) Predicting independent functioning in the community: Results from a three-year follow-up of rehabilitation clientele. Paper presented at the annual meeting of the American Orthopsychiatric Association: Chicago Illinois

Cowen EL (1978) Some problems in community program evaluation research. J. Cons. Clin. Psychology 46: 792–805

Cranach M v (1988) Wie weit ist der Begriff „Rehabilitation" in der Psychiatrie angemessen? In: Böcker F, Weig W (Hrsg) Aktuelle Kernfragen in der Psychiatrie. Springer, Berlin Heidelberg New York

Cumming J, Cumming E (1979) Ich und Milieu. Theorie und Praxis der Milieutherapie. Vandenhoek u. Ruprecht, Göttingen

Dauwalder HP, Ciompi L, Aebi E, Hubschmid T (1984) Ein Forschungsprogramm zur Rehabilitation psychisch Kranker IV. Untersuchung zur Rolle von Zukunftserwartungen bei chronisch Schizophrenen. Nervenarzt 55: 257–264

Dauwalder HP, Hoffmann H (1992) Chronic psychoses and rehabilitation - an ecological perspective. Psychopathology 25: 139–146

Deutscher Gewerkschaftsbund (1983) Arbeit macht krank. Eine Dokumentation des Wirtschafts- und Sozialwissenschaftlichen Institutes (Hrsg), zusammengestellt von Bisping R Extra-Info 6

Dieterich M (1983) Förderdiagnostische Ansätze in der Werkstatt für psychisch Behinderte. Ergebnisse einer Begleitstudie. In: Borsi GM (Hrsg) Arbeitswelt und Arbeitshandeln in der Psychiatrie. Hogrefe, Göttingen Bern Toronto Seattle

Dilling H (1977) Leistungsbeurteilung und Bezahlung in der Arbeitstherapie. In: Reimer F (Hrsg) Arbeitstherapie - Praxis und Probleme in der Psychiatrie. Thieme, Stuttgart

Dion GL, Anthony WA (1987) Research in Psychiatric Rehabilitation: A Review of Experimental and Quasi-Experimental Studies. Rehabil Counseling Bull 30: 177–203

Dombrawe H (1986) Berufliche Rehabilitation für psychisch Behinderte: die Mannheimer "Starthilfe". Zur Schaffung von rehabilitativen Ressourcen in Betrieben. Rehabilitation 25: 53–58
Dörner K (1986) Lebenslänglich arbeitslos weil minderwertig. van Hoddis, Gütersloh
Douzinas N, Carpenter MD (1981) Predicting the Community Performance of Vocational Rehabilitation Clients. Hosp Community Psychiatry 32/6: 409–412
Early DF (1973) Industrial Therapy Organisation 1966-1970: Social Psychiatry 8: 109–116
Early DF (1977) Die Wiedereingliederung von psychiatrischen Patienten in Arbeit und Wohnung. In: Reimer F (Hrsg) Arbeitstherapie - Praxis und Probleme in der Psychiatrie. Thieme, Stuttgart
Eikelmann B (1991) Gemeindenahe Psychiatrie. Tagesklinik und komplementäre Einrichtungen. Urban & Schwarzenberg, München Wien Baltimore
Eikelmann B, Reker Th (1991) A modern therapeutic approach for chronically mentally ill patients - Results of a four - year prospectiv study. Acta Psych Scan 84: 357–363
Eikelmann B, Reker Th (1993) Die psychiatrische Tagesklinik - Übersicht bisheriger Erfahrungen und eigener Ergebnisse. Fortschr. Neurol. Psychiat. 61: 71–76
Eikelmann B, Reker Th (1994) Rehabilitation psychisch Behinderter in den Werkstätten für Behinderte? Fakten, Ergebnisse, Empfehlungen. Krankenhauspsychiatrie 5: 66–70
Eikelmann B (1997) Sozialpsychiatrisches Basiswissen. Grundlagen und Praxis. Enke, Stuttgart
Eisenberg P, Lazarsfeld P (1938) The psychological effects of unemployment. Psychol. Bull. 35: 358–390
Endicott JR, Spitzer MD, Fleiss JL, Cohen J (1976) The Global assessment scale. Arch. Gen. Psychiatry 33: 766–771
Erikson EH (1973) Identität und Lebenszyklus, Suhrkamp, Frankfurt
Expertenkommission der Bundesregierung (1988) Empfehlungen der Expertenkommission der Bundesregierung zur Reform der Versorgung im psychiatrischen und psychotherapeutisch/ psychosomatischen Bereich. Schriftenreihe des Bundesministers für Jugend, Familie, Frauen und Gesundheit, Bonn
Fabian ES, Wiedefeld MF (1989) Supported Employment for Severely Psychiatrically Disabled Persons: A Descriptive Study. Psychosocial Rehabil J 13 (2): 53–60
Fabian ES (1992) Longitudinal Outcomes in Supportes Employment: A Survival Analysis. Rehabil Psychology 37: 23–35
FarkasMD, Anthony WA (1989) Psychiatric rehabilitation programs: Putting theory into practice. Baltimore, The Johns Hopkins University Press, London
Fidler GS, Fidler JW (1994) A Retrospective View of the Affiliation of Occupational Therapy and Psychiatry. Hosp Community Psychiatry 45: 978–980
Finzen A (1985) „Die Arbeitslosen von Marienthal" von Marie Jahoda und Hans Zeisel (1933). Über die Auswirkungen von Dauerarbeitslosigkeit auf die seelische Gesundheit. Psychiat. Prax. 12: 25–27
Finzen A (1985a) Das Ende der Anstalt. Vom mühsamen Alltag der Reformpsychiatrie. Psychiatrie-Verlag, Bonn
Florian V (1981) Objective obstacles in hiring disables persons - the employers' point of view. Int. J. Rehabil. Res. 4 :167–174
Frese M, Mohr G (1978) Die psychopathologischen Folgen des Entzugs von Arbeit - Der Fall Arbeitslosigkeit In: Frese M, Mohr G (Hrsg) Industrielle Psychopathologie. Huber, Bern
Freudenberg RK (1967) Theory and Practice of the Rehabilitation of the Psychiatrically Disabled. Psychiatr Q: 698–710
Fuqua D, Rathbun M, Gade EM (1984) A Comparison of Employer Attitudes toward the Worker Problems of Eight of Disabled Workers. J Applied Rehab Counseling 15: 40–43
Gawellek U (1987) Erkenntnisstand, Probleme und praktischer Nutzen der Arbeitszufriedenheitsforschung. Lang, Frankfurt Bern New York Paris
Gebhardt, R, Pietzcker A, Strauss A, Stoeckel M, Langer C, Freudenthal K (1983) Skalenbildung im AMDP-System. Arch. Psychiatr. Nervenkr. 233: 233–245

Gmür M (1986) Schizophrenieverlauf und Entinstitutionalisierung. Enke, Stuttgart

Goethe JW, Fischer EH (1995) Functional impairment in depressed inpatients. J Affekt Disorders 33: 23–29

Graumann GB (1991) Betreuung und Management. In: Elke G, Schubert A (Hrsg) Psychosoziale Praxis und Arbeitswelt. DGVT-Verlag, Tübingen, S 115–123

Greenwood R, Johnson VA (1987) Employer Perspectives on Workers with Disabilities. J Rehabil: 37–41

Haerlin Ch (1982) Die Bedeutung der früheren Berufstätigkeit für die Zukunft des psychiatrischen Patienten - Von der Arbeitstherapie zum beruflichen Training. Beschäftigungstherapie und Rehabilitation. Heft 2: 92–106

Häfner H, an der Heiden W (1982) Evaluation gemeindenaher Versorgung psychisch Kranker. Ergebnisse von 4 Jahren wissenschaftlicher Begleitung der Aufbauphase des Mannheimer Modells. Arch. Psychiatr. Nervenkr. 232: 71–95

Häfner H, an der Heiden W, Buchholz W, Bardens R, Klug J, Krumm B (1986) Organisation, Wirksamkeit und Wirtschaftlichkeit komplementärer Versorgung Schizophrener. Nervenarzt 57: 214–226

Häfner H (1988) Macht Arbeitslosigkeit krank? Ein Überblick über den Wissensstand zu den Zusammenhängen zwischen Erwerbslosigkeit, körperlichen und seelischen Gesundheitsrisiken. Fortschr. Neurol. Psychiat. 56: 326–343

Häfner H (1990) Arbeitslosigkeit - Ursache von Krankheit und Sterberisiken? Klinische Psychologie XIX: 1–17

Häfner H, Maurer K, Löffler W, Fätkenheuer B, an der Heiden W, Riechler-Rössler A, Behrens S, Gattaz WF (1994) The Epidemiology of early schizophernia: Influence of age and gender on onset and early course. Br J Psychiatry 164: 29–38

Häfner H, Nowotny B (1995) Epidemiology of early onset schizophrenia. Eur Arch Psychiatry Clin Neusosci 245: 80–92

Hamilton V (1964) Psychological Changes in Chronic Schizophrenics Following Differential Activity Programmes. A Repeat Study. Br J Psychiatry 109: 283–286

Hanson L, Björkman T, Svenson B (1995) The assessment of needs in psychiatric patients. Acta Psychiatr Scand 92: 285–293

Harding M, Strauss JS, Hafez H, Liberman PB (1987) Work and Mental Illness. I. Toward an Integration of the Rehabilitation Process. J Nerv Ment Disease 175: 317–326

Harlfinger, H (1968) Arbeit als Mittel psychiatrischer Therapie. In: Wiesenhütter E (Hrsg) Schriftenreihe zur Theorie und Praxis der Medizinischen Psychologie. Bd. 13. Hippokrates-Verlag, Stuttgart

Hautop W, Swoboda A (1993) Richtiges Geld für richtige Arbeit - Kann mit Arbeit in der WfB die Unabhängigkeit von der Sozialhilfe erreicht werden? Sozialpsych. Informationen 23: 43–46

Hawryluk A (1974) Rehabilitation Gain. A New Criterion For an Old Concept. Rehabilitation Literature 35: 322–328

Heuser K (1987) Begleitende Hilfe im Arbeitsleben für psychisch Behinderte. Behindertenrecht 5: 104–106

Heuser K (1990) Organisation und Finanzierung psychosozialer Beratung im Arbeitsleben. Sozialpsych. Informationen 3: 31–37

Hodel J, Schärer S, Steiner E (1979) Berufliche Wiedereingliederung psychisch Invalider. Erste Resultate einer katamnestischen Untersuchung. Rehabilitation 18: 25–34

Hoffmann H, Pia D (1990) Zur langfristigen Rehabilitation sozialpsychiatrischer Patienten. In Ciompi L, H.P. Dauwalder: Zeit und Psychiatrie. Sozialpsychiatrische Perspektiven. Huber, Bern Stuttgart Toronto

Hoffmann H (1993) Junge chronische Patienten: Wie können wir die schwierigsten unter ihnen besser behandeln? Nervenarzt 64: 62–69

Hoffmann H, Kupper Z (1997) PASS - Ein integratives Programm zur beruflichen Wiedereingliederung chronisch psychisch Kranker. In: Dittmar V, Klein HE, Schön D (Hrsg) Die Behandlung schizophrener Menschen. Integrative Therapiemodelle und ihre Wirksamkeit. Roderer, Regensburg
Holl HE (1987) Überlegungen zur Rechtsstellung der Behinderten in Werkstätten für Behinderte. Blätter der Wohlfahrtspflege 11: 262-264
Hubschmid T, Aebi E (1986) Berufliche Wiedereingliederung von psychiatrischen Langzeitpatienten, Eine katamnestische Untersuchung. Social Psychiatry 21, 152-157
Hubschmid T, Schaub M (1988) Der psychiatrische Langzeitpatient am Arbeitsplatz - Eine Befragung von Arbeitgebern. Rehabilitation 27: 145-148
Isele R, Merz J, Malzacher M, Angst J (1985) Social Disability in Schizophrenia: The Controlled Prospective Burghölzli Study. II. Premorbid Living Situation and Social Adjustment - Comparison with a Normal Control Sample. Eur Arch Psychiatr Neurol Sci 234: 348-356
Jacobs HE (1988) Vocational Rehabilitation. In: Liberman, RP (ed): Psychiatric Rehabilitation of Chronic Mental Patients. American Psychiatric Press, Washington
Jahoda M, Lazarsfeld P, Zeisel H (1975) Die Arbeitslosen von Marienthal. Ein soziographischer Versuch. Suhrkamp, Frankfurt a.M. (Erstveröffentlichung 1933 Hirzel, Leipzig)
Jahoda M (1983) Wieviel Arbeit braucht der Mensch? Belz, Weinheim
Johnson RF, Lee H (1965) Rehabilitation of Chronic Schizophrenics. Arch Gen Psychiaty 12: 237-240
Junge KH, Okonek K (1988) Schwierigkeiten psychisch Behinderter bei der beruflichen Eingliederung. Rehabilitation 27: 149-151
Kalteier H (1988) Werkstätten für Behinderte - Rehabilitationseinrichtungen oder Erwerbsbetriebe? Blätter der Wohlfahrtspflege 11: 271-273
Kates N, Greiff BS, Hagen DQ (1990) The Psychosocial Impact of Job Loss. American Psychiatric Press, Washington
Kemper E, Mühlum A (1988) Beratung und Begleitung Behinderter im Arbeitsleben - Erfahrungen mit betriebsnaher Sozialarbeit. Behindertenrecht 2: 25-48
Kern H, Schumann M (1973) Industriearbeit und Arbeiterbewußtsein. Suhrkamp, Frankfurt
Kessler RC, Turner JB, House JS (1987) Intervening processes in the relationship between unemployment and health. Psycholog Medicine 17: 949-961
Kieserg A, WP Hornung (1994) Psychoedukatives Training für schizophrene Patienten (PTS). Ein verhaltenstherapeutisches Behandlungsprogramm zur Rezidivprophylaxe. DGVT, Tübingen
Kiresuk, TJ, Lund S (1979) Goal Attainment Scaling: Research, evaluation and utilization. In: Schulberg C, Baker F (eds.) Program evaluation in the health fields. Volume 2. Human Sciences, New York
Kissling W (Hrsg) (1991) Guidelines for neuroleptic relapse prevention. Springer, Berlin
Kitzig HP (1977) Ergebnisse einer Umfrage zur Arbeitstherapie. In: Reimer, F (Hrsg) Arbeitstherapie - Praxis und Probleme in der Psychiatrie. Thieme, Stuttgart
Kitzig HP (1983) Chronisch psychisch krank zu sein - was ist das wohl? Psycho 9: 444-446
Körner W, Zygowski H (1985) Durch Arbeit zur psychischen Gesundheit? Kritische Anmerkungen zur akademischen Idealisierung der Arbeitswelt. In: Kleiber D, Keupp H, Scholten B (Hrsg) Im Schatten der Wende. Forum für Verhaltenstherapie und psychosoziale Praxis. Bd. 8: DGVT, Tübingen
Krüger M, Piesch A, Thoma H, Schmidt-Michel PO (1994) Chronisch psychisch krank. Wie aus endlicher Krankheit unendliche Behinderung wird. Fundamenta Psychiatrica 8: 191-195
Kuldau JM, Dirks StJ (1977) Controlled Evaluation of a Hospital-Originated Community Transitional System. Arch Gen Psychiatry. 34: 1331-1340
Kunce JT (1970) Is Work Therapy Really Therapeutic? Rehabilitation Literature 31, 10: 297-299

Kunow, J, Kuhnt S (1986) Erste Ergebnisse einer Untersuchung zur beruflichen Wiedereingliederung psychisch Behinderter. In: Reimer F (Hrsg) Der psychisch Kranke und seine berufliche Rehabilitation. 17. Weinsberger Kolloquium. Weissenhof, Weinsberg

Kunow, J, Willis E (1992) Fachdienste für psychosoziale Betreuung im Arbeitsleben. Abschlußbericht der wissenschaftlichen Begleitung. Weissenhof, Heilbronn

Kunze H (1982) Psychisch Kranke und Behinderte - Stiefkinder der Rehabilitation. Rehabilitation 21: 106–110

Kunze H (1994) Langfristige Behandlung und Rehabilitation chronisch psychisch kranker und behinderter Menschen. In: Eikelmann B, Reker Th (Hrsg) Sozialpsychiatrie in der Praxis. LIT, Münster

Kupper Z, Hoffmann H, Dauwalder JP (1994) Das PASS-Programm: Modellierung dynamischer Zusammenhänge in der beruflichen Rehabilitation chronisch psychisch Kranker. In: Eikelmann B, Reker Th (Hrsg) Sozialpsychiatrie in der Praxis. LIT, Münster

Lamb HR, Goertzel V (1972) High Expectations of Long-Term Ex-State Hospital Patients. Amer. J. Psychiat. 129: 131–135

Lamb HR (1994) A Century and a Half of Psychiatric Rehabilitation in the United States. Hosp Community Psychiatry. 45: 1015–1020

Lamb HR (1994a) Probleme der Desinstitutionalisierung. In: Eikelmann B, Reker Th (Hrsg) Sozialpsychiatrie in der Praxis. LIT, Münster

Lee LL, Romney DM (1990) Personal Factors Related to Premature Withdrawal from a Vocational Rehabilitation Centre. Can J Rehabilitation 3: 141–149

Lehmann E, Klieser E, Kinzler E (1979) Experimentelle Untersuchung zum Einfluß der Entlohnung in der Arbeitstherapie auf Arbeits- und Sozialverhalten bei langjährig hospitalisierten psychiatrischen Patienten. Social Psychiatry 14: 167–173

Lehmann K, Kunze H (1987) Entwicklungsstand und Ziele der Arbeitstherapie. Die "Leitlinien zur Arbeitstherapie in psychiatrischen Krankenhäusern". Psychiat. Prax. 14: 1–7

Leonhardt K (1990) Berufliche Rehabilitation psychisch behinderter Menschen. Rehabilitation 29: 186–191

Lewandowski L, Buchkremer G, Hermann T (1992) Zur Wirksamkeit ambulanter arbeitstherapeutischer Maßnahmen für schizophrene Patienten. Psychiat. Praxis. 19: 122–128

Lewis AB, Spencer JH, Haas L, DiVittis A (1987) Goal Attainment Scaling. Relevance and Replicability in Folow-up of Inpatients. J Nerv Ment Disease: 408–418

Liberman RP, Evans C (1985) Behavioral Rehabilitation for Chronic Mental Patients. J Clin Psychopharmacology 5: 10–14

Liberman RP (ed) (1988) Psychiatric Rehabilitation of Chronic Mental Patients. American Psychiatric Press, Washington

Liberman RP (ed) (1991) Handbook of Psychiatric Rehabilitation. Allyn & Bacon, Needham Heights

Lorenzen D (1989) Praxis der Psychiatrischen Rehabilitation. Enke, Stuttgart

Lösener ML (1990) Der gesetzliche Auftrag der Werkstätten für Behinderte - Wunsch oder Wirklichkeit? Rehabilitation 29: 182–185

Lysaker P, Bell M (1995) Work Rehabilitation and Improvements in Insight in Schizophrenia. J Nerv Ment Disease 183: 103–106

Mair H (1991) Die Firma aus der Sicht ihrer Mitarbeiter. Ergebnisse einer Befragung. Sozialpsych. Informationen 1: 45–52

Marx AJ, Test MA, Stein LI (1973) Extrahospital Management of Severe Mental Illness: Feasability and Effects of Social Functioning. Arch Gen Psychiatry 29: 505–511

Masheb RM, Gervey RL (1993) Supported Employment: The Relationship between Job-Readiness and Successful placement. Poster presented at the 101st Annual American Psychological Association Convention Toronto Ontario/Canada

Mason P, Harrison G, Glazebrook C, Medley I, Dalkin T, Croudace T (1995) Characteristics of Outcome in Schizophrenia at 13 Years. Br J Psychiatry 167: 596–603

Massel HK, Liberman RP, Mintz J, Jacobs HE, Rush TV, Giannini CA, Zarate R (1990) Evaluating the Capacity to Work of the Mentally Ill. Psychiatry, vol 53: 31–43
Matthesius RG, Jochheim KA, Barolin GS, Heinze C (1995) Die ICIDH - Bedeutung und Perspektiven. Ullstein, Mosby, Berlin Wiesbaden
McDonald Wilson KL, Mancuso LL, Danley KS, Anthony WA (1989) Supported Employment for People with Psychiatric Disability. J Applied Rehab Counseling 20: 50–57
McGurrin MC (1994) An Overview of the Effectiveness of Traditional Vocational Rehabilitation Services in the Treatment of Long Term Mental Illness. Psychosocial Rehabil J 17: 37–65
Mecklenburg H, Schönberger R (1995) Medizinische und berufliche Rehabilitation aus einem Guß - Das Modell Marienheide. Vortrag auf dem Symposium: Entwicklungslinien einer zeitgemäßen Arbeitstherapie. UKE, Hamburg
Mintz J, Mintz LI, Phipps C (1991) Treatments of Mental Disorders and the Functional Capacity to Work. In: Liberman RP (ed) Handbook of Psychiatric Rehabilitation. Allyn and Bacon, Needham Heights
Mintz J, Mintz LI, Arruda MJ, Hwang SS (1992) Treatments of Depression and the Functional Capacity to Work. Arch Gen Psychiatry 49: 761–768
Möller H, von Zerssen D, Werner-Eilert K, Wünschner-Stockheim M (1982) Outcome in Schizophrenia and Similar Paranoid Psychosis. Schizophr. Bull. 8:99–108
Morgan R, Cheadle AJ (1975) Unemployment Impedes Resettlement. Social Psychiatry 10, 63–67
Mühlum A (1992) Begleitende Hilfen für Schwerbehinderte im Arbeitsleben. In: Mühlum A, Oppl H (Hrsg) Handbuch der Rehabilitation. Luchterhand, Neuwied
Müller P, Worm M (1987) Arbeitslosigkeit bei psychisch Kranken. Psychiat. Prax. 14: 18–21
Muntaner C, Pulver AE, McGrath J, Eaton WW (1993) Work environment and schizophrenia: an extension of the arousal hypothesis to occupational self-selection. Soc Psychiatry Psychiatr Epidemiol 28: 231–238
Neuberger O, Allerbeck M (1978) Messung und Analyse von Arbeitszufriedenheit mit dem ABB. Erfahrungen mit dem Arbeitsbeschreibungsbogen ABB.Huber, Bern Stuttgart Wien
Pieschl D (1986) Schizophrene Verläufe unter Rehabilitationsmaßnahmen - Effektivität, Prognose und prädiktive Faktoren. Zentrum der Psychiatrie Sozialpsychiatrische Abteilung Klinikum der Universität Frankfurt. Schattauer, Stuttgart
Placzko A (1993) Erfahrungen mit dem Projekt „Arbeit für seelisch Behinderte (PAS)" in Bremen. Sozialpsych. Informationen 23: 33–36
Platt S, Kreitman N (1985) Parasuicide and unemployment among men in Edingburgh 1968-82. Psycholog Medicine 15: 113–123
Pohlmann G (1990) Modellprojekt "Arbeitsassistent" - Endbericht. Sozialforschung Günter Pohlmann, Türkenfeld
Pritchard C (1992) Is There a Link Between Suicide in Young Men and Unemployment? A Comparison of the UK with other European Community Countries. Br J Psychiatry 160: 750–756
Reagles KW, Wright GN, Butler AJ (1972) Toward a new criterion of vocational rehabilitation success. Rehabil Counseling Bull 15: 233–241
Reimer F, Kunow J, Becker M (1983) Psychosozialer Dienst Köln. Modellversuch eines ambulanten Fachdienstes zur Sicherung der beruflichen Eingliederung psychisch Behinderter. Rheinland-Verlag, Köln
Reimer F, Kunow J, Kuhnt S (1990) Berufliche Wiedereingliederung schwerbehinderter psychisch Kranker. Studie, erarbeitet im Auftrag des Bundesministers für Arbeit und Sozialordnung, Manuskriptfassung
Reker Th, Mues Ch, Eikelmann B (1990) Perspektiven der Arbeitsrehabilitation psychisch Kranker und Behinderter - ein Überblick über den Stand und die Probleme im Landesteil Westfalen. Öffentliches Gesundheitswesen 12/52: 691–695

Reker Th, Lebichot-Nowotnik V, Eikelmann B (1991) Die Zuverdienstfirma für psychisch Kranke. Spektrum 2: 23–30.
Reker Th, Eikelmann B, Inhester ML (1992) Pathways into sheltered employment. Soc Psychiatry Psychiatr Epidemiol 27: 220–225
Reker Th, Eikelmann B (1994) Ambulante Arbeitstherapie. Ergebnisse einer multizentrischen, prospektiven Evaluationsstudie. Nervenarzt 65: 329–337
Reker Th (1996) Wie lernen psychisch kranke Patienten wieder zu arbeiten? Pädagogische Aspekte der Arbeitsrehabilitation. Nervenheilkunde 15: 131–135
Reker Th, Eikelmann B, Hagenbrock M, Inhester ML, Soggeberg C, Spangenberg J, Wethkamp B (1996) Begleitende Hilfen im Arbeitsleben für psychisch Kranke und Behinderte. Forschungsbericht 257. Bundesministerium für Arbeit und Sozialordnung. Bonn
Reker Th, Eikelmann B, Schnell F (1997) Ein Programm zur Rehabilitation psychisch kranker Studierender. Psychiat. Prax. 24: 138–142
Reker Th, Eikelmann B (1998) Krankheits- und Rehabilitationsverläufe schizophrener Patienten in ambulanter Arbeitstherapie. Nervenarzt 69: 210–218
Rintelen E (1978) Ergebnisse beruflicher Rehabilitation psychisch und geistig Behinderter. Rehabilitation 17: 1149–1155
Ritter J (Hrsg) (1971) Historisches Wörterbuch der Philosophie. Schwabe, Basel Stuttgart
Rittmannsberger H (1993) Zur Evaluation beruflicher Rehabilitation. Sozialpsych. Infomationen 23: 11–16
Roder V, Brenner HD, Kienzle N, Hodel B (1988) Integriertes psychologisches Trainingsprogramm für schizophrene Patienten (IPT). Psychologie Verlags Union, München Weinheim
Rössler W, Riecher-Rössler A (1994) Psychiatrische Rehabilitation chronisch psychisch Kranker und Behinderter. Rehabilitation 33: 1–7
Rössler W, Salize HJ, Biechele U (1995) Sozialrechtliche und strukturelle Defizite der außerstationären Versorgung chronisch psychisch Kranker und Behinderter. Nervenarzt 66: 802–810
Rudas St (1990) Berufliche Rehabilitation psychisch Kranker in einer fachspezifischen Einrichtung - Ergebnisse einer Studie. Rehabilitation 29: 93–99
Russert MG, Frey JL (1991) The PACT Vocational Model: A Step Into The Future. Psychosocial Rehabil J 14 (4): 7–18
Sachsse U, Arndt FP (1994) Die chronische schizophrene Erkrankung und ihre Behandlung als „narzißtische Dauerkatastrophe". Krankenhauspsychiatrie 5: 37–41
Sandkühler HJ (Hrsg) (1990) Europäische Enzyklopädie zu Philosophie und Wissenschaften. Felix Menier, Hamburg
Savio M, Righetti A (1993) Cooperatives as a social enterprise in Italy: a place for social integration and rehabilitation. Acta Psychiatr Scand 88: 238–242
Schaal M (1986) Ein Beitrag zur Geschichte der psychiatrischen Beschäftigungs- und Arbeitstherapie. Beschäftigungstherapie und Rehabilitation 5: 267–269
Scheibner U (1988) Die Werkstatt für Behinderte (WfB) - Entwicklung und aktueller Stand. In: Beiträge zum Recht der sozialen Dienste und Einrichtungen. Meymanns, Köln Berlin Bonn München
Schinnar AP, Rothbard AB, Kanter R, Jung YS (1990) An Empirical Literature Review of Definitions of Severe and Persistent Mental Illness. Am J Psychiatry 147: 1602–1608
Schmock S (1987) Der Personenkreis psychisch behinderter Menschen und ihre Förderung in der Werkstatt für Behinderte. Blätter der Wohlfahrtspflege 11: 266–268
Schubart C, Krumm B, Biehl H, Schwarz R (1986) Measurement of social disability in a schizophrenic patient group. Definition, assessment and outcome over 2 years in a cohort of schizophrenic patients of recent onset. Soc Psychiatry 21: 1–9
Schubert A. (1988) Psychisch kranke Mitarbeiter in Betrieben - Die Sichtweise der betrieblichen Helfer. Gruppendynamik 19, 2: 147–167
Schulte W (1959) Hermann Simon (1867–1947): In: Knolle K (Hrsg) Große Nervenärzte. Bd 2. Thieme, Stuttgart

Schulze Mönking H, Buchkremer G, Krawietz Ch (1987) Aspekte ambulanter Arbeitstherapie. Psychiat. Prax. 14: 14–17

Schwarz R, Michael J (1977) Zum Konzept von (psychischer) Behinderung. Nervenarzt 48: 656–662

Scottish Schizophrenia Research Group (1992) The Scottish First Episode Schizophrenia Study. VIII. Five-Year Follow-Up: Clinical and Psychosocial Findings. Br J Psychiatry 161: 496–500

Seyfried E (1990) Neue Formen der Arbeit für psychisch Kranke. Psychiat. Prax. 17: 71–77

Seyfried E (1990a) Neue Wege zur beruflichen Integration Behinderter. Europäische Modelle teilgeschützter Beschäftigung und ihre Bedeutung für die Rehabilitationspsychologie. HVA Ed. Schindele, Heidelberg

Seyfried E, Melcop G, Roth I (1993) Beschäftigung und berufliche Rehabilitation von psychisch Behinderten in Selbsthilfefirmen. Forschungsbericht im Auftrag des Bundesministers für Arbeit und Sozialordnung. Freie Universität Berlin

Shepard G (1984) Institutional Care and Rehabilitation. Longman, London

Simon H (1929) Aktivere Krankenbehandlung in der Irrenanstalt. de Gruyter, Berlin

Skantze K, Malm U, Dencker SJ, May PRA, Corrigan P (1992) Comparison of Quality of Life with Standard of Living in Schizophrenic Out-patients. Br J Psychiatry 161: 797–801

Solberg A, Raschmann JK (1980) The Effects of Vocational Services Provided to the Mentally Disabled. Comm Ment Health J 16: 112–120

Sonnentag S (1991) "....aber ohne Arbeit, da fehlt mir was". Eine empirische Untersuchung zur Arbeitssituation in Werkstätten für Behinderte. Sozialpsych. Informationen 23 (4): 38–42

Sonnentag S (1992) Berufliche Rehabilitation von psychisch Kranken. Ergebnisse einer Untersuchung in Werkstätten für Behinderte. Psychiat. Prax. 19: 201–206

Spooner F, Algozzine B, Saxon JP (1980) The Efficacy of Vocational Rehabilitation with Mentally Ill Persons. J Rehabil 46: 62–66

Stein LI, Test MA (1980) An alternative to mental health treatment. I: Conceptual model, treatment program, and clinical evaluation. Arch Gen Psychiatry 37: 392–397

Stein O, Schmitt W (1982) Catamnestic surveys on the reintegration and vocational rehabilitation of psychically ill persons. Intern J Rehabil Research 5: 388–390

Steinhart I, Terhorst B (1988) Die arbeitstherapeutische Werkstatt als Teil eines psychiatrischen Versorgungssystems - Ihr Beitrag zur Integration medizinischer, beruflicher und sozialer Rehabilitation. Rehabilitation 27: 152–159

Steinhart I, Bosch G (1990) Rehabilitation in einer gemeindepsychiatrischen Versorgungsstruktur - Erfolg und Mißerfolg während eines Jahres. Rehabilitation 29: 246–253

Steinhart I, Priebe S (1992) Prediction of hospitalization within a psychiatric community care system - a five-year study. Soc Psychiatry Psychiatr Epidemiol 27: 270–273

Stevens BC (1973) Evaluation of Rehabilitation for Psychotic Patients in the Community. Acta psychiat. Scand. 49: 169–180.

Strauß J, Carpenter WT (1972) The Prediction of Outcome in Schizophrenia. I. Characteristics of Outcome. Arch Gen Psychiatry 27: 739–746

Strauß J, Carpenter WT (1974) The Prediction of Outcome in Schizophrenia. II. Relationships between Predictor and Outcome Variable. Arch Gen Psychiatry 31: 37–42

Susser MW, Stein Z, Mountney GH, Freemann HL (1970) Chronic Disability Following Mental Illness in an English City. Social Psychiatry 5: 63–76

Tölle R (1996) Zur Rehabilitation depressiver Patienten. Nervenheilkunde 15: 255–260

Topping GG, O'Connor N (1960) The response of chronic schizophrenics to incentives. Br J Med Psychol 33: 211–214

Trotter S, Minkoff K, Harrison K, Hoops J (1988) Supported Work: An Innovative Approach to the Vocational Rehabilitation of Persons who are Psychiatrically Disabled. Rehab Psychol 33: 27–36

Uchtenhagen A (1973) Probleme der Rehabilitation bei chronisch schizophrenen Psychosen. Schweiz Arch Neurol Neurochir Psychiatr 112: 95–102

Literatur

Uchtenhagen A (1980) Geschützte Wohn- und Arbeitsmöglichkeiten für psychisch Kranke in der Region Zürich - Angebote, Erfahrungen, Entwicklungen. Psychiat. Prax. 7: 237–246
Unger M (1983) Rechtsgrundlagen und Institutionen der außerbetrieblichen beruflichen Rehabilitation. Rehabilitation 22: 157–161
Veltin A, Krüger H, Zumpe V (1970) Zur arbeitstherapeutischen Situation langjährig hospitalisierter Patienten im Psychiatrischen Krankenhaus. Nervenarzt 41: 173–177
Veltin A (1977) Anmerkungen zum Begriff Arbeitstherapie. In: Reimer F (Hrsg) Arbeitstherapie. Praxis und Probleme in der Psychiatrie. Thieme, Stuttgart
Vetter P, Kempkensteffen J, Citovska C (1992) Der günstige Einfluß von Wohngemeinschaften auf die Arbeitsleistung psychisch Behinderter. Rehabilitation 31: 193–197
Viefhues, H (1961) Gruppentherapeutische Einrichtungen außerhalb des Krankenhauses. Die geschützte Arbeitsstätte für psychisch Kranke und der Patientenklub. Nervenarzt 32 (5): 211–217
Vogel R, Bell V, Blumenthal St, Neumann NU, Schüttler R (1988) Ausgang, Verlauf und Prognose der Erwerbssituation ersthospitalisierter psychiatrisch Erkrankter - Ergebnisse einer Mehr-Punkt-Erhebung. Rehabilitation 27: 5–13
Vogel R, Bell V, Blumenthal S, Neumann NU, Schüttler R (1989) Work and Psychiatric Illness: The Significance of the Posthospitalization Occupational Environment for the Course of Psychiatric Illnesses. Psychiatry Neurol Sciences 238: 213–219
Wallace CJ, Liberman RP, MacKain SJ, Blackwell G, Eckamn TA (1992) Effectiveness and Replicability of Modules for Teaching Social and Instrumental Skills to the Severely Mentally Ill. Am J Psychiatry 149: 654–658
Wallace CJ (1993) Psychiatric Rehabilitation. Psychopharmacol Bull 29: 537–548
Waschkowski H (1990) Die berufliche Wiedereingliederung psychisch Kranker - Fünf Jahre Arbeitsversuchs- und Rehaplätze für psychisch Kranke. Psychiat. Prax. 18: 66–70
Watts F, Bennett DH (1977) Previous occupational stability as a predictor of employment after psychiatric rehabilitation. Psych. Med. 7: 709–712
Watts F, Bennett DH (1983) Theory and Practice of Psychiatric Rehabilitation. J. Wiley & Sons, New York
Wedekind R (1987) Die Werkstatt für Behinderte - auch für psychisch Behinderte? Landschaftsverband Westfalen-Lippe, Münster
Wedekind R (1987a) Zur Gestaltung angemessener Arbeitsmöglichkeiten für psychisch Kranke und Behinderte - Psychisch Behinderte in Werkstätten für Behinderte und in Firmen für psychisch Kranke. In: Bungard W, Reihl D, Schubert A (Hrsg) Psychisch Kranke in der Arbeitswelt. Teil III, Psychologie Verlags Union, München Weinheim
Wehman P (1986) Supported Competitive Employment for Persons with Severe Disabilities. J Applied Rehab Counseling 17: 24–29
Wehman P, Moon MS (1988) Vocational Rehabilitation and Supported Employment. MD: Brookes, Baltimore
Wehman PH, Revell WG, Kregel J, Kreutzer JS, Callahan M, Banks (M 1991) Supported Employment: An Alternative Model for Vocational Rehabilitation of Persons with Severe Neurologic, Psychiatric, or Physical Disability. Arch Phys Med Rehabil, vol 72: 101–105
Weis J (1990) Die berufliche Wiedereingliederung psychisch Kranker - ein Literaturüberblick zur Erforschung und Evaluation der beruflichen Rehabilitation. Psychiat. Prax. 17: 59–65
Weis J (1993) Arbeitszufriedenheit und Arbeitsplatzgestaltung bei psychisch Kranken in Einrichtungen der beruflichen Rehabilitation. Zeitschrift für Arbeits- und Organisationspsychologie 37: 29–32
Weltgesundheitsorganisation (1980) International classification if impairments, disabilities and handicaps. WHO, Genf
Weltgesundheitsorganisation (1991) Internationale Klassifikation psychischer Störungen. ICD-10, Kapitel V (F), Klinisch-diagnostische Leitlinien. In: Dilling H, Mombour W, Schmidt MH (Hrsg) Huber, Bern Göttingen Toronto

Wing JK (1960) Pilot Experiment in the Rehabilitation of Long-Hospitalized Male Schizophrenic Patients. Br J priv soc Med 14: 173–180

Wing JK, Freudenberg RK (1961) The Response of Severely Ill Chronic Schizophrenic Patients to Social Stimulation. Am J Psychiatry 118: 311–322

Wing JK (1966) Social and Psychological Changes in a Rehabilitation Unit. Social Psychiatry 1: 21–28

Wing JK, Brown GW (1970) Institutionalism and Schizophrenia: a comparative study of three mental hospitals 1960-1968. University Press, Cambridge

Wing L, Wing JK, Stevens B, Griffiths D (1972) An epidemiological and experimental evaluation of industrial rehabilitation of chronic psychotic patients in the community. In: Wing JK, Hailey AM (eds) Evaluating a community psychiatric service. The Camberwell register. University Press, Oxford, pp 283–308

Wing JK (1982) Sozialpsychiatrie. Springer, Berlin Heidelberg New York

Winkelmann D, Theisohn-Schwedhelm I (1979) Arbeitsversuche im Rahmen rehabilitativer Maßnahmen. Erfahrungsbericht über die ersten beiden Jahre seit Bestehen der Rehabilitationsabteilung in der Rheinischen Landesklinik Köln. Psychiat. Prax. 6: 151–156

Wöhrl HG (1990) Eingliederungschancen von Absolventen des BFW Heidelberg mit einer psychischen Behinderung. Rehabilitation 29: 84–92

Yankowitz RB (1990) Employment Programming and Psychiatric Disabilities. New Directions for Mental Health Services 45: 37–48

Sachverzeichnis

Aktion Integration 145
Ambulante Arbeitstherapie 65; 69; 202; 213
   Diagnosen 103
   Erfolgsbewertung 103
   Finanzierung 16; 109
   Organisationsform 15
   Prädiktoren 104
   Rehabilitationsverläufe 103
   Rehospitalisierungen 94; 106; 211
   soziales Lernfeld 16
   therapeutische Effekte 106
Arbeit
   Bedeutung 1
   gesundheitliche Schäden 3
   historisch 1
Arbeitgeber 145
Arbeitslosigkeit
   psychische Erkrankung 2; 3
   psychologische Folgen 2
   Reaktionsfolge 2
   Suizid 2
Arbeitsrehabilitation
   Definition 27
   Erfolgsbewertung 31
   kontrollierte Studien 29
   Konzept 206
   Kritik 4
   Methodische Standards 30
   ökologischer Ansatz 4
   Systematik 27
   Ziele 204
Arbeitstherapie
   Bezahlung 6
   Geschichte 5
   Janusköpfigkeit 7; 47
   Kritik 7
   Motivation 55
   Wirkmechanismen 6
Arbeitszufriedenheit 59; 66; 215

begleitende Hilfen im Arbeitsleben 20; 175
Beratungsstellen zur beruflichen Eingliederung 22; 200; 214
   Arbeitszufriedenheit 157
   Aufgaben 145
   Belastungen am Arbeitsplatz 156
   beruflicher Abstieg 155
   Erfolgsbewertung 149; 157; 171
   Integrationsprozeß .146
   Klientel 153
   Prädiktoren 164; 172
   psychologische Problematik 170
   Rehabilitationsverlauf 159
   Stichprobe 169
berufliche Rehabilitation 47
berufliche Vorgeschichte 209
berufliche Ziele 205
beschützter Arbeitsmarkt 48; 68; 199; 213
   schizophrene Patienten 66

chronisch psychisch Kranke 200
   Definition 9
   Prävalenz 9

Dauerarbeitslosigkeit 218
Diagnosen
   Bedeutung 211
Drei-Hospitäler Studie 3

environmental support 11; 207
Erfolgsbewertung 203
Ersatzkriterien 21; 175
Expertenkommission der Bundesregierung 218

FAF 19

Sachverzeichnis

Firmen für psychisch Kranke 65; 202
   Arbeitsverhältnisse 19
   Arbeitszufriedenheit 142
   Organisation 18; 129
   Rehabilitationsverläufe 141
   Verdienst 58

Hospitalismussyndrom 3

industrial therapy 6
IPT 11

Maßnahmearbeitsverhältnisse 19
mithelfende Patienten 7

narzißtische Kränkung 216
Nischenarbeitsplätze 68

ökonomische Ausbeutung 216

Patientenarbeit 4
place and train 147
Prädiktoren 209
psychisch kranke Studierende 217
psychische Behinderung 13
Psychosocial Rehabilitation 11
Psychosozialer Fachdienst 20; 200; 214
   Arbeitszufriedenheit 186
   Belastungen am Arbeitsplatz 183
   beruflicher Abstieg 184; 189; 192; 194
   Erfolgsbewertung 178; 187; 193
   Konflikte am Arbeitsplatz 185
   Prädiktoren 194
Rehabilitation 12
   frühe 12
   späte 12
   Ziele 10
Rehospitalisierungen 210

Schulbildung 210
Schwerbehindertenausweis 190
Selbsthilfefirmen 19
skill development 11
skills assessment 11
skills training 207
Stigmatisierung 208
subjektives Erleben 217
supported employment 146; 172

transitional employment 147

Werkstätten für Behinderte 202
   Abteilungen für psychisch Behinderte 111; 112
   Arbeitstrainingsbereich 116
   Bewertung 125
   Bezahlung 127
   Effekte 126
   Organisation 17
   Rehabilitationsverläufe 124
   Verdienst 57
   Werkstattabteilungen 65
   Werkstättenverordnung 17
Zukunftserwartungen 60; 67
Zuverdienstarbeitsplätze 19; 58; 65
Zuverdienstfirmen 20
zyklische Evaluation 218

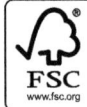

MIX
Papier aus verantwortungsvollen Quellen
Paper from responsible sources
FSC® C105338

If you have any concerns about our products,
you can contact us on
ProductSafety@springernature.com

In case Publisher is established outside the EU,
the EU authorized representative is:
**Springer Nature Customer Service Center GmbH
Europaplatz 3, 69115 Heidelberg, Germany**

Printed by Libri Plureos GmbH
in Hamburg, Germany